基于流行病学大数据的科学养命指南

长寿的活法

THE PATH TO LONGEVITY

THE SECRETS TO LIVING A LONG, HAPPY, HEALTHY LIFE

[意] 路易杰・冯塔纳 著

吕燕妮 / 索析 译

江苏凤凰科学技术出版社・南京

江苏省版权局著作权合同登记　图字：10-2020-403 号

图书在版编目（CIP）数据

长寿的活法 /（意）路易杰·冯塔纳著；吕燕妮，索析译 .— 南京：江苏凤凰科学技术出版社，2022.7（2024.4 重印）
ISBN 978-7-5713-2786-6
Ⅰ．①长… Ⅱ．①路… ②吕…③索… Ⅲ．①长寿—普及读物 Ⅳ．① R161.7-49

中国版本图书馆 CIP 数据核字 (2022) 第 028632 号

长寿的活法

著　　者	[意] 路易杰・冯塔纳
译　　者	吕燕妮　索　析
责任编辑	李莹肖　钱新艳
助理编辑	潘文雪
国际版权策划	贾　晓
文字统筹	王　田　黄丽英　熊任秀　倪　端
责任校对	仲　敏
责任监制	刘文洋
出版发行	江苏凤凰科学技术出版社
出版社地址	南京市湖南路 1 号 A 楼，邮编：210009
出版社网址	http://www.pspress.cn
印　　刷	南京新世纪联盟印务有限公司
开　　本	718 mm × 1000 mm　1/16
印　　张	18
字　　数	285 000
版　　次	2022 年 7 月第 1 版
印　　次	2024 年 4 月第 8 次印刷
标准书号	ISBN 978-7-5713-2786-6
定　　价	58.00 元

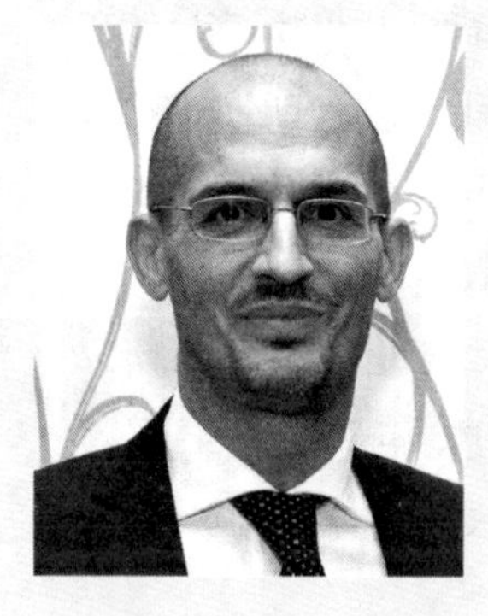

关于作者

[意] 路易杰 · 冯塔纳
Luigi Fontana

路易杰 · 冯塔纳教授是国际公认的医学科学家，也是营养学、运动生理学和人类长寿健康研究领域的国际领军人物。他关于限制性饮食、断食和饮食结构的先驱性研究成果，为营养相关研究领域打开了新的篇章。这些研究成果在预防与年龄相关的慢性疾病，以及探索认识人类衰老的机理方面有着十分广阔的前景。

他还是著名的 5 ∶ 2 轻断食理论的奠基人。在他的导师，运动生理学、预防医学领域的领袖科学家约翰 · 霍罗茨的培养和引导下，冯塔纳教授曾就职于世界多所知名医学机构，其中有两所曾获得诺贝尔奖的机构：美国顶尖医学院之一的圣路易斯华盛顿大学，以及位于罗马的意大利国立卫生研究院。他曾是圣路易斯华盛顿大学的医学教授和长寿科研计划的副主任；而在意大利国家卫生研究院，他曾担任营养和健康长寿部的主任。同时，他也曾是意大利布雷西亚大学医学院的临床和实验科学系的营养学教授。

他的职业生涯之所以转移至澳大利亚的悉尼，是因为 2010 年一位美国慈善家匿名向悉尼大学捐赠了一幅毕加索 1935 年的绘画作品《小憩的女孩》，其拍卖后的全部收益为 2080 万澳元。捐赠者表示，该收益将用于资助悉尼大学四名新任医学科研系主任。于是 2018 年，冯塔纳教授被任命为悉尼大学第四位（也是最后一位）转化代谢健康学“莱纳德 · P. 乌尔曼讲席教授”、查尔斯帕金斯中心健康长寿研究和临床项目的主任。同时，他还是皇家阿尔弗雷德王子医院内分泌科的临床专家。在这里，他继续进行关于健康长寿和疾病预防的临床实践与研究。

冯塔纳教授曾在著名的《科学》《自然》《细胞》《新英格兰医学杂志》《美国医学协会杂志》《细胞代谢》《循环》《美国心脏病学会杂志》以及《美国国家科学

院院刊》等著名学术刊物上，发表了超过 130 篇被学术界高度引用的论文。他在超过 250 场国际学术研讨会、世界顶尖医学院、研究所展示了自己的研究成果，包括哈佛大学、剑桥大学、耶鲁大学、皮埃尔·玛丽·居里大学（巴黎第六大学）、贝勒医学院、西班牙国家癌症研究中心和新加坡国立大学。

他是三个著名奖项的获得者：2009 年获得美国联邦抗老科研的“突破性研究奖”；2011 年以衰老生物机理研究获得“格伦贡献奖”；2016 年获得由美国联邦抗衰老医学研究会颁发的“后起之秀奖”。同时，冯塔纳教授也是学术期刊《营养与健康衰老》的主编。

作为少有的活跃在健康衰老、营养、运动和新陈代谢领域的医学专家，冯塔纳教授通过日常诊疗，以及在他设计与领导的临床试验中与患者的互动，不仅了解改变行为后产生的实际影响，而且对这些行为改变背后的生理及分子机制有着深刻的认识。他致力于最大程度地帮助人们提高健康水平。

他也致力于研究如何从营养的角度促进世界生态的健康，2013 年他曾和美国加州大学伯克利分校教授、可再生能源实验室主任丹尼尔·科曼教授联合撰写了一篇具有影响力的文章《有效利用食物和能源推进人类发展、环境和地球健康以及可持续经济发展方面的有益作用》。而丹尼尔·科曼教授作为联合国政府间气候变化专门委员会（IPCC）的主要协调作者，他的研究报告曾获得 2007 年的诺贝尔和平奖。

冯塔纳教授认为，目前棘手的是，作为一个社会个体，我们更需要从预防的角度去获得健康，而非从治病的角度。人们可以自主选择健康、幸福和长寿的人生，还能对保护环境做出贡献，对于那些正在受到慢性疾病困扰，比如肥胖、高血压、糖尿病、心脏病、癌症、自身免疫性疾病、过敏性疾病以及心理疾病的人，也能产生积极的改变，从而对他们当下的生活产生积极的影响。

在这本书中，冯塔纳教授分享的知识和研究成果，对所有人来说都是无价的财富。也许直接改变健康和生态系统很难，但个体的改变相对容易一些。我们需要意识到一点，虽然生理、心理的痛苦也许会给我们今后的生活带来巨大的折磨，但我们每个人都对自己的健康拥有极强的掌控权。

冯塔纳教授在这本书中想阐释的，是我们每个人都想追求的一种人生状态，一个没有疾病困扰、没有病痛侵袭、可以尽可能长久地做我们想做的事情的完美人生。

前　言

希望每个人都可以健康地享受百岁人生

每天我都会看到很多遭受疾病困扰的人，他们自怨自艾地认为，他们的慢性疾病和情绪困扰源于基因缺陷或自己的不走运。这让人很难过，因为我们已经知道，很多慢性疾病都是可以预防的。得益于公共卫生与医疗领域的巨大进步，自1850年以来，西方国家的人均寿命几乎翻了一倍，由于人类在环境卫生、动物健康、病虫害防治、水的氯化消毒和疫苗接种计划上的巨大进步，以及抗生素、维生素、胰岛素、激素类和化疗药物的问世，使得如今的人类在大多数祖先为之困扰的疾病中幸存了下来，变得更加长寿。

但不幸的是，越来越多的人开始遭受多种慢性疾病的困扰，比如心脏病、脑卒中（中风）、癌症、肝肾疾病、痴呆以及各种精神疾病。现代医学可以让患者在医疗条件允许的情况下带病存活数十年，但同时会夺走患者的快乐、自由、行动力甚至独立性，取而代之的则是痛苦、焦虑、抑郁、衰弱，以及对越来越昂贵的医疗系统的依赖。

西方国家每年用于医疗保健的数万亿美元的费用中，大多数用于对慢性疾病的治疗。例如美国，2017年3.3万亿美元的医疗经费支出中，90%用于人们在患病之后的维持治疗。这种极其昂贵的“疾病护理型医疗系统”是不可持续且无法长久的。未来，我们将会建立一个“为预防疾病支付费用”的医疗体系，它的重点是如何在第一时间将人们“拒于”医院的大门外，做好疾病预防工作，除了可以节省昂贵的医疗费用外，在其他方面的价值也是不可估量的，比如老后生活质量的提升，以及获得智慧的途径的延长。

世界卫生组织（WHO）对健康的定义是：“健康乃是一种在身体上、精神上的完美状态，以及良好的适应力，而不仅仅是没有疾病和衰弱的状态。”自从我开始行医——事实上，甚至在我年轻的时候——我就在寻找方法达到完全的身体和心理的健康，以及知足常乐的状态。我的临床实践和研究不仅仅集中在延长寿命领域，也包括弄清楚如何通过营养、锻炼和其他生活方式的精准干预，使老年人健康长寿，并富有创造性、活得更成功、拥有充实的生活。

正如我将在本书中讨论的，动物和临床模型的长寿研究以及人类百岁老人的例子已经表明，人类有可能活到 100 岁并且没有任何严重慢性病。我相信这种健康长寿不是源于基因问题或偶然因素，尽管这些因素确实起到了一些作用。世界卫生组织估计，通过改变不运动、吸烟、超重、不良饮食等生活方式因素，我们至少可以预防 80% 由肥胖引起的心血管疾病、脑卒中（中风）和 2 型糖尿病的患病风险，以及 40% 的患癌风险。

我认为这些数字是比较保守的，有必要让更多人知道如何预防疾病、提高生活质量、减少慢性病患者的痛苦。是时候开始管理我们自己的健康了！我们需要改变我们的行为，而不是被动应对慢性病的长期后果，因为这样做会让许多致命和致残疾病以及生态系统、地球健康产生连锁效应。

我希望通过这本书告诉大家，如何通过营养、体育锻炼和大脑训练变得更加长寿、远离疾病，以及为什么这些因素会对我们的健康产生影响。我相信，如果你们能够理解生理、生物化学和分子机制，就可以做出明智的选择，这将帮助你们活得更长，也让你们更快乐、更健康。此外，我还会解释其他促进幸福和快乐的实践和干预措施，比如正念冥想、健康的睡眠模式、一些呼吸技巧、社会关系和环境健康的重要性，这些都是有科学依据的。

我的科研初心

我对预防医学、健康长寿、正念和自我赋能的兴趣始于多年前。我大约 5 岁时，我的舅舅弗朗西斯科说服我母亲改变了我们家的饮食习惯。20 世纪 60 年代，弗朗西斯科是意大利第一批直接从有机农场购买有机全谷物和豆类的人之一。

我们家并非吃得不健康——我家一直都有一个花园，而且还自己种植蔬菜——但在我出生的意大利北部的特伦托，这里的饮食以红肉、奶酪、牛奶、精制碳水化合物和甜食为主。我母亲负责做饭，我的父亲、两个姐姐和我吃的东西都是她亲手做的。弗朗西斯科说服我母亲改变我们的饮食习惯后，我们开始吃更多种类的叶菜、最少加工的全谷物、豆类、坚果、种子以及鱼类和贝类作为维生素 B_{12} 和锌的主要来源。现在，我和我的妻子劳拉、儿子洛伦佐一起吃类似的食物，我们几乎没有得过什么病，也无需吃药。

随着饮食习惯发生变化，我对人与自然关系的看法也发生了变化。从孩提时代起，我就被教导要把身体看作一座庙宇，我们的思想、我们的灵魂可以在其中茁壮成长，并且自我赋能。也就是说，想要什么，自己直接去创造就好了。当我十几岁时，弗朗西斯科舅舅开始为我介绍中国和印度的哲学和传统医学典籍，包括《道德经》《庄子》《易经》《奥义书》《黄帝内经》《医学经典》和《巴坦加里的瑜伽经》。他还让我阅读一些当代作品，比如《铃木大拙禅宗入门》《全然的自由：克里希那穆提全然要义》和艾扬格的《瑜伽的艺术》。

我记得，关于培养一个完整的人的重要性，我和舅舅在乒乓球比赛中讨论了很久，这个人不仅是身体的个体，而且是情感的、想象力的、直觉的、心理的和精神的个体。虽然我仍然很享受和朋友们在一起的时光，但我还是留出了相当多的时间来阅读、思考和冥想，也开始练习哈他瑜伽。

凭借这种整体性的方法，我在医学院学习了 6 年，在内科实习了 5 年，在代谢领域攻读了 4 年的博士学位。但对我来说，越来越明显的是，教学和标准医学实践都只专注于疾病诊断和治疗。不幸的是，医疗培训更多的是照顾患者，而不是医疗保健。我们接受的训练的内容——就像绝大多数医生仍然在接受的那样——是识别疾病的迹象，并用药物或手术治疗出现的疾病症状（这些疾病通常是在几十年的不健康生活方式中形成的）。

在我接受医学训练的前 11 年里，关于营养、体育锻炼、认知训练、正念冥想、睡眠卫生，以及其他干预措施在预防和治疗典型的慢性疾病方面的作用，我几乎什么也没学到。但是这些慢性疾病患者现在已经挤满了我们的医院。没有人告诉我们，在处理痛苦和恐惧的患者时，医生的情绪、同理心和热情的重要性。

我知道我不想成为那种医生，在余生中只是给患者开最新的抗癌或抗抑郁药物，用更好的轮椅或失禁设备。但与此同时，我对接受替代医学也不感兴趣，因为它缺乏科学依据，或者根本没有科学依据。因此，在我亲爱的母亲安东妮塔的支持下，我开始了一项科学事业——通过严格的实验，探索调节衰老的机制和可以促进健康长寿的干预措施。

多年来，我开始探索一些长期以来令我着迷的关键问题：

- 哪些生物因素可以调节衰老和寿命?
- 营养和运动促进健康并预防一些常见的慢性病的原理是什么?

衰老和与年龄相关的疾病，尤其是人类的疾病，是一个复杂的代谢和分子机制调节的过程，目前人们对其知之甚少。我知道，通过药物或基因疗法成功干预这些复杂的代谢和分子网络，而没有破坏其微妙平衡的风险，只是一种幻想。

但是，正如我将试图说明的那样，我们吃的食物的数量、质量和频率，再加上一系列的身体和认知活动，可能是减缓衰老过程，保持或恢复我们的健康、力量和精力的关键。此外，通过与受试者和各种慢性疾病患者合作，我逐渐了解到，知道并不等于做到，知识并不总是能立即转化为行动。

在科学领域，我们被迫设计研究，每次分析一种干预措施。然而，医生的经历告诉我，将营养和运动干预与动机、意识和冥想练习结合起来，可以让我们的行为产生令人惊讶的积极改变，这种改变源于新的思维定式。

我也明白，要培养这种新的心态，我们必须学会敞开心扉。利他主义、同情心和热情，是减少所有对我们的健康和环境有害的负面情绪和行为的必不可少的方法。这三种品质的培养也有助于增强我们的内在力量，让我们可以在这个世界上充满信心地行走，结交许多朋友，实现我们的目标，无论这些目标是什么，都将给我们的生活带来极大的满足感。

知识就是力量

据我所知，许多读者对大众媒体、食品公司和一些非营利卫生组织提供的充满矛盾且可能存在偏见的信息感到困惑。例如，美国营养学会在其官方期刊《美国临床营养杂志》中感谢许多食品公司和制药公司的“慷慨支持”，他们有一份完整的清单。类似地，欧洲食品信息委员会（EUFIC）是一个非营利组织，其主要目标之一是“传播有科学依据的营养和健康、食品质量与安全的信息，帮助消费者在选择均衡、安全和健康的食品时更好地了解情况”，其“安全和健康食品”是由理事会管理的，而该理事会由邦吉、嘉吉、燕麦伴侣、可口可乐、科迪华、帝斯曼、费列罗、通用磨坊、玛氏、雀巢、百事可乐、太雷欧斯、优客和联合利华等食品公司组成。难怪人们感到困惑和绝望，想要找到可靠、公正、科学的营养和健康建议太难了。作为西方学术医学中心的一员，我的目标之一是分享最新的科学信息，并阐明营养和其他生活方式可以最大限度地提高健康和幸福感的生物学机制。这需要我在25年的医疗实践和科学研究中获得和掌握的知识，主要是我自己研究、实践和体验的干预措施和技术。

在这本书中，我希望让你们了解改变生活方式、心态和性格发展的巨大好处。你们会发现：

- 对于如何积极改变生活方式和行为的实用建议。
- 对机制的有效性作出易于理解、基于科学的解释。
- 衡量你达到健康目标与进展的具体参数。
- 改善健康和幸福感的干预措施的例子——不仅有西方文化中的例子，而且有其他文化中的例子。
- 关于“全人”发展的信息，以及为了显著提高你的情绪力、创造力和直觉、智力、自信、自尊和生活满意度，你应该培养哪些方面的个性。
- 如何通过改善饮食和生活方式，最终达到延缓全球变暖、污染和环境退化的目标。

我希望我的读者能从我的叙述中得到鼓励和启发。我的生活快乐又满足，看到别人受苦，我就会感到很难过。我希望你们能采纳一些我认为很有成就感的做法。然而，是否能成功改变你的生活方式，取决于你是否愿意改变你的思维，这可能是一场深刻的社会革命的一部分。

路易杰·冯塔纳

医学博士

澳大利亚皇家内科医学院荣誉院士

目　录

第三部分　那些流行的饮食法

从地中海饮食到现代健康长寿饮食

第四部分　锻炼是日常良药

科学保持好身材的运动秘诀

第五部分 预防比治疗更重要

请重视疾病预防和早期筛查

第六部分 观照内心世界

提高情绪力、直觉力和创造力的方法

第七部分 我们生活的世界

关于生态和环保

第一部分

如何在长寿时代美好地生活

一起来认识人体衰老机制

第一章　你准备好享受生命了吗

生命是美好的。我们生长在这个美丽壮阔的星球上，能够去旅行，去体验和享受周遭的一切神奇的事物。最重要的是，我们的身体本身就是上天的馈赠，是最有价值的礼物。

但很多人并不珍惜这副来之不易的身躯，全然不知只要维持或恢复健康，我们就能完全享受和家人朋友在一起的时光，享受无与伦比的生命旅程。人们常常沉迷于积累金钱和创造物质财富，以至于没有时间去照顾自己的身体，也没有时间关注家人和周围的环境。他们忘记了去享受生活，并成为自己。

一位僧人曾说："人们为了挣钱而牺牲健康，之后却要花费金钱去治病。他们对未来是如此焦虑，却不知道如何享受当下，结果他们既没有活在当下，也不能掌控未来。他们活着的时候好像从来不会面临死亡，而当他们死亡的时候，却像未曾活过一样。"

事实上，想要最大化延长生命，拥有快乐、富有创造力和意义的生活，我们需要从生理健康和心理健康两个方面着手，平衡且兼顾。当我们的身体状态不佳时，我们将很难应付生活中的诸多挑战，甚至会出现危机；而当我们拥有健康且活力十足的身体，却不具备专注力、好奇心、自控力和同情心时，我们就无法探索和享受现实的美好，更无法探知内心深处的自我。

- 你是否正在尽全力保持身体健康或是在努力恢复健康？
- 你是否知道并懂得如何去保持身体和心灵的强大和健康？
- 你知道如何让自己的生活充满活力，变成更好的自己吗？

这些问题至关重要。长寿、健康、开心地生活，这些目标并不简单，也没有捷径。即使是魔法药水或者昂贵的医疗手段，也无法替代健康饮食、运动、正念冥想以及睡眠所带来的益处。

此外，我们需要告诉自己的是，我们吃的食物、我们的思考和行为，不仅会影响我们当下的健康及成功与否，而且能影响整个世界的环境。当这个环境形成恶性循环时，人类患病和产生痛苦的风险便会提高，所有环节都是相互联系的，牵一发而动全身。

如果卖蛇油的推销员向你许诺，他的蛇油能带给你健康、智慧和幸福，你只需要付出一点成本便可获得“快速治愈”的效果；如果有人告诉你，吃个小药丸或者上几节课，你就能成为小提琴演奏家或黑带跆拳道老师。你是否相信他们说的话呢？当你的知识不足以辨别是非时，就会很容易相信他们说的话。为了防止被人利用，你需要了解身体的运作机理，以及如何衡量结果。当你掌握了这些东西，你将能更好地保护自己。

我希望读完这本书，你能获得我以上提到的所有知识，最重要的是，你会开始探究你潜意识中那个充满理性的未来。也许你会在“需要做什么”和“怎么做”的思想斗争中产生不适感，但我希望你在充分了解这个分歧以后，能够解锁你想改变现状的潜意识。

开启生命的奇幻旅程

通常，当我们开始一段长途自驾游前，我们需要确保汽车已经接受了全面检查，没有什么比汽车故障能更快地摧毁整个旅行，尤其是本应避免的汽车故障。定期保养和检查车况，了解汽车的一些基础需求，可以避免让我们的旅程成为一场噩梦或是变成昂贵的维修账单，或者让我们期待已久的旅程被迫中断。

当你驾驶一辆年久失修、没有使用正确机油或者燃料、胎压过低的汽车时，你难道不会感到危险吗？难道我们不应该像关心汽车一样关心自己的身体吗？毕竟我们身体的旅程将持续几十年，有些人甚至超过一个世纪。

你是否竭尽全力去保障身体的健康？你是否会用最好的“燃料”维持身体的正常运作？还是说你用着最便宜的“燃料”、最低等级的“变速箱油”，也从来不检查是否一切都运转顺利？

你对自己的健康到底了解多少

你的代谢正常吗？具体来说，你的体重是多少，腰围是多少？18岁以后你的体重增长了多少？你是否经常久坐不动？你是否吸烟、喝酒，是否有血压、胆固醇，血糖、胰岛素、睾酮、类胰岛素一号生长因子（IGF-1，也叫促生长因子）和C-反应蛋白（炎症标志物）水平是否都正常？

这些指标是预测我们患慢性疾病风险的最重要的指标，我将一一在这本书中做出完整阐释。如果我们不能确保它们处于合理的范围，它们就会破坏我们的生命旅程，最重要的是，我们的寿命会大大缩短。

不幸的是，由于不健康的饮食习惯和久坐的生活习惯，这些指标的数值在男性和女性中都不太乐观。我们必须注意的是，一些有代表性的用来判定动脉周围坚硬的钙化斑块的指标，并不能完全说明动脉硬化的风险，而动脉硬化是导致心脏病发作、脑卒中和心力衰竭的诱因。

大约25%的心血管疾病患者没有任何常见的发病诱因，这意味着其他因素在起作用，比如缺乏运动、腹部肥胖、胰岛素抵抗、精神压力，以及后面我们会了解到的那些肠道菌群。这些诱因同样适用于癌症、痴呆、各种类型的炎症性疾病以及自身免疫性疾病。

调整生活方式永远都不晚

对于任何年龄的人来说，采取健康的生活方式都能有效改善你的健康质量，即便你已经患有一种或多种疾病。当然，越早开始实施健康的生活习惯对身体越有益，但健康时钟始终具备倒转的可能性。改善膳食质量、规律锻炼和认知训练（让你的大脑保持活跃）的益处，不仅在保持这些健康习惯的时间里有效，当你50岁、60岁、70岁后，这些习惯依然能使你更健康、更长寿。

在我们的一些研究中发现，那些深受慢性疾病困扰的中老年人群，比如肥胖症、2型糖尿病、心血管疾病、糖尿病肾病患者，都出现了戏剧性且快速的健康逆转。同时越来越多的证据表明，改变生活方式可以降低癌症复发的风险，改善早期痴呆患者的认知功能，对受到抑郁、焦虑和其他心理疾病影响的人群也有改善作用。

这是谁的责任

如果一个人缺乏安全感、纠结甚至患有抑郁症，你愿意坐他开的车吗？如果你在计划一场精彩的冒险之旅，比如你准备攀登珠穆朗玛峰，你会找一个缺乏风险预估能力、不专注、不够足智多谋也不自信的人当你的向导吗？

有研究表明，那些善于攀登珠穆朗玛峰和其他高峰的夏尔巴人（Sherpa，号称“喜马拉雅山上的挑夫”，散居在喜马拉雅山两侧，主要在尼泊尔，少数散居于中国、印度和不丹），都具备一些人格特质，包括不容易感到内疚和焦虑，同时拥有超强的意志力、独立性和稳定的情绪。

一项针对夏尔巴攀岩者们的研究发现，这些人除了拥有超高的技术能力外，还拥有诸如领导力、信任、忠诚、冷静、灵性、善良和同情心等重要的品质。假如我们普通人也能拥有像夏尔巴攀岩者这样优良的品质，难道不是一件很棒的事吗？如此一来，我们就可以提升精气神、生命力和积极性，从而带着更高的热情去体验人生的乐趣。

只要我们在能力范围内发展这些特质，便能赋予生命更多的力量，让我们的旅程充满喜悦。

你是谁

你是否总是精力充沛、充满热情、积极向上？

还是说你总感到乏力、缺乏安全感、无聊或者尴尬？

你具备创造力和想象力吗？

你准备好享受新的人生经历了吗？

还是你总是感到困惑和恐惧？

你是一个随和、认真、善良的人，还是一个固执、自私和善妒的人？

你知道负面情绪对健康具有很大影响吗？

你知道自己为什么时常感到焦虑、无聊、沮丧、愤怒或者不悦吗？

是否是某些特别的理由导致了这些负面情绪？

你的生活中有什么缺失的东西吗？那是什么？

你对自己的情绪有觉知吗？

倾听和学习

只有很少人真正懂得如何倾听。因为我们常常被自己的主观判断、先入为主的看法、偏见、世俗的教条所羁绊和影响，我们的社会、文化和宗教信仰影响着我们的世界观，以至于我们无法正确理解自己的生理和心理的问题。许多人过于寻求被认可或担心自己会招致反对，所以认为自己不再需要倾听或提问。但我们可以通过扪心自问以上问题找到一条出路，把自己带至一个全新的方向。

聪明的人懂得持之以恒地学习新事物，因为他们知道这是获得更深见解和带来革命性改变的途径。日本明治时期（1868—1912）有一位禅宗大师，名叫南隐。一天，来了一位学者找他讨教禅宗的哲学思想。南隐禅师往学者的杯子里倒水，眼看着水已经倒满了，他还在继续往里面倒。

学者看不下去了，说："杯子已经满了，不要再往里倒了。"

南隐禅师温和地说："你就像这只杯子，已经装满了自己的意见和猜测，除非你把杯子倒空，否则我如何告诉你什么是禅？"

做自己健康之路上的明灯

我们的思维、行为和习惯，都对创造一个健康、快乐和满足的人生起着至关重要的作用。我们的饮食方式和生活习惯不仅影响我们的代谢，也关系到我们的情绪和我们的大脑如何处理信息和产生想法。我们的思维和想法会影响我们的行为，而这些行为最终变成了我们的习惯。所以，习惯的养成和每个人的性格有很大关系。从我们的习惯、健康状况和个性，很容易就能看出我们的人生是否成功、我们的自由以及幸福程度。

在接下来的章节中，我会就膳食营养、断食、运动、大脑认知训练、睡眠以及冥想几个方面来展开具体阐述，探讨如何通过它们最大化地提升身心健康。然而，培养内心的力量和韧性应当成为我们的终极目标。如果我们知道如何带着自信闯荡人生，如果我们擅长驾驭一个没有恐惧，却充满好奇心、创造力、信任感、内心平静、善良和通情达理的人生，我们便能激发自己真正的潜能。正如《易经》中所说："天行健，君子以自强不息。""地势坤，君子以厚德载物。"一个人只要内在比外在更强壮、更丰富，命运便不会辜负他。

第二章　那些健康的百岁老人

90～100 岁老人的比例，在过去几十年急剧上升。1950 年，大多数发达国家 80～90 岁的老年女性存活率为 15%～16%，而老年男性为 12%。到了 2002 年，老年女性和男性的存活率分别提升到 37% 和 25%。如今，日本老年女性存活率超过了 50%。这是人类历史上前所未有的非凡成就。然而，即使在今天，也只有 1% 的新生儿未来能活到 100 岁。

在这些长寿老人中，只有 19% 的人在 100 岁之前没有患任何与年龄相关的疾病，真正享受到了生命的快乐，而其余的人都是在慢性疾病的干扰下活到 100 岁的。其中 43% 的人我们称之为“延迟发病者”，他们在 80 岁以后才患上与年龄相关的疾病；38% 的人我们称之为“幸存者”，他们在 80 岁前曾患有与年龄相关的疾病，但幸存了下来。观察大多数国家的百岁老人，都可以看到类似的情况。

事实上，90 岁以及百岁以上老人数量的大幅增加，得益于医疗水平的提高和科技的进步，这些让已经患病且虚弱的人们活到了更大的年纪。为此，人类也贡献了巨大的社会和经济成本。

在临床研究中我见过一些病例，令我难过的是，他们普遍显得疲惫、虚弱和老态，各种慢性疾病使他们长期不得不依赖药物生活，这让他们的生活变得痛苦和繁琐。他们中有些人患有严重的痴呆，有些人曾因脑卒中而长期依靠轮椅生活，还有一些人总是显得很疲惫或者情绪低落。

我们的健康目标，不是变成一个长期伴随着疾病、虚弱、悲伤甚至疯癫的百岁老人，而是学会如何在健康、有创造力、拥有成功人生的前提下延长寿命。在精彩的生命旅程中，我们应当在珍惜的家人和朋友的陪伴下，尽可能长久地享受生命。

从那些幸福又长寿人群的观察资料中，我们找到了正确的研究方向，许多科学研究也在试图更好地理解长寿背后的原因。我们已经知道，基因对长寿的影响微乎其微，在拥有相同脱氧核糖核酸（DNA）的同卵双胞胎中可以明确观察到，他们拥有相同寿命和一起患上癌症的概率低于 25%。根据《遗传学》杂志最新的一项研究，分析了数亿人的祖先基因谱后发现，人类长寿的遗传概率非常低，可能连 10% 都不到。

据我的同事，来自波士顿大学的宝拉·塞巴斯蒂安教授和汤姆·皮尔斯教授的估计，只有 33% ～ 48% 的长寿老人受到家族长寿基因的影响，其余的便是我的科研团队和世界上其他研究长寿的实验室正在试图解释的那些外在因素的作用，其中营养和运动都起到了至关重要的作用，但我们也看到，还有其他重要的影响因素在起作用。

来自世界上最长寿族群的秘密

不断增长的百岁老人，主要生活在工业最发达的国家，但世界上也有少数地区人群的寿命比世界平均寿命要长很多。比如日本冲绳岛，意大利撒丁岛、奇伦托以及卡里布里亚。

研究表明，这些地方的居民不仅比别的地方的人寿命长，有生之年的身体健康程度也更高。这些人在生活方式上似乎具备一些共同点，比如：简单且以植物为主的饮食结构；经常锻炼身体，但不会过度运动；对家庭、朋友和社区的强烈依附感；在完整的精神价值观的指引下，都有着崇高的人生目标。

日本冲绳岛：长寿人群聚集的“神仙之地”

美丽富裕的冲绳岛位于日本本岛以南 640 千米，在中国南海和太平洋之间。这里拥有世界上最长寿的居民。2006 年人口普查发现，该岛每 10 万人中拥有 54.4 名百岁老人，全岛共有 650 名百岁老人，这是其他发达国家百岁老人比例的 4 ～ 5 倍。据 2010 年统计，每 10 万居民中百岁老人的数量，日本本岛有 36.8 名，意大利有 26.8 名，法国有 25.8 名，英国有 20.3 名，加拿大有 17.4 名，美国有 17.3 名，德国有 15.3 名，俄罗斯仅有 3.8 名。

冲绳的老人们不仅活得长，而且很少受到致命疾病的折磨。他们中三分之二的人能够独立生活到 97 岁。1995 年的研究数据称，冲绳 60 岁以上人群的死亡率仅为日本其他地区的一半。

正如图 2-1 所示，冲绳女性与美国女性相比较：

- 在冲绳，因患冠心病而死亡的女性约为美国的七分之一。
- 在冲绳，因患乳腺癌和结肠癌而死亡的女性约为美国的六分之一和三分之一。

冲绳男性与美国男性相比较：

- 在冲绳，因患冠心病而死亡的男性约为美国的三分之一。
- 在冲绳，因患前列腺癌而死亡的男性约为美国的七分之一。

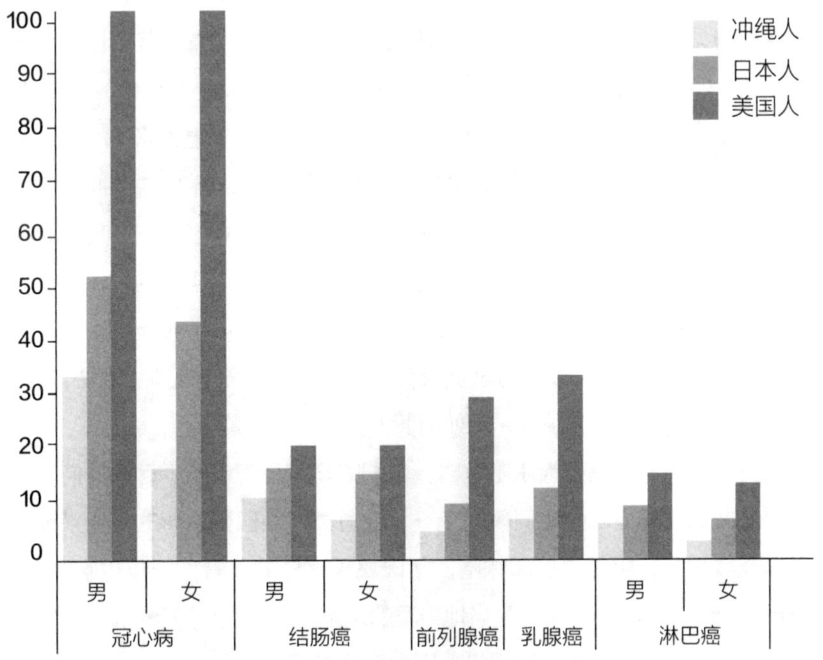

图 2-1 冲绳人、日本人和美国人年龄相关疾病死亡人数的比较（人 /10 万人）

数字代表 1995 年每 10 万人年龄调整后的死亡人数。这些数据表明，与日本本土和美国的男性和女性相比，冲绳人死于慢性病的风险明显较低。

在第二次世界大战结束后的 1950 年，美国营养学家对冲绳居民的饮食调查发现，冲绳人每天平均摄入热量 1 785 千卡（1 千卡≈ 4.19 千焦），这比当时其他地区日本人的日均摄入量 2 070 千卡要低 14%，比美国男性的日均摄入量 3 100

千卡要低 43%。

冲绳人的蛋白质摄入量，也比日本其他地方的人和美国人要低。冲绳人平均每天摄入 39 克蛋白质，相当于冲绳人摄入热量的 9% 来自蛋白质，而 1950 年日本本岛居民的日均蛋白质摄入量为 68 克，美国人是 90 克，占据总热量的 13%。

这与当今流行的高蛋白低碳水饮食恰恰相反。而他们获取蛋白质的食物来源也相当不同，冲绳人通过豆类、全谷物和鱼获取蛋白质，而美国人通过肉类、蛋类和奶制品获取蛋白质。在冲绳，动物制品的人均摄入量仅为每天 19 克，其中 15 克来自鱼类。

在第二次世界大战结束前，美国人还没有登陆冲绳岛的时期，当地人的主食来源是红薯，这占据了他们每日摄入热量的一半左右。紫薯和红薯中富含维生素 A、维生素 C、维生素 B_6、锰以及花青素（使蓝莓变成蓝色的色素）等抗氧化剂。在日本其他地方，每日热量摄入的 78% 来源于谷物，尤其是大米。

2009 年，我受到克雷格·威尔科克斯教授的邀请，参观这个神奇安宁的岛屿。教授加入了冲绳百岁老人研究计划，对冲绳百岁老人进行了长期的跟踪研究。我与克雷格教授以及武田英二教授一起前往一些百岁老人居住的村庄里，听当地的老人们讲述他们的生活和饮食方式。他们告诉我，他们每顿饭的第一道菜是豆腐和海带做成的味噌汤，之后是他们自家菜地里种的绿叶蔬菜、卷心菜、洋葱、苦瓜以及橙黄色的根茎类蔬菜，比如胡萝卜、南瓜、姜黄等。

而当我询问他们是否大量吃鱼时，他们的答案是否定的。尽管他们生活在四面环海的岛上，但是他们 1 周仅吃 1 ～ 2 次鱼类，他们蛋白质的主要来源是各种豆子以及豆制品，比如豆腐和味噌。猪肉属于奢侈的菜肴，一年也吃不上几次，且分量极少。而所谓的甜品，是当地当季的水果配上一壶热腾腾的茉莉花茶。

不幸的是，近几十年的冲绳岛，因为受到美国大兵引进的美式连锁快餐品牌的影响（当时美军仍在岛上有大型军事基地），饮食习惯也在逐渐西化，人们的体重也随之增长。冲绳人的平均身体质量指数（BMI）从 21 增长到了 24 ，刚刚好低于 25 的超重标准（在中国，BMI 超过 24 即为超重）。与此同时，冲绳人心血管疾病和癌症的死亡率的增长也是惊人的。

然而，饮食不是冲绳老人唯一的代表性的生活习惯。得益于岛上温暖晴朗的天气，这里的男男女女会花更多时间在户外散步和在田地里工作。他们相信，地球母亲赐予的果实是对健康最有益的。老人们一天至少会照料自己的花园 3 次，他们乐于看到欣欣向荣、硕果累累的景象。我至今还记得那位 95 岁高龄的冲绳妇人美丽、快乐、安详的模样，她独自一人生活，她的房子后面是一片打理得很完美的田野，那里种着她喜欢吃的各种蔬菜，田野的尽头是一整片种植着菠萝、芒果和木瓜的森林，鸟儿们欢乐地飞舞歌唱。

我遇到的大多数冲绳人都会定期跳舞或者练习武术，空手道及武士道都源自冲绳。对冲绳人来说，空手道不是一项简单的运动，而是一种强化身体力量、意识和精神的艺术。

出生于冲绳首府那霸市的空手道松涛馆流创始人船越义珍先生曾说过："正如干净的镜子才能反射出不失真的图像，空手道学员应该从自私和邪恶中净化自己的思想，只有拥有清晰的头脑和良知，我们才能明白生命的真谛，并吸取这个美丽星球给予我们的来自生命旅程中的一切。"

精神生活是冲绳人日常生活中关键的部分，每家都有一个小型祭坛，他们在这里进行日常祷告和祭奠祖先。日本心脏病和老年疾病研究专家铃木真教授认为，这些祷告有助于减缓压力并抚慰心灵。

冲绳居民普遍内心平静且友好，他们生活得很轻松。他们有句口头禅："Nan kuru nai."翻译过来就是"不用担心，一切都会好起来的。"他们认为，生命中发生的一切都是积极正面的，是为了让自己成长，并且变得更坚强和睿智。这种生活态度很有可能受到了已经流行几个世纪的东方哲学的影响。

对冲绳人影响深远的《易经》中说："蹇，君子以反身修德。"就是说，优秀的人会将注意力放在塑造自己上面，困难和阻碍不会使他倒退；不优秀的人会将责任推到别人身上，悲叹自己的命运多舛；智者则能通过反省内在错误，将阻碍变成充实内心和提升自我的机会。

在冲绳的村庄里，你能感到强烈的社会羁绊，家庭至上，老人备受尊重和保护。"Tusui ya takara"这句冲绳话的意思是"老人对我们来说是一种财富"。而作为回报，老人们带着慈爱呵护照顾着孩子们。这正如格言里所说："我们生活在这个世界，理应互相帮助。"对年长者来说，看到自己的孩子、孙子、曾孙的成长，是生命中最有意义的经历。和很多西方国家不同的是，紧密团结的家庭和社区关系，让老年人仍能活跃在社会关系中。孤独和孤立已被证明有损人类的健康，有些研究还认为，孤独对身体造成的伤害等同于每天吸 15 支烟。

在冲绳西北部的大宜味村，海边一块大石头上刻着这样一段铭文："70 岁时，你还是个孩子；80 岁了，你才成熟了些；90 岁时，如果你的祖先邀请你去天堂，跟他们说等到 100 岁再说，那时候你才会考虑这事儿。”

撒丁岛和意大利南部：长寿王国

世界上另外一个 90 ～ 100 岁老人的聚集地是意大利南部，尤其是撒丁岛和坎帕尼亚大区的奇伦托。根据 2015 年的人口普查资料，在撒丁岛的奥格利亚斯特拉省的山村里，每 10 万人中就有 50 名百岁老人，这是一个相当高的比例。这些超级长寿的人分布在维拉格兰德、斯特塞里、阿尔扎凯纳、包内伊、乌尔祖莱伊和塔纳拉等村镇。

有趣的是，在世界上大多数长寿地区，通常百岁女性和百岁男性的比例是 4 ∶ 1。而在撒丁岛，百岁老人的男女比例是 1 ∶ 1。我在撒丁岛的一个小镇佩尔富加斯遇到了几个百岁老人，他们打动我的一点是，尽管已经迈入高龄，但是他们的身材保持得非常好，头脑十分敏锐，且拥有极具感染力的微笑，这是一种来自长寿、健康、具有挑战性但是有意义的生命孕育出的笑容。用两个词可以很好地形容我和他们交谈时所感受到的力量：简单、和谐。

虽说目前关于长寿老人生活方式的研究仍具有局限性，但这些长寿地区的居民似乎有一些共同的特质：

- 以植物性食物为主的膳食结构，包含蔬菜、全谷物、豆类和少许山羊奶酪。
- 偶尔摄入肉类，通常仅在周日或者特殊的场合。
- 非常活跃的户外活动，比如为了照看羊群而长途跋涉，或是在农田进行劳动。
- 内心平静且具有慈悲心，能够顺应自然的变化。
- 没有烦恼的生活，源于家庭间强烈的联系，这是来自曾祖父母、祖父母、父母、孩子、孙子间互相照顾的内在联结。

长寿人群不仅集中于撒丁岛，在意大利南部的一些村庄，比如阿西亚罗利和莫罗奇欧，百岁老人的数量也远远高于意大利其他地区和整个世界。在这些风景如画的小镇上，人们延续着传统的以植物为主的地中海饮食。

植物性饮食是长寿的主要秘诀吗

如果说以植物为主的饮食是长寿的主要秘诀，那么我们严格避免肉类甚至变成完全的素食者，就能够长寿且不受疾病困扰吗？

为了回答这个问题，我们需要研究全世界那些蛋奶素和纯素饮食的实践者们。以生活在印度的人们为例，出于宗教的缘故，他们中很大一部分人都是素食者。根据印度教的说法，牛是神的化身，杀死一头牛就意味着谋杀。对待其他动物也是一样的，因为它们很可能是某位家人因为作恶而转世变成的。

如果你去看印度人的健康现状，数据显示他们的健康状况并不理想。这倒不是因为传染病，虽说传染病仍然是印度的大问题，但由于腹部肥胖和 2 型糖尿病空前的蔓延，这些可预防的疾病大大提高了人们患心脏病和肾衰竭（糖尿病引发的肾病）的概率，由糖尿病导致的血管闭合造成的截肢（糖尿病微血管病变），以及由糖尿病引发的视网膜病变造成的失明的人也很普遍。由于高胰岛素血症（血液中的胰岛素水平高于正常水平），全身炎症和其他激素的改变，长期处于糖尿病无症状期也会提升患常见癌症的风险。这些我会在第三章中讲到。

在印度，2 型糖尿病的患病率非常高，大约每 100 人中就有 12 例。而在美国，每 100 人中只有 8 例。这是为什么呢？可能是因为印度饮食中，精制碳水化合物的比例很高，包括白米饭、印度烤饼、印度薄饼、甜点和含糖饮料，与此同时，印度人会用大量植物油进行烹饪。

素食本身并不是坏事，但取决于我们的食物选择，做多少运动，是否吸烟或者饮酒，以及其他一些因素。

关于素食的真相：并不像你想象的那般神奇

全世界有 3.75 亿素食者，澳大利亚有 12% 的人是素食者，欧洲有 10% 的人是素食者，而美国仅有 3% 的人是素食者。2008 年的一份调查表明，欧洲和美国的素食者中大多数为爱护动物的年轻女性。根据他们选择的食物不同，吃素人群被分为很多种。

- 纯素者是不食用任何动物制品的，包括肉、鱼、蛋、奶、奶酪，严格者甚至不吃蜂蜜。

- 蛋奶素人群会食用奶制品和鸡蛋，但不吃肉和鱼类。
- 鱼素者会吃些鱼类、蛋、奶制品，但不食用肉类。

美国营养和饮食协会及加拿大饮食协会都认为，营养均衡充足的素食饮食，是有益于身体健康的。科学研究表明，素食者和那些长期吃典型的西方饮食的人相比，有着更低的患癌和心血管疾病的概率。但也无须太惊讶，因为几乎任何饮食方式都好过典型的西方饮食。

当我们深入研究这些素食者的数据时，一系列的前瞻性研究指出，素食者死于缺血性心脏病的概率要显著低于杂食者。蛋奶素食者和鱼素者死于这种病的概率低于 34%，纯素人群的概率低于 26%。但研究也发现，这些素食者中心脏病患病风险低的人群，仅限于那些不吸烟、不喝酒、规律运动和有社交联络的基督复临安息日会成员。

而从对英国以及德国的素食者的研究中发现，素食只是在降低心血管疾病的死亡率上有着些许影响。这与总因的死亡率上是一样的。科研人员只观察到在基督复临安息日会成员中，总因死亡率显著降低，但对其他素食者并没有影响。比如德国的一项对比素食者与非素食者的死亡率的研究发现，素食者和时常吃肉但有健康意识的人群相比，他们的心血管疾病死亡率并没有差别。除此之外，值得注意的是，吸烟、运动量、肥胖和饮酒的差异才是影响这些人群癌症和心血管疾病死亡率的主要原因。总的来说，那些懂得如何科学吃素的素食者们会比非素食者的体重更轻，胆固醇、血糖和血压也更低。最新的一项研究也证实了，素食者的胆固醇平均水平比杂食者低约 14 毫克 / 分升（0.36 毫摩尔 / 升）。但不幸的是，素食者缺乏一种优质的胆固醇——高密度脂蛋白胆固醇，比杂食者平均低 4 毫克 / 分升（0.1 毫摩尔 / 升）。

但就癌症的研究来说，数据并不是那么显而易见，而且结果差异较大。素食者似乎比一般人群的癌症发病率低，但结果掺杂了很多其他因素，除了素食外，其他因素也或多或少和癌症发病率有联系。比如，肺癌的发病率，素食者比一般人群低很多，但素食者中吸烟者的比例也非常低，而吸烟的素食者的肺癌发病率仍然是高的。再比如患肠癌的概率，基督复临安息日会成员比平均值低 22%。而在英国素食者中，在校正了体重这个影响因子之后，纯素者患肠癌的概率更高，鱼素者患肠癌的概率则低 33%。

素食和非素食的女性，患乳腺癌的概率并没有差别。在关于基督复临安息日会和英国女性的一些研究中，科研人员发现严格素食者比普通素食者患乳腺癌的风险更低这个结果同样适用于男性患前列腺癌的概率研究。蛋奶素者和杂食者相比，患前列腺癌的风险没有差别，但基督复临安息日会的纯素成员们的患病风险会低 34%。这个情况可能一定程度上与乳制品的摄入有关，乳制品的摄入似乎能刺激 IGF-1 的分泌，而 IGF-1 是诱发前列腺癌、乳腺癌和结肠癌的危险因子。

基督复临安息日会饮食

基督复临安息日会在全球有接近 2 500 万名信徒。美国加利福尼亚州贝纳迪诺县的洛马琳达镇，那里居住着大约 23 000 人，而三分之一的居民都是基督复临安息日会的成员。据报道，这个宗教社区的男性的平均寿命比该州其他地区男性长 7.3 岁，女性信徒的平均寿命比该州其他地区女性要长 4.4 岁。他们因心血管疾病、肺癌（教义禁止教徒吸烟）和肠癌的死亡率要比平均值低非常多，但乳腺癌和前列腺癌的死亡率和该州其他地区的人几乎是一样的。

是什么让他们与其他人如此不同？这是因为他们的信仰让他们将身体视为神圣的殿堂，更重要的是，《圣经》中有一段话教育他们应当吃多植物而非动物："我将地面上所有带有种子的植物和树上所结的一切果实都赐予你们，你们应该以它们为食物。"这使得教会成员中有 30% 是蛋奶素食者，8% 是纯素者，9% 是鱼素者，6% 是弹性素食者（1 个月中仅吃肉 3 ～ 4 次）和 44% 的肉食者。

有一项对美国 73 000 名基督复临安息会成员长达 6 年的跟踪研究发现，与其中杂食者的死亡率相比，蛋奶素者的死亡率要低 9%，纯素者的死亡率要低 15%，鱼素者的死亡率要低 19%。同一群人中，纯素者患肠癌的概率比肉食者低 6%，蛋奶素者患肠癌的概率比肉食者低 18%，鱼素者患肠癌的概率比肉食者要低 43%。

值得注意的是，成员中半数以上的人每周都会至少做 3 次每次 15 分钟以上的运动，没有人喝酒和吸烟，尽管有些人在入会之前是吸烟者。基督复临安息日会的成员都非常虔诚，与他们的家庭和社区都保持着非常稳固的关系。

总而言之，素食者并不意味着吃得更加健康。素食者们除了不吃肉外，仍然可以选择大量摄入甜食、含糖饮料、白面包、富含反式脂肪酸的高热量食物、植物油和盐，独自一人一整天无聊地坐在电视机面前，吸烟，喝红酒、啤酒或烈酒。

而在最近的一项关于教会成员的研究中发现，纯素食者的 BMI 是 24.1（超过了正常值 24），蛋奶素食者和鱼素者的 BMI 更是超过了 26，弹性素食者的 BMI 是 27.3，肉食者的 BMI 为 28.3。这意味着，就算是纯素者，也摄入了比健康值更多的热量。

还记得之前提到的冲绳百岁老人吗？当他们还是年轻人时，他们的 BMI 是 21，这远比以上研究中纯素食者的 24.1 要低。超标的热量摄入，就是我即将要解释的内容，它在患慢性疾病和加速衰老中扮演着催化剂的角色。

原始人的生活方式是否能让我们更长寿更健康

如果说科学正统的素食能被评为 A+ 饮食，那么原始人饮食可以被评为 A- 饮食。那些实施原始人饮食的人声称，这种饮食方式是人类起源时的饮食模式，人类从野外狩猎到种植稻谷，是生活方式的倒退。根据他们未经过证实的理论所说，旧石器时代的人又瘦又壮又健康，因为他们整日都在奔跑以捕捉猎物和鱼，再用适量的浆果、水果和根茎类植物作为补充，这就形成了他们的日常膳食结构。

一些在美国生活的人竟然将这个概念发展到了极致，据我对他们的研究，他们只吃生肉、未经巴氏灭菌的牛奶和奶油，声称自己在执行“原始人饮食”。遵循这种饮食方式的人试图模仿他们的祖先——那些狩猎者的生活习惯，并摄入相当多的瘦肉、鱼类、蔬菜、含糖量低的水果。谷物及豆类中的碳水化合物是被严格禁止的。

实践原始人饮食的人是否问过自己，原始狩猎者们都活了多长时间？在最近的历史记录中是否提到过，那些活到 90 岁甚至百岁的土著老人，遵循的是这种生活方式？美国本地的原始族群，比如著名的苏族和黑脚族，他们就是靠吃放养的野牛和鹿身上的瘦肉为生的猎人，生活在原始的环境中，每天保持着极大的运动量。可在我的认知中，他们中没有人活过 90 岁。同样的情况也出现在被白人殖民前的澳大利亚、非洲、格陵兰岛的猎人部落。

相反的是，我之前提到的生活在日本冲绳和意大利撒丁岛上的人，同样生活在现代医疗和科技都不存在的历史时期，90 岁以上和百岁老人的比例都非常高，之后我会解释，为什么高比例的动物脂肪和蛋白质的饮食方式会有害健康和长寿，特别是富含 4 种必需氨基酸（甲硫氨酸、缬氨酸、亮氨酸和异亮氨酸）的饮食。

专业运动员们掌握着健康的钥匙吗

健身和训练到底对改善健康和长寿起到多大的影响？物理学家和科学家们为了这个问题争论了数个世纪。越来越多的证据表明，运动能够最大化提高新陈代谢，但并不能延长寿命。

从对 19 012 名奥运会运动员的数据采集发现，尽管他们的平均寿命比久坐不动的人多 3 年，但这不足以使他们达到百岁老人的标准。参与这项研究的奥运会运动员，都出生于 1900 ～ 1904 年，寿命大多在 80 岁，即使他们在比赛生涯结束之后以更加健康的方式生活。他们通常不吸烟，注意日常膳食（尽管热量摄入偏高），他们的生活质量也都很高，有些人甚至过着极其精致的生活。

让我们来仔细研究一下这些案例，比如那些获得环法自行车赛和意大利自行车赛冠军的车手们，他们中没有人活到 100 岁，著名的吉诺 · 巴尔塔利，有着“托斯卡纳的钢铁侠”的绰号，他 85 岁去世；阿尔弗雷多 · 宾达 83 岁去世；菲利普 · 蒂斯 81 岁去世；罗杰 · 拉比 85 岁去世；路易森 · 博贝特曾 3 次获得环法自行车赛冠军，雅克安奎尔曾 5 次获得环法自行车赛冠军，他们分别在 58 岁和 53 岁时死于癌症。我们必须记住他们不同于常人之处，大自然也曾特别关照过他们。

就算是经过艰苦的训练，也没有一个普通人能够完成环意大利自行车赛或者环法自行车赛，更别说赢得冠军头衔。这些冠军们都是并非普通人的稀有人类，他们的心脏、肺甚至肌肉都像是钢铁铸成的。然而，有着这样出色身体素质的精英运动员，却没有一人能超越生活在撒丁岛和冲绳的百岁老人的寿命。

这些观察结果，和约翰 · 霍罗茨关于耐力运动对长寿的影响的试验数据是一致的（图 2-2）。在对啮齿动物的试验中可以看到，定期进行蹬车轮的耐力训练确实延长了寿命，但并没达到最长寿命。相反，同样体重且都保持运动的老鼠中，通过热量限制（热量摄入比其他老鼠少 30%），寿命明显延长。这说明运动能够增强健康，但并不能延缓本应衰老的过程。

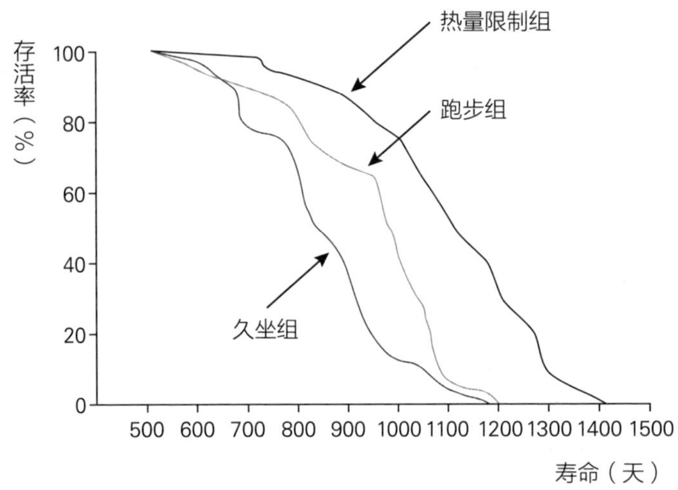

图 2-2　限制热量摄入，而不是耐力训练，可以延长啮齿类动物的最大寿命

久坐组大鼠的存活曲线，与跑步组（P<0.02）、热量限制组的久坐大鼠（P<0.0001）的存活曲线，有着显著性差异。跑步组的存活曲线也明显不同于热量限制久坐大鼠（P<0.01）。

我记得那是一个漫长的下午，我在约翰的办公室跟他谈论这项研究。他说，起初他对研究饮食与长寿的关系并无兴趣，他只想证明运动和抗衰老之间的关系。他之所以决定设计一组对热量摄入进行限制，是因为他需要一个和运动组拥有相似体重的对照组。事实上，啮齿类动物确实很喜欢蹬车轮，长时间的奔跑运动也使得老鼠们拥有健壮的肌肉和紧实的身材。而研究结果的有趣之处在于，运动组的啮齿类动物除了拥有更少的脂肪、更多的肌肉，以及胰岛素敏感度更高以外，并没有延长寿命。

此外，如同我接下来会讲到的，摄入食物的质量和数量甚至会干扰运动，起到反向作用。从数据上看，一些专业运动员拥有更高的早逝风险，尤其是力量型选手和超重的专业足球运动员。一项针对 3 850 名在 20 世纪去世的美国足球运动员的研究发现，那些体重最重的前锋在 50 岁前死亡的人数是他们精瘦的队友的 2 倍多。

1985 年以来，美国国家橄榄球队队员的平均体重增加了 10%，达到了 112 千克，组织进攻的前锋队员的体重值从 127 千克增加到 144 千克。由于过多的热量和蛋白质摄入带来的超重和肥胖问题是早逝和患慢性疾病的风险因素。力量型专业的举重运动员同样拥有更高的死亡率，尤其是那些曾服用过合成代谢类药物的运动员。

第三章　人体衰老机制

在近 20 年间，科学家们在关于抗衰老、延长寿命和提升生命质量的研究上，取得了前所未有的成果。

我要解释一下细胞的基本运作机制，我们的细胞通常会不断损伤、死亡，同时不断地进行自我修复和再生，它们的构造如宏伟的建筑一般，通过内在信号彼此联结，从而减缓身体变老的速度并延长寿命。如果不理解这些基础细胞的工作原理就很难理解，为何我们可以操控人类的健康，使其免遭痛苦和变得虚弱。

所谓“健康生命期”，是指在一段时间里不被疾病和疼痛所困扰，能够独立自主地以最好的状态去做我们想做的事，之后我还会多次提到这个词。

我们为什么会衰老

衰老是一个迷人但复杂的动态生物演变过程，包括细胞、组织和器官的功能性进化和结构性退化。随着年纪的增长，由于身体的平衡机制被打破，细胞无法完全保护自己和修复受损部分，从而导致我们细胞中未修复的损伤不断累积，这就是我们的身体和认知功能衰退的主要原因。

即使是不受疾病困扰的人，随着年龄增长而带来的损伤也是不可避免的，比如皮肤干燥、起皱，变得瘦弱以及头发灰白，骨质和肌肉流失也是很普遍的衰老信号。不需要看，通过触摸就能马上辨别出新生儿和老人的皮肤。

衰老也伴随着组织的交替过程，比如各个器官中有弹性的组织变硬，包括心脏、动脉、肺部和肾脏出现疤痕组织。因此，心血管、肺、肾功能在 30 ～ 60 岁不断退化，70 岁之后退化会更加迅速，这些和年纪相关的变化导致生理性功能衰退。虽然这些变化不等于患病，但随着身体愈发脆弱，变老人群的生存能力会伴随着压力逐步下降（图 3-1）。

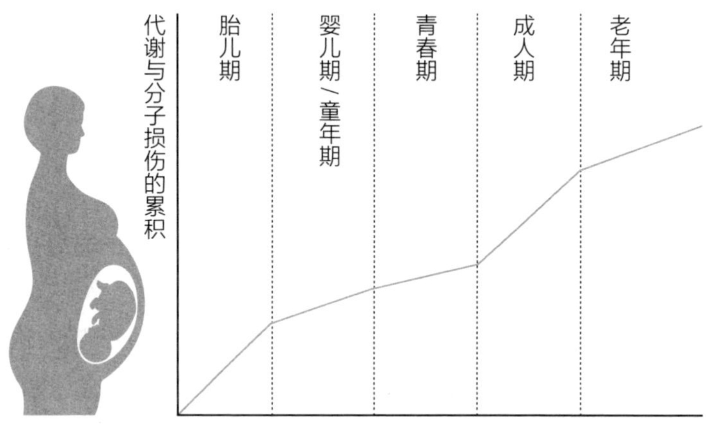

图 3-1　整个生命过程中代谢和分子损伤的累积

衰老和分子损伤的累积不会从你 65 岁才开始。它甚至在受孕之前就开始了，几十年不健康的生活方式加速了这种累积。

我们需要明白，衰老本身不会导致慢性疾病的发生，比如心血管疾病、糖尿病或者癌症。相反，持续的不健康生活习惯或者暴露外部环境中的毒素中，如不健康的饮食、久坐不动、心理压力、吸烟、环境污染等，都会加速器官衰退，提升患各种慢性疾病的风险。通常，生活方式不健康的人，会从患一种慢性疾病（所患疾病受遗传基因影响）演变成患有多种慢性疾病。

死亡不可避免，但疾病可以

毫无疑问，每个人终将面对死亡。但死亡并不一定非要经历痛苦、折磨，或提前到来。

大量实验研究表明，从生物学角度来说，人类有可能拥有一个很长且不受病痛折磨而愈发虚弱的生命。20% 的人类，可以在不受病痛折磨的情况下活到 100 岁。

我的一位朋友，去世时享年 107 岁（一个月后便是他 108 岁的生日），生前未曾遭受任何重大的疾病。直到 105 岁时，他仍然能独自开车并且生活完全可以自理。在去世前的几个月，他因为肠梗阻住进了医院。虽然这不是导致他去世的原因（未经手术已经治愈），但这也许是他应该离开这个世界，开始一个新旅程的信号。就像赫曼·黑塞的《悉达罗》中的船夫阿尔洛，他在充分体验和享受生命的意义后，逐渐减少自己的食物供给，在睡梦中悄悄逝去。

我们能避免衰老吗

迄今为止，没有任何干预措施能预防、阻止或是逆转衰老的步伐。然而，在过去的几十年中我们发现，我们可以放慢细胞中损伤的累积过程从而延长健康生命期。

正如发表在《科学》杂志上被高度重视且多次引用的那篇文章说的那样，我们在动物王国中发现了一个延长健康生命期的现象：从虫子、苍蝇、老鼠，到我们人类自身，被广泛研究和重复的延长健康生命期的方式，是在合理摄入优质的维生素和矿物质的前提下限制饮食。已被发现的、可以延缓与衰老相关的疾病的方法，是间歇性断食、限制蛋白质和氨基酸的饮食（减少动物性食品中高浓度的氨基酸），这些都属于选择性饮食限制。

来自遗传学和药理学的最新研究证实，营养是放缓损伤累积速度的关键。在啮齿类动物（和人类一样是哺乳动物）上的实验发现，通过抑制某些关键的营养基因组和细胞中的蛋白质，它们的健康程度就能大大改善，寿命大大延长。

这些营养元素传感器，包括能够感知生长和繁殖所需要热量和蛋白质的分子，例如限制老鼠的热量及蛋白质摄入或干扰营养传导通道，能让老鼠的寿命延长 50%。这个科学发现非常了不起，这是人类首次发现衰老并不是一个“损耗”的过程，而是一个被高度调控的机制，并受到代谢过程的操纵，这也是人类进化过程中被保留下来的部分。改变营养传送的单个基因，便能大范围延长健康生命期，会让动物步入衰老的速度减慢很多。

衰老和疾病之间存在必然联系吗

从那些复杂的科学研究中得到的主要且令人震惊的结论是，衰老和慢性疾病之间并没有必然联系。大约 30% 的被限制饮食的老鼠死于高龄，且没有任何受病症折磨的迹象。

类似的情况是，50% 的被删除生长激素受体基因的老鼠（其血液中的 IGF-1 水平较低），在很高的年龄才死亡，且并没有出现严重到足以导致死亡的疾病。所以它们只是单纯死于高龄或心脏停止跳动，没有受到病痛折磨和药物干预。

以人类的年龄作为参照，许多限制饮食的啮齿类动物看起来仅仅像 40 岁，实际上它们已经 90 岁甚至更老了。这个事实简直令人震惊！

通过抑制营养素感应系统和炎症通路来避免损伤

从科学的角度来看，广为人知的营养素感应系统的信号通路就是胰岛素 /IGF-1/mTOR（哺乳动物雷帕霉素靶蛋白，是细胞生长和增殖的重要调节因子）信号通路。当摄入的食物减少时，胰岛素和可利用的 IGF-1 这两种重要的生长因子也随之减少。结果便是与胰岛素和 IGF-1 的受体结合减少，于是胰岛素 /IGF-1/mTOR 的通道活性降低，这会导致一种被称为 FOXO 的关键长寿因子被激活。当被激活的 FOXO 和特定位置的 DNA 结合后，许多不可思议的事情就发生了，包括：

- 激活某些酶的产生，这些酶保护细胞不受氧化应激反应。
- 抑制控制细胞繁殖的基因和蛋白质，细胞繁殖的减少就意味着基因突变的概率降低，意味着患癌症和细胞老化的风险降低。而细胞老化意味着它们将停止分裂但仍然存留在组织中，就像足以致病的坏苹果一样。
- 触发增强 DNA 修复机制的基因和蛋白质，从而修复 DNA 细胞在分裂中发生的各种意外损伤。
- 促使无法修复 DNA 的细胞自我消亡、自噬、自我更新，避免有缺陷的 DNA 之间的传导。
- 增强基因和蛋白质的自噬能力，这是去除细胞内垃圾的关键机制，包括功能异常和有毒的蛋白质和基因。

总之，我们的细胞会变得更健康、更年轻，可以更有效地预防和消除积累的细胞损伤（图 3-2）。

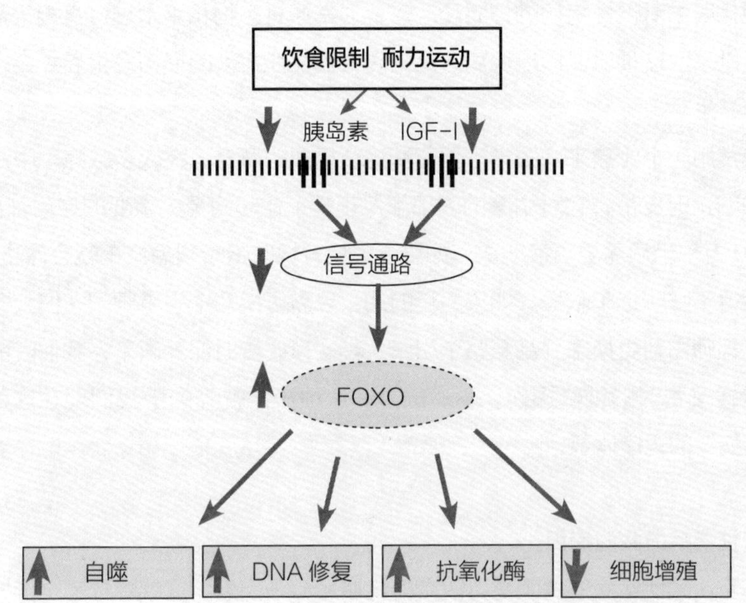

图 3-2 营养和运动对细胞损伤的影响

这个简化的模型显示了饮食限制和耐力运动对胰岛素 /IGF-1/FOXO 通路的影响，该通路可保护细胞免受分子损伤的累积。

当然，胰岛素 /IGF-1 通道是很重要的，但还有其他被营养物质控制的通道。例如，我们摄入的蛋白质数量和质量，这些营养素与信号通路之间相互作用，可增强其抗衰老功效。有些信号通路对提升抗压能力和减少发炎的因素非常重要，这也是提升健康水平和长寿的关键。大部分疾病，比如心血管疾病、脑卒中、糖尿病、癌症、痴呆、关节炎、慢性肝病、慢性肾病等，都涉及身体慢性炎症和被组织中免疫系统激活的影响。

我们发现，生活方式的选择包括锻炼身体、认知训练、深度睡眠和冥想，都能对预防细胞的累积损伤和抑制慢性疾病的发展产生影响。

慢性疾病和衰老之间并无关联

现代医学对慢性疾病的诊断和治疗，通常通过药物和手术进行直接干预，我们之所以采取这种方式治疗疾病，是因为我们往往在大的损伤发生后才会意识到疾病的产生。

我常用一个比喻来向医学生们解释这个重要的概念。在大多数汽车中都有连接曲轴的正时皮带，它对引擎的内部部件正常工作起到至关重要的作用。行驶 7 万～ 10 万千米后需要更换一次，如果不更换，橡胶带断裂后汽车就会停止工作，我们不得不呼叫拖车救援。如果幸运的话，只需更换几个引擎阀门，但大多数情况下工程师需要更换部分甚至整个引擎。其实只要按时保养汽车，我们就能避免这种费钱又费时的维修操作。不幸的是，这种操作就等同于我们现在这种“生病—治病”的医疗体系。

慢性疾病的共同病因

通常，慢性疾病的诱因是可改变的代谢和分子因素。这就解释了全世界范围内，大多数跟年龄相关、能致死的疾病都不分年龄、不分男女也不分国度（图 3–3）。

我说过，我们的医疗体系致力于在疾病出现后再治疗疾病。问题在于，很多与年纪相关的慢性疾病在年轻时就已经有了苗头，随着几十年不健康的生活方式愈演愈烈，随后便衍生出一系列生理、代谢和分子的变化，从而深刻影响了许多疾病的发生和发展（图 3–3）。

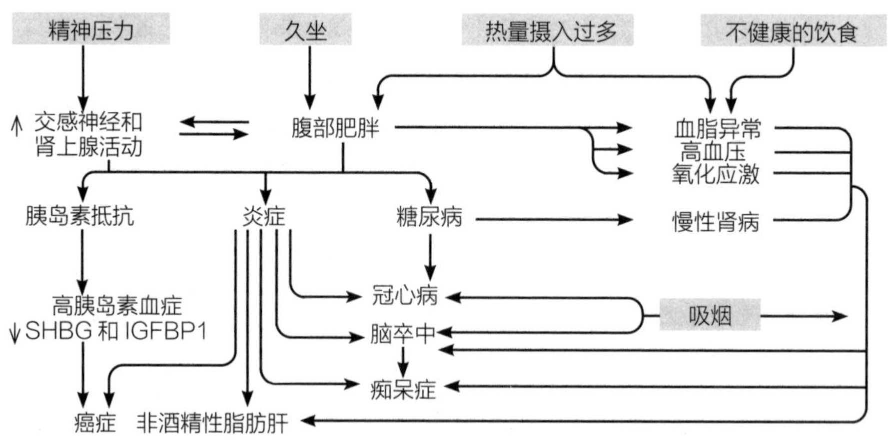

图 3–3　不健康的生活方式对慢性疾病的影响

不健康的生活方式，包括热量摄入过多、不健康的饮食、久坐不动、精神压力和吸烟，会影响重要的代谢和激素，而这些因素与最常见的慢性疾病的发展息息相关。SHBG 是性激素结合球蛋白；IGFBP1 是胰岛素样生长因子结合蛋白 1。

如果我们将关注的重点从治疗与年龄相关的慢性疾病，转移到由生活方式带来的代谢和分子变化，那么我们就可以开始预防这些会导致慢性疾病的不断累积的分子损伤。

为什么我们首先要重视的是生活方式

以心血管疾病为例，这是导致西方人死亡的首要疾病。不幸的是，在现在的发展中国家也是如此。冠状动脉粥样硬化的形成是几十年不健康饮食习惯的累积造成的。多年的高胆固醇、高血糖、高血压和慢性炎症以及其他因素都是引起人们心脏病发作或脑卒中的重要原因。给已经出现明显血管斑块的 50 ～ 60 岁的男性开他汀类的药物（降低胆固醇水平的药物）和降压药，将会降低他们心脏病猝死、心力衰竭和脑卒中的风险，但不会让他们的血管和心脏重新恢复健康。

令人震惊的是，从尸检报告中发现，15 ～ 30 岁习惯典型西方饮食的人中，有 75% 的人出现了冠状动脉粥样硬化，其中 20% 的人冠状动脉堵塞率达到了 50%。最早是在 1950 ～ 1953 年朝鲜战争中阵亡的年轻士兵身上发现了这个结果，之后又在年轻的交通事故受害者身上得到了证实。

弗雷明汉的心脏研究

一项对美国马萨诸塞州弗雷明汉小镇居民的长期心血管跟踪研究发现，当地居民如果 50 岁时患心血管疾病的风险较低，余生将不大可能患心脏病，并拥有更长的寿命。

- 那些胆固醇、血压、血糖水平处于最佳值，体重正常且不吸烟的人，终身患心血管疾病的风险仅为 5%。
- 当以上指标有一项偏高时，风险会升至 50%。
- 男性如果有两项及以上危险因素时，心脏病发病率会升至 69%。

平均来看，以上指标处于正常值的人，比有超过两项风险指标的人的寿命长11年。11年哦！这可不像有些侥幸者认为的那样，也就几个月或者几年而已。

不好的消息是，在弗雷明汉的研究中发现，仅有4.5%的女性和3.2%的男性处于最佳的低风险状态。正如我在这本书中所说，营养和运动在优化心血管代谢功能上有着十分积极的作用。

衡量一下，你是否拥有有利于心血管健康的积极因素。为了你的心血管健康，你需要拥有以下良好的指标：

- 低密度脂蛋白胆固醇（或坏胆固醇）的指标在50～70毫克/分升（1.3～1.8毫摩尔/升）
- 空腹血糖值低于85毫克/分升（<4.7毫摩尔/升）
- 血压低于120/80毫米汞柱
- 血清C-反应蛋白低于0.7毫克/升（6.6纳摩尔/升）

你上一次获得这些指标是什么时候的事了？

癌症是如何发展的

癌症和衰老就像一枚硬币的两面。预防癌症的代谢和分子机制，在延缓衰老、延长健康生命期以及寿命方面也起着至关重要的作用。但被低估的是，代谢异常导致的高血糖、高血压和慢性低度炎症，和其他高发的慢性疾病之间有很多相似之处，包括西方国家死亡率排名第二的疾病——癌症。

众所周知，超重的人患慢性疾病的风险更高，但鲜为人知的是，超重，尤其是腹部肥胖，会导致一长串激素和免疫改变，从而促进肿瘤的生长。虽然也存在例外，但发展到从临床诊断出癌症，往往需要几十年的时间。一个正常细胞演变成恶性肿瘤之前，需要在DNA中累积数百次突变，其中一些突变需要击中指导细胞无序混乱繁殖的基因。那些促进细胞不受控制增殖的基因需要被激活，同时那些触发不可逆突变细胞的自噬行为的基因需要被关闭。对大多数肿瘤患者来说，这需要30～40年的时间，这就是为什么随着年纪增长患癌风险越大。因为年纪越大，我们会积累足量的DNA突变来产生具备攻击性的肿瘤。这就是为什么我们需要马上行动，来避免不断累积的 DNA 复制错误。

造成基因突变的原因有很多，它们藏匿在我们周遭的环境中，包括病毒、化学物质、辐射、食物和空气中的致癌物，以及代谢过程中产生的过量自由基。比如，我们的细胞燃烧葡萄糖和脂肪酸来产生热量的代谢过程。其他因素，比如胰岛素和 IGF-1 也能促进癌症发展，它们并没有直接导致 DNA 突变，但它们抑制了 DNA 修复和细胞的抗氧化机制，刺激了细胞繁殖，阻止了不可逆突变细胞的自噬。

比如说，在乳腺中，原发性肿瘤通常需要 6 ～ 10 年的时间才能演变成侵入性肿瘤，或者通常不会发展为恶性肿瘤。它们会保持几十年的潜伏状态，甚至是在没有治疗的情况下自愈。肺癌、结肠癌、子宫内膜癌和前列腺癌也是如此。在前列腺癌中很常见的现象是，就算是侵入性肿瘤也可能保持数十年的潜伏，不出现任何症状，也不会致命。

然而也有一种情况，这些癌症变得非常具有攻击性，开始侵袭淋巴管和血管，导致恶性细胞扩散至比较远的器官，这就是所谓的癌细胞扩散转移了，这也是 95% 的癌症会导致死亡的原因。

我们仍然不知道，为什么有的时候癌细胞扩散转移了，有的时候却什么都没有发生。越来越多的迹象表明，我们的生活方式影响着癌症发展的各个阶段，其中饮食、运动和精神压力是最重要的因素。一个肿瘤细胞，甚至是初期阶段的肿瘤，如果找到了合适环境，就像种子在肥沃的土壤中能发芽（突变）一样，会更容易发展成入侵细胞的形式，突变的累积是癌症发作的要素。但对于大多数常见肿瘤，这似乎还不足以导致它们的发展，例如乳腺癌、结肠癌、前列腺癌和子宫内膜癌。种子有很多，但土壤需要具备以下因素它们才能生长：

- 可利用的代谢基底物（葡萄糖和某些氨基酸）来喂养饥饿的癌细胞。
- 激素（胰岛素、睾酮、雌激素、瘦素）、生长因子（IGF-1、转化生长因子 -β）和促进细胞增殖和癌细胞生长的炎症因子（参与炎症反应的各种细胞因子）。
- 能识别和杀死肿瘤细胞的免疫细胞受到部分抑制。

额外的脂肪和癌症风险

如果我们吃得太多，多余的热量就会积累在我们的脂肪细胞中，变得越来越大。这些大号的脂肪细胞会产生许多激素，我们称其为脂肪因子，它们会引发身体炎症和胰岛素抵抗。胰岛素抵抗意味着我们的细胞对胰岛素传达的信号产生了抗性，而胰岛素的作用是让血液中的葡萄糖进入我们的细胞中（避免高血糖和2型糖尿病的发展），为了克服胰岛素抵抗，胰腺的β细胞会分泌更多的胰岛素。实际上，我们体内的脂肪含量和血液中的胰岛素浓度有很大关联性。但问题在于，胰岛素作为一种非常强大的合成代谢激素，与乳腺癌、结肠癌、胰腺癌和子宫内膜癌的患病风险增加也有很大关系。

高胰岛素水平的促癌效应是由以下几种机制引起的：

- 高胰岛素水平促进细胞增殖，抑制DNA修复和抗氧化途径，尤其是癌前细胞中表达的胰岛素受体比普通细胞多。
- 高胰岛素血症增加睾丸激素、雌二醇和IGF-1的生物利用度，它们也是促进癌细胞增长的重要因素。

近期的数据还表明，肥胖会促进慢性炎症，损害特定免疫细胞，损害特定自然杀伤细胞、细胞毒性T细胞识别和杀死癌细胞的能力。最后，还有一些很难从单个反应预测到的影响因素，例如保护性的植物化学物质、食物和环境中的有毒分子以及肠道的微生物群，它们共同引起了这种代谢异常的情况，从而影响肿瘤的出现和发展。

第二部分

科学滋养你的身体

关于热量限制、断食和饮食质量

第四章　营养健康的科学

人们很早就知道，营养对预防慢性疾病、促进健康有强大的作用。被誉为“现代医学之父”的古希腊医学家希波克拉底（前 460 年—前 370 年），曾在自己的书里写道：“当摄入的食物超出正常需求时，疾病就可能会产生。我们还必须考虑到，一天是吃一顿还是两顿，每顿的食物量是大还是小，是否间歇性进食等。进食的某些事情必须遵循不同的习惯、季节、国家和年龄……正在生长的身体内在热量最多，因此也需要更多的食物供能，但对其他人而言，多余的食物热量对身体则是一种浪费。老年人的身体逐渐衰弱，因此他们需要的食物供能也很少，就像火一样，火苗太小，太多热量反而会让火熄灭。”

孙思邈（541—682），中国古代最著名的医学家，曾在他的传世著作《备急千金要方》中写道：“又食啖肴，务令简少。鱼肉果实取益人者，而食之。凡常饮食，每令节俭。”就是说，无论老少，都应该有规律地进食一些自然的食物，如谷物、豆类、蔬菜和水果。他认为，每一餐都应该摄入蔬菜，而肉类、脂肪类食物和精制米面则应该被控制在最小必须摄入量。

苏轼（1037—1101），宋代著名文学家、书画家、美食家，曾在其著作《苏学士方》中写道：“已饥先食，未饱先止。散步逍遥，务令腹空。”就是说，要想保持健康，我们应当只在饥饿的时候吃东西，但不要吃得太饱，吃得太饱也会增加我们的肠胃负担，影响我们的身体健康。

关于我们每日所摄取的食物的数量和质量的重要性，最终重新成了当代医学最重要的议题。具体的科学数据显示，我们要想活得健康长寿，就要避免腹部脂肪的囤积。怎么做呢？经常运动当然可以，但最重要的还是要减少摄入那些有着很多空热量（含有高热量，却只含有少量或缺乏基本维生素、矿物质和蛋白质）、脂肪以及动物蛋白（它们富含硫磺和支链氨基酸）的食物。

而至关重要的是，我们还要吃很多种类丰富的、微加工的、富含纤维的食物，比如蔬菜、豆类、全谷物类、坚果类、种子类和水果等。这些食物包含一种独特的，由膳食纤维、维生素、微量元素和植物化学物质等组成的混合物，这种混合物经过肠道里微生物的加工，会释放出一系列代谢物，而这些代谢物能够在关键时刻保护我们免受各种常见疾病的侵扰。

除此之外，绝大多数针对长寿机制的最前沿的科学研究都指出，对健康的人来说，每个月都能配合周期性地断食，同时白天对食物的摄入分配做明智的选择，是很重要的。举例来说，我们应该在一天中的特定时间段摄入一天所需的大部分热量，这个时间段可能是上午，就如同我外祖父总是不停跟我说的一句老话：“像国王一样吃早餐，像绅士一样吃午餐，像乞丐一样吃晚餐。”

在过去，营养学主要强调的是如何避免营养缺失，以此为主要目标，我们创立了每日推荐营养素基本摄入量。现在，我们已经很好地完成了这一目标，在发达国家，因营养缺失引发的坏血病、糙皮病（烟酸缺乏症）等都已经很少见了。

然而，另一种形式的营养不良又爆发了，那就是，由于人们大量食用一些含有空热量、没什么营养的食物导致的营养不良。这类食物带给我们巨大的损失——缩短了我们原本的寿命，也耗费了大量的金钱，给我们带来了例如肥胖症、2 型糖尿病、高血压、脑卒中以及一些非常常见的癌症，还有可能引起痴呆、过敏以及自身免疫性疾病等问题。

在接下来的章节里，我将会阐述我所相信的，关于我们应该如何吃，才能最大程度地避免患慢性疾病，增加健康长寿的概率的最佳方案和证据。简单来说，**就是如何打造 40 岁的健康体魄，从而为活到 100 岁甚至更长寿命奠定基础。**

腹部肥胖：我们内在的敌人

全世界的科学家和医生们都认可的是，肥胖和超重者患病的风险更高，且衰老得更快。当我们习惯性摄取的食物量，远远超过了身体行动、思考和维持基本功能所需的量时，多余的热量就会储存在脂肪细胞中，让我们最终变得越来越胖。

近几年的研究显示，这些肿胀的脂肪细胞可不会懒洋洋、被动地躺在那儿无所事事，它们会积极地去生产炎症因子，以及一系列肥胖激素，而这些会增加我们患慢性疾病的概率。这些慢性疾病往往看上去很普通，却又足够严重，会令我们的身体日渐衰弱。

有很多方法能够测量你是否超出了正常的体重范畴，最简单的一种就是看我们的身体质量指数（BMI）。

你知道自己的 BMI 吗

BMI 能够间接反映出人体的胖瘦程度。在中国，如果你的 BMI 低于 18.5，那么你的体重过轻；如果你的 BMI 在 18.5 ～ 23.9，你就属于正常体重；如果你的 BMI 在 24 ～ 27.9，那么你就超重了；如果你的 BMI 高于 28，你就属于肥胖者了。

计算 BMI，你需要知道你的身高和体重。用体重（千克）去除以身高（米），再除以身高（米），就可以得到你的 BMI。

例如你的体重是 70 千克，身高是 1.75 米，那么，用 70 除以 1.75，得到 40；再用 40 除以 1.75，就可以得到你的 BMI，22.9。对于这个身高的人来说，这个体重是正常的。

为什么说正常的 BMI 很重要

举个例子，2 型糖尿病是一种有着潜在危险的医学症状，它会对人的心脏、肾脏、视网膜和大脑都有所损害，并会随着 BMI 的增加而呈指数级上升。哈佛大学的一项研究表明，那些 BMI 处于正常偏高（22 ～ 23.9）的女性患糖尿病的风险是 BMI 低于 22 的女性的 3.6 倍。但其实，BMI 从 22 增长到 24 一点儿都不难，对一名身高 1.7 米的女士来说，仅仅相当于体重增长了 5 千克。

然而，如果对这名女士而言，增长的不是 2 个单位，而是 9 个单位，她的 BMI 在数年之后会达到 31，她患 2 型糖尿病的概率则一下子会增长惊人的 40 倍！对于这名身高 1.7 米的女性来说，这意味着她的体重已经从 64 千克增长到了 90 千克。遗憾的是，这种事情并不罕见。

根据 2013-2014 年美国健康与营养调查研究发现，在美国大约有 40% 的中年女性过度肥胖，而在澳大利亚、英国和其他国家，数据也差不多。

即使是男性，BMI 上升 5 个单位（从 21 到 26），其患糖尿病的风险也会高出 4 倍。因为多余的脂肪还会使我们的血压、胆固醇、甘油三脂以及血糖值升高，但不意味着我们患心脏病的风险也会随着 BMI 的上升而增加。从 21 开始，BMI 每增长 1 个单位，患心脏病的风险就会升高 10%。如果一名身高 1.8 米的男士，体重从 68 千克增长到 100 千克，那他患心脏病的风险会增加 100%。人们发生脑卒中及一系列遗留症状（如肢体瘫痪、视力丧失）又或是心力衰竭等的概率，也会随着体重的增长而增加。比如，BMI 高于 27 的女士，其患脑卒中的概率比同样年纪但 BMI 低于 21 的女士要高出 75%。

在很多发达国家，超重和肥胖的人们，体内的过多脂肪也会增加患常见癌症的风险。

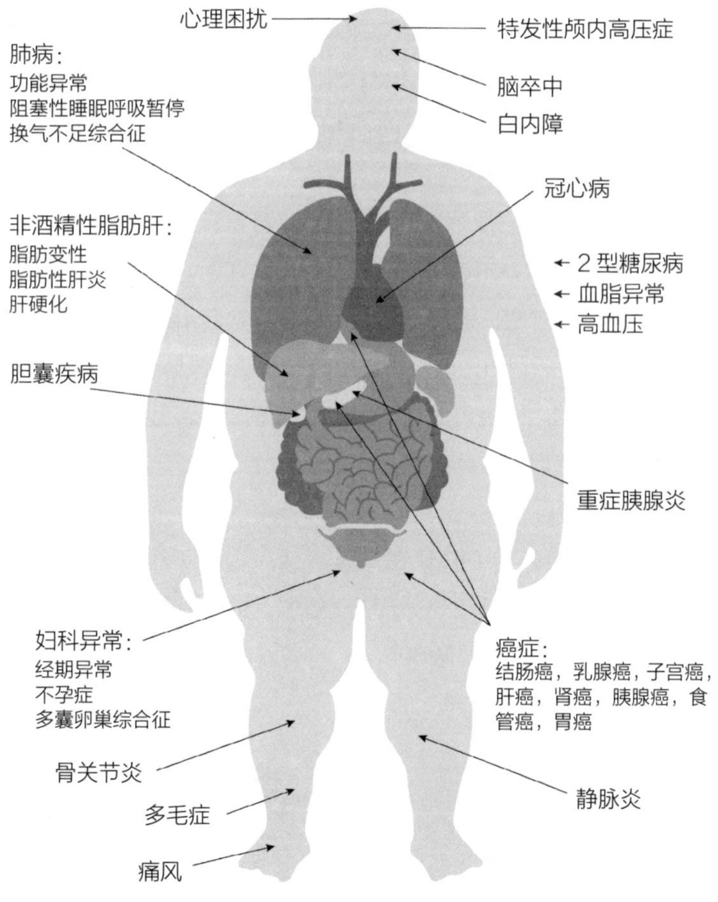

图 4-1　肥胖的并发症

但这还不是全部，就如图 4-1 所示，超重和肥胖人群还有更高的风险患上其他疾病，包括阻塞性睡眠呼吸暂停、多囊卵巢综合征、胰腺炎、胆结石、非酒精性脂肪肝等。脂肪肝这种病，以前是一种很少见的病症，现在则成了肥胖人群中慢性肝病的首要诱因，而慢性肝病会进一步恶化成肝硬化，甚至是肝癌。最后，过重的体重会显著缩短预期寿命。

中年时体重超标的人，健康地活到 85 岁或者更久的概率也会小很多。

BMI 是衡量身体肥胖的最佳指数吗

我要很遗憾地说，虽然 BMI 是一个不错的检视健康状况的指标，但我们不能依赖于它，因为它只是一个非常笼统的体脂率测量标准。一名久坐的办公室文员可能已经有了“游泳圈”，但他的 BMI 却在正常范围内；而一名健身运动者或重体力劳动工人，由于有着结实的肌肉，所以尽管他们的体脂率非常低，代谢也很正常，但他们仍然会被归类为超重者。

另外，在近期我们和哈佛大学公共卫生学院营养系主席胡丙长教授合作的一项研究中发现，BMI 正常并不等于健康状况良好。在西方社会，很多人随着年纪越来越大，会变得越来越瘦，但并不是因为健康的饮食和运动训练所致，而是由于长期吸烟和久坐的生活习惯，以及不健康的饮食使得新陈代谢受损、出现炎症，经过慢性累积而形成的。你是否注意到那些细胳膊细腿、上了年纪的成年人，往往都有腹部堆积脂肪的现象？这些瘦人和那些肥胖症患者一样，有更高的死于心血管疾病和癌症的风险。

相比之下，那些苗条的（BMI 在 18.5 ～ 22.4）、不吸烟、饮食相对健康且每周至少有 5 天的运动时长超过 30 分钟的人们，比那些过着不健康生活方式的、体重正常或超重的人的死亡率要低 60%。

开始健康的生活，永远也不晚

那些正处在超重或者肥胖的人们，也不要太过绝望。我们的数据显示，即便你超重或者肥胖，只要你开始更健康的饮食，坚持运动，避免吸烟，就能显著降低患慢性疾病和过早死亡的风险。

体重监控的重要性

监测体重变化是一个重要的习惯，即使我们拥有正常的 BMI。18 岁之后，体重的增加是患病和死亡的一个重要预测指标，和你当前的 BMI 无关。

举例来说，相比那些体重稳定的女性来说，那些体重增长了 5 ～ 8 千克的女性，患冠心病的风险升高了 25%；而体重增长了 11 ～ 19 千克的女性，风险则升高了 50%。另外，18 岁之后，体重每增长 1 千克，其健康长寿的概率预计会减少 5%。

在另一项研究中发现，成年后的体重增长，会降低其在 70 岁后处于健康状态的概率。即便是相对有限的体重增长（4 ～ 10 千克），健康长寿的机会也会显著降低。而那些在 18 岁时就已经超重，且成年后体重增长了 10 千克以上的女性，则有着最高的健康风险。

除了极少数健身者和运动员之外，大多数人的体重的显著增长都是脂肪堆积所致的。所以我们应当警惕自己的体重情况，让体重保持在一个较低的水平，和我们年轻时差不多。一旦你发现自己长胖了 2 千克，就要立马采取行动，把体重减回原来的数值。如果你放任不管，让体重逐渐脱离掌控，等到那时再想重回标准体重，就变得非常艰难了。

你的体重会慢慢地对热量摄入的减少作出反应，尤其是那些超重很多的人，对他们来说，要突破现有的体重状态，达到一个新的且能持久稳定的体重，需要的时间比那些原本体脂率就较低的人长很多。

总之，我们一定要记住，**预防体重增加，远比减轻体重重要得多**。因为一旦你放任自己成了一名超重者或肥胖者，要想达到长期稳定的减重效果就更艰难了。所以，保持理想的体重值非常重要！

请注意你的腰围，而不只是体重

之前我就说过，BMI 是一个比较笼统甚至可能带有一些误导性的体脂衡量指标，作为初始的测评是可以的，但它绝不是全部。事实上，重要的是你的脂肪分布在哪里。很多研究已经发现，脂肪的分布比体重和 BMI 更有助于预测代谢的健康程度。

腹部脂肪是真正的敌人，它会带来各种有害的代谢问题，包括慢性低度炎症。

你可能已经注意到了，通常当男人吃得太多并久坐不动的时候，多余的热量会集中堆积在腹部。而女人，则主要分布在最令她们“讨厌”的大腿和臀部（臀股脂肪组织堆积），臀股脂肪的代谢比较慢，而且这些脂肪具有保护作用，尤其是对老年人来说。

然而，不知什么原因，被认为具有性别特异性的脂肪分布部位也在发生改变，越来越多的女性开始往腹部脂肪堆积的方向发展，不信的话你可以看看你的周围。

很多研究显示，腹部脂肪堆积，尤其是当脂肪贮存在腹腔里，即被称为“内脏脂肪”的时候，是最不健康的。持续的证据表明，腹部肥胖可以预测许多慢性疾病的发展和死亡，这些预测与体重无关。事实上，研究也表明即使是那些体重正常的人群，腰围的增加也会显著增加死于 2 型糖尿病以及心血管疾病和癌症的风险。

评估你是否属于腹部肥胖的简单方法

测量腰围是了解腹部脂肪堆积情况的一种精确测量值。但首先，你要问自己这些问题：

- 成年之后，你的裤子和裙子的尺寸是否有显著增大？
- 你的衣服尺码增大了多少？
- 你的皮带是否要打新的孔？

如果以上问题的答案都是肯定的，那么你已经有一定程度的腹部肥胖症了。

什么是健康的腰围

你不会希望自己的 BMI 低于 18.5，因为过低的体重并不是健康的标志，但腰围肯定是越小越好。理想状况下，你的小腹应该是平坦的，能够轻松看到小腹肌肉，至少不会挤压出赘肉。如果不是，你需要测量一下自己的腰围。

测量时，卷尺应该和地板平行，并且在不戳疼你身体的情况下紧紧地贴着你的腰身。

你的腰围尺寸是多少

对北美的人来说，国际推荐的腰围标准是，女性不超过 88 厘米，男性不超过 102 厘米。而对于欧洲人和亚洲人，这个标准要更严苛一些。欧洲以及澳大利亚男性，腰围不应超过 94 厘米，而女性则应在 80 厘米以内。中国人和南亚人的腰围标准则是，男性 < 90 厘米，女性 < 80 厘米。

越南女性和美国女性的体格差异是显而易见的，但能以此为腰围的标准范围找借口吗？可能不行。来自流行病学研究的数据显示，即使在美国，理想的腰围也应该比当前的推荐值要低很多。

来自哈佛大学公共卫生学院的胡丙长教授注意到，青壮年或中年时期，腰围小于 71 厘米的女性，有很大概率能健康地活到 70 岁。在这项研究中，健康地活到 70 岁的定义是：**70 岁以上的女性，没有重大慢性疾病，没有重大认知和身体功能的损伤，且精神状况良好。**

相比之下，50 岁时腰围在 76 ～ 80 厘米（在美国被视为正常）的女性中，只有 66% 在 70 岁时没有任何疾病。总而言之，依据可行性数据，我们都应该致力于把我们的腰围尺寸保持得越低越好，同时努力增肌。

让我们行动起来，缩减腰围

- 如果你身上总是带着多余的体重，尤其是这些肥肉集中在你的肚子上，你应该怎么做？
- 有哪些科学证据显示，减肥和缩减腰围不仅能提高你的整体曲线，还有你的自尊心？
- 你需要多久才能达成理想的身材目标？以及有什么最好的办法来达成目标？

这些都是我的患者每天都会问我的问题。

如果你已经决定采取行动了，那么，首先要做的事就是，在你的健康日记本上，测量并记录下你的腰围和体重。为了提高准确性，最好选择在早晨起床并上完厕所之后，膀胱空空的状态下测量，量的时候只穿内衣即可。然后，记得在手机上设置提醒，确保每个月都测量一次。这就是个很好的开始！

现在，你需要开始改变自己的生活方式了。好消息是，一旦你注意到自己腰围的缩减，哪怕只有 1 厘米，都值得高兴，因为你已经让困在腹腔内的内脏脂肪减少了。更好的是，你已经增强了脂联素（一种强大的抗糖尿病激素）的浓度，并降低了炎症因子及其他激素的水平，而这些风险因子可能增加你患上高血压、心脏病、脑卒中、癌症以及痴呆症的风险。

通过我接下来将要给你的建议，一点点缩减你的腰围，你的身体会变得棒棒的！

腰围明显缩减后会发生什么

研究显示，腰围尺寸缩减，将伴有 8% ～ 10% 的体重减轻，会极大地提高代谢功能，降低多种疾病的患病风险。

我们在华盛顿大学做了一项针对 48 名中年超重男女的临床试验，结果发现，通过 1 年限制热量摄入或者 1 年左右的耐力运动，那些减轻了 8% ～ 10% 的体重的人们，其内脏脂肪量也减少了惊人的 37% ～ 39%，这一结果是通过磁共振成像检测出的（图 4-2）。腹部脂肪的减少，还伴随着多种心血管代谢、激素和炎症因子以及心血管功能的大幅度改善。

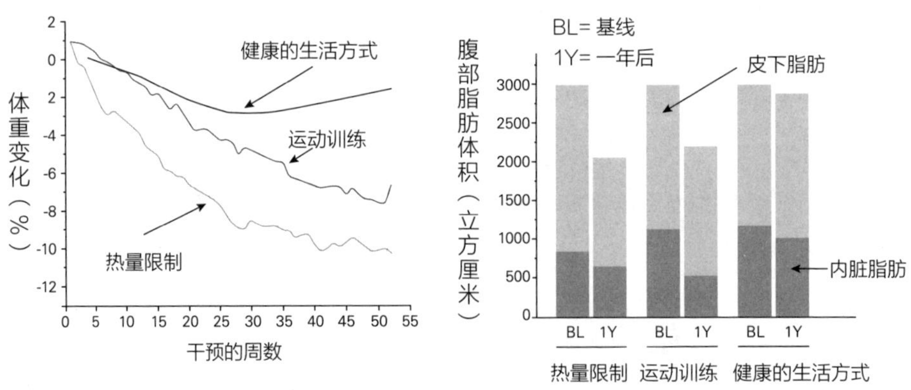

图 4-2 热量限制和运动训练能显著减少腹部脂肪

通过 1 年的干预措施，即用 1 年的时间限制热量摄入、进行运动训练或采用健康的生活方式等，受试者的内脏脂肪（深色区域）和皮下脂肪（浅色区域）以及腹部脂肪，干预前（基线）和干预后（一年后）的变化。

这种程度的减重，甚至可以“治愈”糖尿病了。在英国的一项临床研究中发现，有三分之二患有 2 型糖尿病且在饮食减肥干预中至少减重 10 千克的人，减重项目结束后 2 年，糖尿病依然控制得很好。他们不仅血糖水平恢复了正常，所有 2 型糖尿病的治疗药物都停用了，而且连他们的胰岛素水平，以及肝脏和胰腺内的脂肪量都回到了正常值。

另一项大型试验是在古巴的哈瓦那进行的，那些患非酒精性脂肪肝的超重或肥胖的受试者中，有 90% 的人减掉了自身体重 10% 的重量后，疾病都消失了，而且最令人惊喜的是，其中 45% 的人肝纤维化有消退的迹象。

减轻你现有体重的 10%，并不是一件非常艰难的事情。对体重 90 千克的人来说，仅仅意味着减掉 9 千克的重量，就可以明显降低内脏脂肪含量了。

多快的减重速度才是科学的

理想且健康的减重计划，应该是在 6 ～ 12 个月的周期内，保持缓慢且进阶的速度减轻身体 10% 的体重。

对于超重和轻度肥胖症人士而言，通过热量限制每天减少 300 ～ 500 千卡热量的摄入，每周就能够减轻 0.25 ～ 0.5 千克的体重。

但是，计算着热量过日子并不容易。在接下来的章节中，我会为你提供一些小技巧，来帮助你改善饮食，不需要每餐都称量食物、计算热量，就能达到健康成功地降低热量摄入的目标。如果你能完成目标，并维持至少 6 个月，你就可以考虑减轻更多的体重了。

短期内大幅度体重的减轻，在一年之后看，可能并不会伴随着太多有利的结果。除非是药物治疗的原因，否则我不推荐超低热量的饮食（指每日热量摄入少于 800 千卡），因为很有可能导致严重的营养失调问题。几项研究显示，迅速减重几乎都会伴有反弹以及严重的并发症，包括胆结石、胰腺炎和电解质失调等。

如何阻止体重反弹

对多数人来说，真正的挑战不是减轻几千克，或者是缩小几厘米腰围，而是如何避免体重反弹。成功保持体重的标准是：在减重后 2 年内，体重的增长不超过 3 千克，腰围持续减小 4 厘米以上。

你曾有多少次成功减掉 10 千克或 20 千克然后反弹变得更胖的经历？

你知道为什么会这样吗？

一个主要原因是，饮食的改变引发了一种关键的甲状腺激素，即三碘甲状腺原氨酸（T3）的急剧降低。我团队的多项试验显示，限制热量的摄入，总是伴随着循环 T3 水平的降低，即便是在一些年轻的非肥胖人群中。问题在于，血清中 T3 降低会导致你的代谢速度变得缓慢，而这会让你很容易体重反弹。

但是，要避免这种情况的发生也是有办法的！我们已经发现，如果通过耐力运动让身体减轻同样的重量，不会降低 T3 的水平。这也解释了，为什么那些经过专门设计的耐力和力量训练，永远是那些减重和维持体重计划的重要组成部分。

但知道这些还不够，正如你后面会看到的，饮食和你的肠道里的菌群的形式，也可能会影响你的代谢，从而直接对你的减重效果产生影响。从代谢的角度来说，1 卡绝不是单纯的 1 卡而已，往往能带来更多的东西。

减重的终极意义：健康地长寿

我们的社会现在变得痴迷于减肥，每隔几个月就会有新的饮食风潮：从低脂肪到低碳水、生酮饮食、5 ∶ 2 饮食等，减肥相关的时尚饮食在互联网、杂志以及那些全球最佳饮食清单上来了又走。即使在专业研究者中，也存在着永无休止的饮食战争，有的提倡高蛋白，有的提倡低脂肪，有的提倡原始饮食法，也有人提倡素食和生酮饮食，方法数不胜数。这些争议让大众变得迷茫，甚至对营养学都产生了怀疑。

成功地老去或者健康地长寿，绝不仅仅是减肥那么简单。就如我们看到的，很多人宁愿在对代谢没有任何好处、以损害健康为结果的前提下减重。在这本书里，我想把你的注意力从减肥饮食转向一种综合且全面的健康生活方式，以使我们最大可能地实现健康长寿。

我们真正该问的问题不是“我如何能减掉身上多余的脂肪”，而是“我如何能随着年龄的增长，避免慢性疾病，尽可能活得长寿且健康”。

第五章　热量限制和断食带来的长寿效应

现如今，能够减缓衰老、阻止人体代谢和分子损伤堆积的最有效干预措施，就是在没有营养不良的情况下限制热量摄入。

1990 年，我对热量限制（Caloric Restriction，简称 CR）产生了兴趣。热量限制是指在为生物体提供充分的营养成分，如必需氨基酸、维生素等，确保生物体不发生营养不良的情况下，限制每日摄取的总热量，又称为饮食限制（Dietary Restriction，简称 DR）。

那时候我正好读到罗伊·沃尔福德和理查德·魏德理教授写的一篇文章，是关于限制小白鼠的食物摄入而产生的神奇长寿效应。我想对这一有意思的主题了解得更多，但我很快就意识到，在我学习的意大利维罗纳大学医学院，没有人研究这个课题。

所以，我一结束在医院内科的实习，开始关于代谢的博士课题研究，就写信给魏德理教授，他是给小白鼠做热量限制研究方面的世界顶级专家，我想在他的实验室申请我的博士后学位。他回复我说，他的实验室只在动物模型上做研究，所以建议我去联系约翰·霍罗茨博士，政府刚刚拨给霍罗茨博士一大笔资金，用于研究热量限制在人身上产生的效果。于是，我照做了。接下来，霍罗茨博士邀请我加入他的实验室，我的科研事业从此开启。

对啮齿类动物进行热量限制：年轻的源泉

自从 1935 年，查尔斯·麦凯教授发表了他那篇开创性的论文以后，无数科学家在多种动物身上展开了实验，结果都发现，在没有营养不良的前提下，给这些动物减少 20% ～ 40% 的热量摄入，会让其寿命延长 20% ～ 50%（图 5-1）。这相当于告诉我们，人类的寿命能够延长至 120 岁以上。

通过对啮齿类动物和猴子的实验室研究发现，热量限制延长寿命的原理是，阻止和延缓与衰老相关的绝大多数慢性退行性疾病。

举个例子，摄入的热量减少 15% ～ 53%，相当于将癌症发病率直接降低了 20% ～ 62%，而这些癌症也是引起啮齿类动物死亡的主要原因。这种保护效应如此强大，以至于对由辐射和致癌化学物引起的肿瘤也有抑制作用。

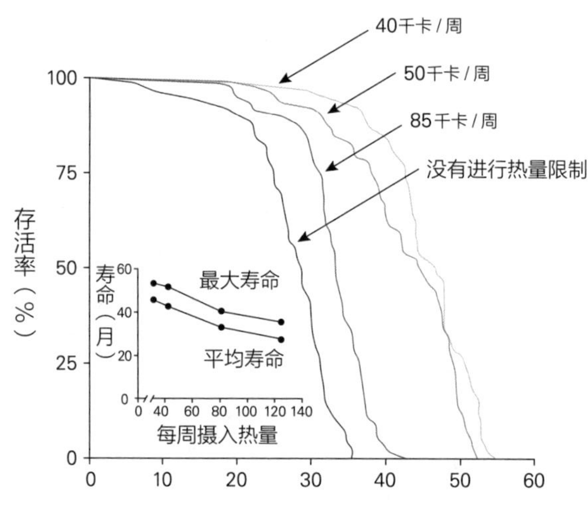

图 5-1 热量限制显著延长了啮齿动物的寿命

不同程度的热量限制对小白鼠的寿命影响：最大寿命（如图）是每组最长寿的 10% 的小白鼠的平均寿命。

最令人惊喜的发现是，这些长寿的动物中，有三分之一直至死亡都没有任何疾病，它们没有什么痛苦地自然而死。

热量限制不仅对那些正常的、没有疾病的动物有效，对那些感染了其他疾病，包括早衰症（一种罕见的加速衰老的遗传疾病）的动物也同样有效。患有早衰症的儿童通常活不过中年，一般二十几岁就会死亡。在这些有“早衰基因”的小白鼠身上，热量限制使它们的寿命延长了 3 倍，显著延缓了早衰的诸多症状，包括神经元和运动功能的丧失。

来自荷兰伊拉斯谟医疗中心的简・霍伊梅克斯教授，曾主导了在啮齿类动物上的这些重要研究，他告诉了我一些关于儿童早衰症的初步但令人鼓舞的数据。

据报道，这些儿童对适度的热量限制反应非常好，同时他们的行为、神经症状和认知功能都得到了显著改善。

对猴子进行热量限制：打破年龄的记录

酵母、蠕虫、苍蝇和小白鼠都是研究寿命非常有效的实验模型，因为它们的寿命比人类短得多。然而，它们和人类之间有着非常广泛的生理差异。有一种更好的实验模型，就是非人类的灵长类动物，尤其是恒河猴，它们与人类有着 93% 的相似遗传基因，并在解剖学、生理学和行为学方面都有许多跟人类相同的，与年龄相关的适应变化，但寿命却比人类更短。恒河猴的平均寿命是 26 岁，如果在被圈养的状态下，最多能活到 40 岁。

20 世纪 80 年代末，美国开始了两项对恒河猴的试验，即研究在确保这些恒河猴摄入足量的维生素和矿物质的前提下，限制 30% 的热量摄入对它们产生的影响。

实验结果令人震惊！人们发现，适当地限制热量摄入，能显著延长这些猴子的寿命，其中一些实验猴子甚至打破了已知恒河猴寿命的最高纪录。在美国国家衰老研究所的试验中，有三分之一被限制热量的猴子活过了 40 岁（这相当于人类寿命的 120 岁）。

这些猴子不仅活得更长了，也活得更健康了。它们患上癌症和心血管疾病的概率急剧下降，且没有 2 型糖尿病，甚至连糖尿病的前兆都没有（图 5-2）。

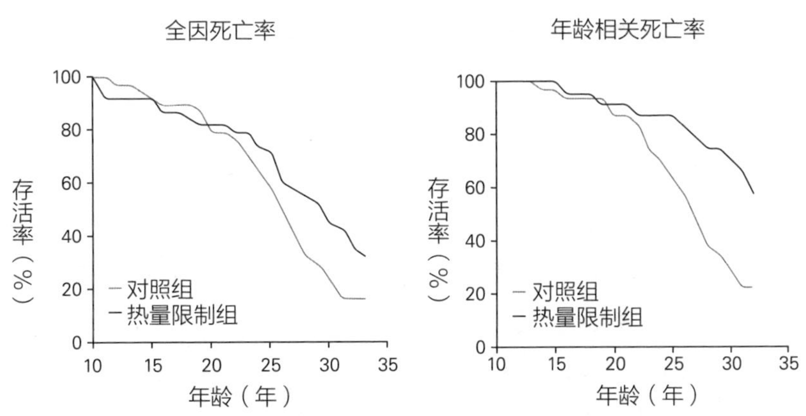

图 5-2　30% 热量限制和充足营养对恒河猴寿命和健康的影响

试验中表现最惊人的是一只名叫谢尔曼的猴子，它活到了 43 岁，是圈养猴子寿命的最高纪录，相当于人类的 129 岁。也就是说，谢尔曼的寿命，比人类历史上最长寿的人珍妮·路易斯·卡尔曼（122 岁零 164 天去世）还长了 7 年。

当较年轻的猴子随心所欲地吃喜欢的东西时，它们开始患病并死去，而谢尔曼及很多被限制热量摄入的猴子们，似乎对衰老产生了免疫。它们看起来非常年轻，皮肤没有那么松弛，毛发也依然是棕色而没有变成灰色。

除此之外，随着年龄的增长，这些猴子的大脑和肌肉质量都衰退得较为缓慢，听力的损失也很少。魏德理教授的实验表明，那些年老的、被限制热量摄入的猴子，与那些可以尽情吃东西的年轻猴子相比，它们年老时体力、耐力和行动敏捷度都更好。这一实验驳斥了之前许多科学家和医生所认为的，限制热量摄入会增加肌肉流失和变得虚弱的风险。

热量限制对人类也有用吗

在古代，人们通过观察已经发现，热量限制对人类的健康和长寿起着关键性作用，尽管古代的医生并不懂得其中的原理。

公元前 3800 年，埃及金字塔的碑文上就有这样一段话：“人类吃进肚里的食物，四分之一养活了自己，四分之三养活了医生。”

中国战国时期的政治家吕不韦在《吕氏春秋》中说：“食能以时，身必无灾。”就是说，饮食能够有节制，身体必然不会有疾病。

而西晋时期政治家、文学家张华在《博物志》中写道：“所食愈少，心愈开，年愈益。所食众多，心愈塞，年愈损焉。”就是说，一个人吃得越少，心胸就越宽广，寿命就越长；而吃得越多的人，心胸就越狭隘，寿命也越短。

在我华盛顿大学的实验室里进行的长达 18 年的临床研究，证实了适度限制热量摄入，无论是对男性还是女性的健康都大有裨益。对于习惯了典型西方饮食的人来说，将热量摄入减少 20% ～ 30% 的同时，以最佳供给分量提供人体所必需的维生素和矿物质，能从根本上改善多种心血管疾病的风险因素。例如血压状况，即使是那些已经 70 多岁的人，血压值依然可以维持在 110/70 毫米汞柱，就像一个孩童那样！随着时间的推移，人的收缩压将不可避免地上升，这一说法其实是不正确的，这只是现代生活方式造成的不可避免的后果而已。

同样地，认为胆固醇的升高主要是由遗传因素决定的说法也是错误的。事实上，在这些实行热量限制且保持优质营养素摄入的人群中，他们的总胆固醇值都是很低的，平均在 160 毫克 / 分升，而他们的高密度脂蛋白胆固醇（一种“好的”胆固醇）则非常高，平均水平是 65 毫克 / 分升；甚至能从 35 毫克 / 分升上升到 120 毫克 / 分升。

这一数据简直太棒了，因为我们发现，在百岁老人中，高密度脂蛋白胆固醇含量是长寿最可靠的标志之一。他们的血糖值非常低（平均在 80 毫克 / 分升），而在他们身上几乎检测不到 C- 反应蛋白。

基于这些数字，以及在他们的颈动脉中并没有发现动脉粥样硬化的斑块，我们了解到，**这些参与限制热量摄入的受试者们，患有心脏病或脑卒中的概率几乎为零。**

最近，美国的一项针对 218 名轻度超重男女所进行的为期 2 年的临床试验中的发现，也很好地证实了这一点。我们发现，在二十几岁到五十几岁的人群中，轻微地减少 13% 的热量摄入，能显著改善所有超出正常水平的心脏代谢风险因素。除此之外，通过一系列更为精密的测试，我们发现，长期的热量限制，可以预防那些随着年龄增长而产生的心脏动脉粥样硬化的问题。这些将日均摄入热量降低到 1 800 千卡的人，心脏功能和那些 15 ～ 20 岁的年轻人没什么差别。

迄今为止，还没有一种药物能够对如此广泛的心血管影响因素产生类似的效果。我们应该记住，在医院里还躺满了心血管疾病患者，心血管疾病是引发死亡的主要原因，35% ～ 40% 的死亡都是由这些可以被预防的疾病造成的。

最令人难以置信的是，在我们的研究中，没有一个人服用任何药物，哪怕是那些已经 80 岁的高龄老人，他们都没有任何疾病。可能令你感到惊讶的是，他们吃的食物的量相当惊人，并不是你以为的一丁点儿。每天他们都会吃各种各样的蔬菜、豆类、全谷物，加上一些坚果、种子、鱼肉或有机家禽。**所有人的饮食中都去掉了精加工类食物，他们不能吃甜食、含糖饮料、白面包或米饭，以及罐装或预包装的食品。**正如我们后面将要讨论的，高质量饮食可以（至少部分可以）对我们的代谢以及心血管健康有一些好处。

走近科学：热量限制的真相

对人类来说，限制热量摄入的好处不仅仅是有益于心血管系统，还延伸到影响几种常见肿瘤的发生和发展，以及生理性衰老的生物机制本身。例如，我们发现，与长期被限制热量摄入的那些动物一样，人类血液中的胰岛素、游离 IGF-1（游离胰岛素样生长因子 -1）、雌二醇、睾酮以及 T3 水平都比较低，而脂联素和皮质醇的水平则较高。以上提到的有利的适应现象，部分已经在临床试验中得到了证实，包括炎症和氧化应激的几种标志物的显著降低。

最终我们发现，这些代谢参数的改善反映在细胞和分子的生物标志物上，而之前在细胞和动物上的研究表明，这些标志物与延缓衰老和预防癌症有关。这些改善包括：

- 抑制多种炎症通路。
- 激活多种细胞通路，帮助回收分子残骸，清除体内有毒的、被错误折叠的蛋白质，以及那些无法正常运作的细胞器。
- 让一种能够保护细胞不受自由基损害的酶的浓度升高。
- 调节修复 DNA 损伤和染色体缺陷的相关基因。
- 细胞衰老的标志物急剧减少。

有诸多因素可以导致细胞衰老，包括高浓度的血糖和未修复的 DNA 损伤。衰老细胞也被称为“僵尸”细胞，它们可以在人体的许多组织中累积，偷偷地分泌会导致炎症、破坏蛋白质、让干细胞中毒以及促癌的因子。

过度的热量限制也有危害

我们也要注意，不要过度限制热量的摄入，这也会有危险，尤其是如果你并不知道自己在做什么的情况下。过度限制热量摄入可能会让身体产生一些负面反应，比如畏寒、性欲降低、月经失调以及骨质大量流失。还有一点，维持人体最佳健康状态所需的热量值因人而异，这个数值受到年龄、性别、日常活动水平以及遗传体质等因素的综合影响。

最近的研究表明，在一些实验室的小白鼠品种中，限制 40% 的热量摄入可以延长一些品种小白鼠的预期寿命，但对另一些品种的小白鼠来说，这个限制水平则太高了，只需限制 20% 的热量摄入，就足以延长它们的寿命了。

最近的试验表明，我们可能不需要为了健康长寿而实行非常严苛的热量限制。结合一些不那么极端的干预措施，可能会产生类似甚至更好的效果。

控制热量摄入的小技巧

经过多年的研究，我发现了这些简单的小技巧，能有效帮助我们控制热量的摄入：

- 用充足的富含植物纤维的食物来代替精制食物和加工食物。
- 肚子吃饱之前就停止进食。
- 吃不含任何淀粉的生蔬菜或只用特级初榨橄榄油烹调的熟蔬菜，每周 1 ～ 2 次。
- 在限定的时间内完成一天所有进食，比如 8 ～ 10 小时。
- 慢慢吃。

无须计算就能控制热量的方法

每餐计算热量并不容易，你需要一个厨房秤、下载一个膳食管理 App，最重要的是，你需要很多耐心和意志力。很少有人有充足的知识、时间和自控力，日复一日、餐复一餐地去完成这项任务。此外，这类 App 错误百出，比如它们认为在澳大利亚新南威尔士州种植的苹果的营养价值和热量值，与在美国加利福尼亚州或西班牙种出来的苹果是相同的。

我们需要一些更简单的东西，既不会打扰我们的生活，也不会夺走我们对吃和烹饪食物的乐趣。

用植物性食物代替垃圾食品的重要性

在许多发达国家和发展中国家，外食、速食和在餐厅就餐和外卖的需求急剧增长。不管是在家还是在外面，人们都越来越多地食用精加工食品以及动物性食物，这些食物在人们的每日总热量摄入中所占的比例越来越大。这也是肥胖症以及很多相关流行性疾病背后最大的祸源。

相比之下，我们目前进行的许多研究表明，**食用大量富含植物纤维的食物，才是控制热量、减重以及改善代谢最好、最健康且最简单的方法。**

这是一个强有力的工具，即使我们在年老时想要保持理想的体重，它也同样有效。一些研究显示，只要用最少加工的植物性食品来代替精制食品，就能达到理想的减重效果。比如，在一项为期 5 个月的研究中，那些使用了富含膳食纤维的地中海饮食的女性，在不计算热量摄入的情况下，成功减轻了 4 千克。

但这并不是一项对食物量进行监控的研究，而且我们也并不知道，这些减重成功的受试者是否存在进食量的减少。为了回答这个问题，我设计了一项试验，在试验中我让受试者们保持一个稳定的体重，同时吃和之前热量完全相同的饮食，但我们用最少加工的植物性食物和鱼类，来代替所有的肉类和垃圾食品。

整整两个月，我们的厨房为受试者们提供了包括全谷物、全麦面包、豆类、坚果和用特级初榨橄榄油调味的蔬菜做成的午餐和晚餐，早餐是由低脂酸奶、燕麦粥、坚果和水果组成的。每周提供三次鱼肉、一次家禽肉。所有的红肉和含有反式脂肪酸、精制碳水化合物以及糖的加工类食品，比如白面包、冰激凌、零食和软饮料都不被允许食用。每日膳食纤维的摄入量为 45 克，比典型的西方饮食者的平均摄入量高出 3 倍以上。

根据我的设计，在这项试验的第一部分，我们要求受试者不要减重，因为我需要研究在没有减重的情况下，人体对高质量的饮食（类似于传统的地中海饮食，也就是我祖父母那一辈吃的食物）的代谢适应情况。

为了达成这一目标，我们的营养师不仅要计算出受试者的基础热量需求，还要为每个受试者提供充足的、个性化的目标热入热量值。而且在这个基础上，我们还要对他们进行加量，因为参加这项试验的大多数受试者，一段时间后的体重都减轻得很快。通过计算，我们平均每日要多提供给他们 200 ～ 300 千卡热量的食物，才能维持他们的体重不变。

像蔬菜、全谷物和豆类这些富含天然膳食纤维的食物，很容易让人产生饱腹感（因为这类食物可以减缓胃排空，减少小肠之间的传递），同时也是维生素、矿物质以及植物化合物的优秀来源。我们很容易在几分钟之内就吃掉一碗白米饭，但我们究竟要吃掉多少糙米才能有饱腹感呢？同样的道理也适用于肉类和奶酪。一份 100 克的帕玛森干酪含有 384 千卡热量（包含 28 克脂肪、0 克碳水化合物和膳食纤维、33 克蛋白质），而等量的熟鹰嘴豆则含有 164 千卡热量（包含

2.6 克脂肪、9 克蛋白质、27 克碳水化合物，这些碳水化合物中有 7 克属于膳食纤维）。

简而言之，改善你的饮食是很重要的，戒掉那些深加工食物和精制的食物，开始吃真正的食物吧！

吃到八成饱就离开餐桌吧

另一个控制热量摄入的小方法（同时要改善饮食质量），就是在吃饱之前停止进食。很多人会不停地吃，哪怕已经完全吃饱了，心满意足了，还是会想要空盘。一旦我们觉得吃饱了，哪怕心理上还没有完全满足，也应该马上停止。

明末清初文学家、戏曲家李渔在《闲情偶寄》中提倡七分饱："饥饱之度，不得过于七分是已。然又岂无饕餮太甚，其腹果然之时？是则失之太饱……贫民之饥可耐也，富民之饥不可耐也，疾病之生多由于此。"

跟李渔同时代的文学家褚人获在《坚瓠集》中也写道："食少则脏气流通而少疾。"就是说饮食有所节制就会少生病。

稍微往东去一些，在日本，一些世界上最长寿人类的家乡，遵循儒家"不时不食"、过量不食的饮食规则，吃到八成饱就可以了。这就是一种无须严格计算热量的简单方法，限制大约 20% 的热量摄入就够了。

间歇性断食

一般来说，在人类热量限制的临床研究中，我们采用的饮食设计是减少早餐、午餐和晚餐中的热量，例如减少 25% 左右。然而，在啮齿类动物身上情况就不同了。在我们的试验中，小白鼠通常只在晚上进食，但我们每天只在早晨投喂它们一次。因为这些被限制热量的小老鼠非常饥饿，2 ～ 4 小时就将所有的食物吃完了，这也就意味着，它们在接下来的 20 ～ 22 小时里都处于断食状态。因此，目前我们进行的所有经典动物模型热量限制研究中，热量限制对健康和长寿的影响，可能部分源于间歇性断食。

已经有其他研究者发现，间歇性断食或交替日断食，可以让啮齿类动物的寿命延长 30%，同时还能预防很多慢性疾病（甚至在没有减重的情况下）。所以，每周 2 ～ 3 次断食，也有可能会给人类带来一些有益健康的效应。

直到近些年，人类和被驯养的动物们才能一直获取足够的食物。在进化过程中，我们一直都是间歇性地进食的。对于许多生物而言，长期的断食是很正常的，因此许多动物才进化出了不活动甚至静止的形式，以应对食物短缺。有趣的是，我们发现，很多控制静止状态的基因，对控制我们的预期寿命也同样重要。

而且，断食已经被许多宗教流派实践了数个世纪。意大利文艺复兴时期最杰出的医生之一，帕拉塞尔斯就曾写道：“断食是最好的药，是内在的医生。”

我对断食效应的研究

我在美国的实验室，主要研究间歇性断食对人体健康的影响。在这些临床随机试验中，我们要求受试者每周断食 2 ～ 3 次（断食频率取决于每个人的基础体重和代谢情况），然后在剩下的 4 ～ 5 天里保持正常的热量摄入不变。

我们在试验中推荐的断食，不是水断食，而是蔬菜断食法。受试者可以在午餐和晚餐中食用不含淀粉的生的或煮熟的蔬菜，淋上一汤匙特级初榨橄榄油、柠檬汁或醋。我们计算过，如果允许他们不受限制地吃各种不含淀粉的蔬菜，每日的热量摄入不会超过 500 千卡，这就相当于每周的热量摄入限制了 20% ～ 23%。

这一试验的最初结果令人非常鼓舞。参与这项试验的受试者，平均减轻了他们初始体重的 7%，有些人甚至在没有严格计算过热量的情况下，仅 6 个月就减轻了大约 25 千克的重量。要注意，不要在断食之后的日子里进行补偿性进食。

间歇性断食与 5 ∶ 2 饮食法的区别

但一切并不只与热量有关。不同于近年来广受推崇的 5 ∶ 2 断食法（一周内 5 天正常饮食，另外 2 天将热量摄入限制在 500 千卡以内），我认为，要想断食的效果最大化，我们不能在断食日吃动物蛋白、谷物和水果。这样，我们可以关闭对调节衰老和癌症的发展至关重要的胰岛素 /IGF-1/mTOR 通路。

更重要的是，用这种饮食法，你无须称量和计算食物的热量。蔬菜基本上都是低热量食物，而每汤匙食用油含有大约 100 卡热量，所以我们一天不要食用超过 2 汤匙的油。

为了将断食的效果最大化，我们还应该在非断食日谨慎挑选食物。初步研究数据表明，吃垃圾食品会对断食减重过程中的代谢反应产生负面影响。间歇性断食，并不是说你可以在不用断食的日子里想吃什么就吃什么，比如深加工食品。事实上，你在那些日子里吃的东西，会深刻地影响到你的肠道菌群和菌群产生的代谢物，而它们对你的代谢健康，以及患上包括癌症、炎症和自身免疫性疾病等多种疾病的风险，都有着巨大的影响。

“健康”断食的好处

“健康”断食的好处远远不止是减肥这么简单。即使是那些本来就身材苗条的人，也能通过每月几天的断食获得诸多好处。断食就像一种慢性温和的刺激源，它能激发体内的生存反应，通过激活长寿相关的信号通路，帮助机体渡过逆境。这也是为什么那些一直处于间歇性断食及热量限制中的动物，对广泛的刺激环境（如手术、放射、急性炎症、受热和氧化应激等）有更好的抵御能力。

事实上，减少热量摄入会导致血液中的皮质醇（一种应激激素）水平的适度增加，并提高一些有益蛋白质的活性，这些蛋白质可以帮助机体清除受损蛋白质，以及应对各种有害物质的侵害。

断食还会提高脑源性神经营养因子（BDNF）的水平，这是一种能促进神经细胞存活并生长的蛋白质。因此，即使你已经很苗条，没有任何减重的需求，断食也可以用于强化你的身心，或作为一次暴饮暴食的补偿手段。一次放纵的晚餐之后，用蔬菜断食一天，能帮你重新平衡代谢、降低增重的风险。

时间限制断食法：16 ：8 饮食法

另一个更适合部分人群的断食方法，是只在每天的 7 ～ 14 点进食。这就导致一天里有 16 个小时是处于断食状态，可以用一份无淀粉的蔬菜沙拉或一碗健康的汤，作为晚餐来饱腹。

但你要记住，每个人生来就是不一样的，这个方法可能对一些人有用，但对另一些人也可能没有用。有意思的是，在动物模型实验中发现，限时喂养可以产生一些与热量限制相同的好处，并保护动物免受肥胖症、炎症和糖尿病的危害。然而，针对人类的试验目前尚处于早期研究阶段。

这种限时喂养的概念并不新颖，佛教“八关斋戒”中的第六戒就是过午不食，并推荐所有俗家弟子也这么做。按照佛陀的规定，我们应当只在每天日出后到太阳到达最高点的这段时间内进食。清代养生家曹庭栋（1700—1785）曾在其著作《老老恒言》中写道："早饭可饱，午后即宜少食，至晚更必空虚。"

简而言之，他们都建议大家遵循一种有时间限制的断食，而不是完全的断食。以色列的科学家针对患有多囊卵巢综合征的肥胖女性，做过一项有趣但比较初步的试验，也支持这一假设。

参加试验的受试者中，那些在白天早些时候完成一天的大部分热量摄入（早餐 980 千卡，午餐 640 千卡，晚餐 190 千卡）的人，体重减得更多，且血糖、葡萄糖耐量以及血浆睾酮水平，都明显比那些摄入同样热量但大部分在晚上摄入（早餐 190 千卡，午餐 640 千卡，晚餐 980 千卡）的受试者得到了更好的改善。

所以，我建议大家每天从一顿用心的早餐开始，然后是一顿营养丰富的午餐，而晚餐则应该尽量吃早一点儿，清淡一点儿，例如一碗汤，或者用一汤匙橄榄油、柠檬汁和一小撮加碘盐调味的煮蔬菜即可。

这样的饮食可以每天实行，也可以间歇性实行，也就是说，隔一天一次。也可以不间断地实行 30 天，每年 1 ～ 2 次，就像穆斯林所遵循的饮食形式一样。在穆斯林的传统斋月期间，人们会在日出之前吃一顿非常丰盛的早餐，然后断食一整天。在傍晚来临时，通常只能吃一些非常简单的食物。

总之，我们谈论的是一种极端的时间限制，大约有 22 个小时的断食期。

但你要记住，即使在 16 ∶ 8 的饮食中，我们所摄入的食物质量也是至关重要的。在一项正在进行的试验中，那些参加 16 ∶ 8 饮食的受试者们在 8 小时的进食时间结束前，冲进快餐店大吃汉堡包和炸薯条，这让他们血液里的胆固醇浓度大幅度上升。所以，断食和有限时间的饮食摄入不能替代健康的饮食！

频繁进食的危害

在全球，人们吃东西的方式已经发生了显著的变化。尤其是，没有任何生理原因的进食频率在增加。人们一整天大部分时间都坐在椅子上，不停地吃着零食，即便肚子完全不饿。不仅是零食的销量激增，还有那些深加工的零食的消耗量也猛增了。

我们的祖先没有我们现在的奢侈条件，能够一日吃三顿，整天都在吃零食。那时的人们从不打开冰箱（直到 1923 年才有冰箱）或橱柜去翻找甜品或咸香味的零食吃，孩子们也不会在两餐之间跟父母吵着要零食吃。

基于一些长期积累的数据，我强烈反对在一天中吃很多零食，尤其是临睡前吃东西。如果你总是在吃零食，身体就会始终在刺激胰岛素 /IGF-1 通路，同时抑制 FOXO，这会导致细胞损伤累积。

“保持一点点饥饿感是好的”，这是一个积极的健康信号。饥饿感是刺激下丘脑神经元，使胃部产生一种叫作胃饥饿素的激素而产生的，这种激素已被证明可以抑制身体的炎症。

慢慢吃的艺术

你有没有注意过，那些瘦子一般会花多长时间吃完一顿饭？他们往往要花很长时间。理由是，吃得慢似乎能帮助人们更快地拥有饱腹感。吃得快的人，很容易在意识到自己已经吃得够多之前就摄入了太多的热量。

这与日本主导的一项新的研究数据有关。该研究表明，进食速度过快与肥胖症和代谢综合征的发展相关。代谢综合征聚集了一系列风险因子（如高血压、高血糖），会增加患 2 型糖尿病、心脏病、脑卒中以及某些癌症的风险。

这项研究发现，进食慢、进食速度正常和进食快三组人群，他们的代谢综合征的发病率分别是 2.3%、6.5% 和 11.6%。也就是说，进食快的人患代谢综合征的风险，比那些进食慢的人高出 5 倍多。此外，进食快的人，还可能伴有更高的甘油三酯和更低的高密度脂蛋白胆固醇（好胆固醇）水平。

一个良好的习惯是，不管你吃什么都充分咀嚼，一直咀嚼到食物几乎成为液态为止。缓慢地咀嚼食物有助于你吃得更少，同时可以让你充分享受食物的味道。

掌握慢食的艺术，首先要做的就是关掉电视，专注于食物的味道和质感。其次是选择高纤维的食物，这些食物需要你花更多的时间咀嚼，也有利于训练你的大脑。最后，记得在咀嚼食物的时候，放下你的餐具，放轻松，和餐桌上的朋友或家人聊聊天。

第六章　养育健康的孩子

我们一生做出的关于健康的和健身的选择，会在很多年后依然产生影响，不仅会影响我们的孩子，还会影响我们子子孙孙的幸福。越来越多的科学数据表明，许多疾病的种子早在怀孕期间，或者怀孕之前就已经种下了。

尽管每一个受过教育的女性都知道，吸烟、喝酒、药物成瘾以及怀孕期间吃某些药物可能都会对宝宝的健康产生永久性的损害，但在女性怀孕前、怀孕期间以及哺乳期，糟糕且不均衡的饮食以及肥胖的后果，依然没有得到足够的重视。

那些有着不健康饮食习惯的女性，受孕成功率较低（低生育率已经成为一个日益严重的全球问题），而且更有可能经历波折的妊娠过程，生下不健康孩子的概率也更高。现在研究表明，父亲的行为也会影响到孩子的健康。

这也就是我为什么说当代的医学方法是错误的，即只在临床证明患病后才进行治疗。重点是“随意的吃喝”！当你生病了，“我们会用最先进且最私人化的医药和手术来治疗”，这简直就是无稽之谈！

表观遗传学告诉我们：生活会在我们的基因上留下记录

研究显示，我们摄入的食物的质量和数量，可以改变我们基因的运作方式。换句话说，通过调整 DNA 特定区域的化学标签，基因表达可以被关闭（处于休眠状态），也可以打开（处于激活状态）。这些在技术上被称为“表观遗传修饰”（Epigenetic Modifying），它会影响细胞如何“读取”基因，已经被证明在肥胖、糖尿病、癌症或心血管疾病的发展方面发挥了关键性作用。

就像交响乐中的音符一样，这些表观遗传修饰并不会改变 DNA 的序列，但是它们会影响并控制基因活动的时间和空间，类似于交响乐指挥家阅读和解释音符的方式。表观遗传调控（Epigenetic Regulation），本质上会影响 DNA 中的

2 万个基因哪些被特定细胞读取，以及随后这些被读取、激活的基因如何产生特定蛋白质，来使每个细胞以特定的方式表现和运作。

有人要问了，这有什么重要的呢？因为我们身体里的每个细胞都包含着指导其功能所需的完全相同的信息。这些信息被存储在 DNA 中，而 DNA 是由大约 30 亿个核苷酸碱基和 2 万个基因组成的，这些基因为如何制造重要蛋白质提供指令，而这些蛋白质能触发生物的行为和功能。

然而，这 2 万个基因并不是在每个细胞中都同时表达（开启）的。这也是为什么神经元在结构和功能上与肝脏或皮肤细胞完全不同。开启或关闭不同基因组合，最终驱动胚胎干细胞分化成特定的分化细胞类型。这太不可思议了！

让我们做进一步的类比。我们可以把基因的表观遗传调控看作是指挥家在演绎一首长长的交响乐。细胞是演奏家，也是组成管弦乐队的关键部分。DNA 是指挥家的乐谱，它包含了管弦乐队里每一位演奏家在表演他们各自部分的乐曲时的指令。DNA 序列就是乐谱上的音符，而基因则是乐谱上的小节，用来指导演奏家何时该演奏，何时又该暂停。

指挥家无法删除乐谱上的音符（基因），但他可以根据需要对节奏、发音方式和小节的重复等进行调整，从而改变音乐旋律。这就是为什么里卡尔多·穆蒂（意大利指挥家）对马勒的《第四交响曲》的诠释，与西蒙·拉特尔（英国指挥家）的指挥截然不同。

问题是，表观遗传修饰也会调节我们罹患慢性疾病的倾向。在过去几年里我们发现，我们吃什么、怎么运动、何时睡觉，以及我们的压力水平等很多因素，不仅刻录在我们的记忆里，还刻画在我们的 DNA 里，这些累积起来就是表观遗传的标记，它们会从根本上影响我们未来的健康和我们的遗传基因。

受精卵产生之前：母亲的健康对宝宝的重要性

我们在怀孕前的饮食和行为，对我们的下一代，乃至子子孙孙的健康都会产生持久的影响。例如，我们在受孕之前摄入的食物的质量和数量，会通过打开或关闭生殖细胞（即结合形成胚胎的卵子和精子细胞）中的关键基因表达，来预测未来的营养状况，从而对身体的功能进行微调。

例如，在动物实验模型中，由限制热量的饮食而引起的特定基因表达的改变，至少持续了 3 代。那些曾祖辈实行热量限制的动物们，第三代的寿命仍然在延长。也有报道发现，人类的父亲，甚至是祖父的生活方式和营养状况，对他们后代的健康也有影响，可能是通过改变精液和精子的质量、其表观遗传的状态以及 DNA 的完整性来进行的。

有诸多数据表明，许多到了生育年龄的女性，身体并没有为生产做好准备，缺少一种或多种营养物质，包括叶酸、铁、碘和维生素 D。而孕前的营养有多重要呢？在怀孕前两三个月补充叶酸，可以使新生儿患有神经管缺陷的风险降低 70%，同时也会降低婴儿出生后体重过低、死亡或患有自闭症的风险。补充叶酸还可以降低孕妇流产和子痫前期的风险，对母亲的健康也有积极的影响。

怀孕之前摄入足够的碘也同样重要，因为即便是轻微的碘缺乏，都会导致孩子智力偏低。以上提到的只是一些母亲孕前的营养状况关乎新生儿的健康的典型例子而已。

青少年时期是人生中一段特别敏感的时期，因为开始有很多不健康的行为，例如酗酒、吸烟、久坐和吃垃圾食品等。这些始于青少年时期的习惯一般都会延续到成年以后。这些生活习惯影响的不仅仅是青少年现在和未来的代谢健康，更重要的是，还增加了他们将来的孩子、孙辈，甚至是曾孙辈发生一连串慢性疾病的风险。这也说明了，越早塑造健康的生活方式越好。

为什么怀孕时母亲的健康状况和生活方式很重要

一个人发展的关键时期，就是从受孕到出生后的 9 个月：这是一个神奇的旅程，在数百万精子的赛跑中，只有一个精子能够命中目标，成功使卵子受精。来源于母亲和父亲的 DNA 融合而成的遗传物质，为胚胎的早期发育提供了信息。

然而，由母亲的生活方式决定的环境因素和表观遗传修饰，在塑造快速成长的胚胎时也发挥着至关重要的作用。无论你是否相信，在短短 8 周时间里，受精卵就从一个单细胞通过快速的分裂和分化，形成了有多层次的身体结构的复杂生物体。到了第五周，胚胎已经长到胡椒粒那么大了，与此同时，其循环系统、排泄系统和神经系统都在发育中。在怀孕的第一阶段末期，胎儿已经发育好了所有内脏器官，而这些器官接下来将继续完善成熟。

来自多个试验模型的数据显示，在胎儿生长发育的每一个敏感阶段，不健康的子宫内环境都可能导致表观遗传和直接毒性效应。众所周知，孕妇吸烟会对胎儿的发育产生非常不好的影响，会增加流产或婴儿体重过轻的风险。但积极的一面是，自从法律禁止在公共场所吸烟，已经使婴儿的早产率减少了 10%。

同时，新生儿体重的下降，与怀孕期间酒精和咖啡因的摄入也有关，酒精的摄入还会对新生儿的身体、行为和认知发育有长期的负面影响。由于酒精的致畸作用，产前接触过酒精的儿童，在联想学习、执行功能、适应技能以及在社交领域存在缺陷，并存在情绪调节上的障碍。

为什么胎儿的代谢改变会影响终身

怀孕期间营养不良的危害

人们认为，母亲在怀孕期间较低热量和较低蛋白质的饮食摄入，会引起胎儿在发育过程中出现一些代谢变化，产生生存反应，即胎儿会优先发育大脑，然后才是其他器官。这会对儿童日后的生活产生十分不利的影响，例如葡萄糖耐量降低，肾脏清除过量的钠以及代谢有毒物质的能力降低。这还会导致他们日后有患肥胖、2 型糖尿病、高血压和肾脏疾病的风险。而这些问题又会随着他们出生后摄入更多的食物而更加恶化。

当然，如果这些孩子日后继续营养不良、保持身材矮小且对胰岛素敏感，并且严格控制盐和蛋白质的摄入，那么胰岛素分泌不足，或肾脏过滤盐和蛋白质产生的废物的能力降低，就不会对他们产生危害。

尚少涉及的领域，是关于营养不足和营养过剩的影响，尤其是不平衡的高脂肪、低蛋白质的饮食，对新生儿的体重和相关代谢结果（包括肾脏和胰脏的功能，以及糖代谢功能）的影响。流行病学研究数据显示，儿童早期营养不良，对其日后的生长发育也会有持续性的影响。

为什么胎儿的代谢变化会对其一生产生影响

据认为，由于母亲在怀孕期间食用低热量和低蛋白质饮食，发育中胎儿的一些代谢变化是“生存”反应的直接结果，这种反应将大脑发育置于其他不太重要的器官之上。这会给孩子的晚年带来一些有害后果，例如降低糖耐量和肾脏清除过量钠和有毒代谢物的能力，使得他们患肥胖症、2 型糖尿病、高血压和肾病的风险增加。过多的食物和出生后的追赶生长加剧了这些问题。

当然，如果这些人继续营养不良，身材矮小、身材苗条、对胰岛素敏感，并限制盐和蛋白质的摄入，那么胰岛素分泌或肾脏过滤盐和蛋白质废物的能力降低不会有害。

英国剑桥大学发育内分泌学教授苏珊·欧赞的研究显示，母老鼠在怀孕期间保持低热量和低蛋白的饮食，会缩短小老鼠的寿命。当这些小老鼠出生后，被喂食高蛋白的饮食来加速成长时更是如此。然而，这一研究也发现，那些在怀孕期间被喂养得当（小老鼠出生时体重正常），但在断奶期间摄入蛋白质较少的母老鼠，其后代的寿命延长了 40% 以上。而这一实验很好地阐明了，在我们人生最初阶段摄入的食物，对我们未来的健康和可预期寿命的重要性。

这不仅体现在实验动物身上，那些出生时体重过轻的婴儿（低于 2.5 千克），如果出生后迅速增重，其患有肥胖症、糖尿病、高血压、代谢综合征和心血管疾病等一系列疾病的风险就会增加。

我们知道，美国的皮马人、美国亚利桑那州和墨西哥的印第安人，出生在粮食短缺但体力活动充足的环境中，一旦接触到高热量和高蛋白的饮食（比如美国式饮食），患糖尿病、高血压和心血管疾病的风险就会骤增。

怀孕期间营养过剩同样有害

很多人没有意识到，怀孕期间的营养过剩也同样有害。例如，怀孕期间摄入过多的空热量食物和动物蛋白会增加后代 20 岁时体重超标的风险。

众所周知，患有肥胖症和 2 型糖尿病的孕妇，生出体重超过 4.5 千克的婴儿的概率更高，但很少有人知道的是，这些孩子日后更容易成为肥胖症、糖尿病、心脏病和癌症患者。

任何出生时体重超标的人，都有更高的可能性患上乳腺癌、结肠癌或前列腺癌。相反，强有力的证据表明，孕期进行适量的体育锻炼，有助于降低女性患妊娠期肥胖、妊娠期糖尿病和产后抑郁症的风险。

健康出生：分娩方式和早期营养如何影响新生儿的健康

在自然分娩的过程中，那些寄生在母亲的产道和阴道中的细菌、病毒和其他微生物，会初步占领新生儿的肠道。越来越多的数据显示，出生时在我们肠道内寄生的首批细菌菌株，将会在我们体内一直存在，影响着我们免疫系统的发育，以及患过敏、免疫性疾病和炎症性疾病的风险。一些研究也显示，孩子大脑的发育，也会被肠道内微生物产生的代谢物所影响。

显然，自然分娩的孩子，占据他们肠道的菌群类型，将会完全有别于那些通过剖宫产出生的孩子。一般来说，手术室是一个无菌场所，而产道则是无数微生物的寄主，这些微生物的组成会随着饮食和其他行为习惯的变化而变化。

还有很清楚的一点是，如果婴儿一出生就马上接触母亲的乳房，宝宝就会自动吸收那些存在于母亲乳房皮肤和乳腺上的细菌混合物。

乳酸杆菌是第一批进入新生儿肠道的细菌，它来自母亲的阴道黏膜（除非母亲在新生儿出生前服用了抗生素）。双歧杆菌和乳酸杆菌一样，在预防过敏性疾病方面也很重要；它来自母乳，并依靠母乳中所含的营养物质生长。拟杆菌属，对婴幼儿免疫系统的发育和成熟至关重要，它来自新生儿在分娩过程中与母亲肛黏膜周围组织的接触。

当然，我们已经讨论过，母亲的饮食和生活方式，决定着究竟会有什么样的细菌寄居在其肠道内。我们吃的东西还会影响皮肤的 pH 状态，以及生活在我们体内的细菌类型。那些富含深加工食品和动物性食品的饮食，会导致人体菌群中的生物类型失衡，从而增加罹患多种慢性疾病的风险。

相反，那些富含膳食纤维的饮食则会改变我们的肠道微生物，有助于产生免疫细胞，也叫调节性 T 细胞，这些细胞对阻止很多过敏以及自身免疫性疾病至关重要。

最近的数据还显示，生活在我们肠道里的细菌甚至可以调节我们个体对许多药物的反应，包括药效和副作用。这很重要，因为这意味着，我们每个人对药物代谢能力的差异，可能可以被部分解释为跟我们体内微生物菌群的不同有关，而这又依赖于我们所摄入的食物。

母乳喂养的健康饮食

毫无疑问，母乳喂养的婴儿会比那些喝配方奶的婴儿长得更健康，但母亲的饮食质量会极大地改变乳汁的成分及其维生素、矿物质和植物化学物质的浓度。比方说，来自一项随机试验的数据表明，大量食用水果和蔬菜，可以显著增加母乳中的类胡萝卜素的总量，这对新生儿的健康有着明显的影响。

但很多人并没有意识到的问题是，婴儿早期如果接触了各种“口味”的母乳——与母亲的饮食结构相关，也会影响婴儿的享乐主义反应，即余生为了获得快乐而吃同样食物的冲动。

母乳：宝宝的完美营养源

母乳是母亲天然的、能够为新生儿的成长和发育提供综合了营养和抗体的完美食物。比方说牛奶就非常精准地满足了小牛生长所需的营养需求，而小牛的生长速率要高于人类新生儿。表 6-1 显示，每 100 毫升母乳中的蛋白质含量为 1.3 克，而 100 毫升全脂牛奶中则含有 3.3 克的蛋白质，是母乳的 2 倍多。

这是因为奶类中蛋白质的浓度，与特定动物种类生长所需的时间密切相关。相比之下，一只小牛的体重平均在 47 天内就可以翻倍，而人类新生儿则需要 180 天。因此小牛需要更多的蛋白质和钙等矿物质元素来支持其骨骼的生长和发育。

表 6-1　母乳和牛奶的成分组成

营养物质	母乳 /100 毫升	牛奶 /100 毫升
蛋白质 / 克	1.3	3.3
酪蛋白（%）	40	82
血清蛋白（%）	60	18
脂质 / 克	3.6	3.6
饱和脂肪（%）	47.5	60
单一不饱和脂肪（%）	39	37
多不饱和脂肪（%）	13.5	3.7
碳水化合物 / 克	7	4.8

续表 6-1

营养物质	母乳 /100 毫升	牛奶 /100 毫升
糖分	乳糖 + 低聚糖	乳糖
矿物质 / 毫克	210	720

牛奶可以促进小牛的顺利生长，却可能会因为其高浓度的蛋白质和矿物质而损害新生儿的肾脏和肝脏，甚至导致婴儿死亡。每 100 毫升牛奶中含有 720 毫克矿物盐，而母乳中只有 210 毫克矿物盐。

蛋白质、脂肪和碳水化合物的结构组成是非常不同的，母乳中，酪蛋白含量比牛奶稍低，乳清蛋白、低聚糖和多不饱和脂肪酸的含量则比牛奶高。母乳中的一些成分（唾液酸寡糖）能帮助改善人体免疫功能，促进骨骼发育。

尽可能母乳喂养，这会让你的孩子更健康

世界卫生组织推荐，母亲在宝宝出生的最初 6 个月里，只用母乳喂养宝宝，不要添加水、其他任何液体和固体食物，6 个月以后再给宝宝添加辅食。配方奶只是食物，而母乳含有适当比例的蛋白质、脂肪、乳糖、葡萄糖、果糖和半乳糖、铁、矿物质、水、酶、激素，以及最重要的抗体（配方奶粉中没有），帮助保护新生儿免受感染。

刚出生的婴儿，免疫系统还没有完全成熟，会在之后的 5 年里缓慢地发育成熟。所以应尽早开始母乳喂养，最理想的情况是在分娩后的 1 个小时内开始，这会令新生儿的感染率（例如腹泻、中耳炎、支气管炎、肺炎和尿路感染）降低很多。

在联合国发起的“千年项目”中，研究者跟踪研究了 15 890 名新生儿，其中纯母乳喂养了 6 个月的新生儿追踪研究显示，他们因腹泻而住院的风险降低了 50%，因呼吸道感染而住院的风险降低了 25%，而这种保护作用至少持续到他们到达上学的年龄。过早地引入配方奶和固体食物（宝宝 4 个月之前），则会降低这种保护作用。

一些研究还认为，那些母乳喂养的宝宝在认知发展和心理上都会更健康，这可能和母乳喂养过程中，婴儿与母亲因密切的皮肤接触而建立了更紧密的关系有关。当初生的婴儿趴在母亲的乳房上时，一种共生关系就此产生。这种与母亲身体的亲密接触，为新生儿提供了所有生物和情感信息（心脏、呼吸和昼夜节律），而这是维持他们生理和谐所必须的信息。新生儿会“利用”母亲来调节自己的代谢系统，使他们的身体跟上“节奏”。最重要的是，母乳不需要事先准备，它非常纯粹，只要婴儿需要，无论任何时候都会以适当的温度和数量供婴儿吸食。

但这还不是全部，母乳喂养的孩子患过敏性疾病（如哮喘、特定性皮炎）和自身免疫性疾病（1 型糖尿病）的可能性也降低了。同时，患有肥胖症和 2 型糖尿病的风险也更低一些。

在以配方奶喂养的婴儿为对象的两项随机临床试验中，那些一出生就吃蛋白质含量较高的配方奶的婴儿，在他们的童年后期（5 ～ 8 岁），比那些吃标准或低蛋白配方奶的婴儿的 BMI 值和体脂率都要高得多。更高的蛋白质摄入量会导致血液中支链氨基酸浓度增加，从而转化为胰岛素抵抗，令胰岛素水平升高。

母乳喂养能让母亲更健康

母乳喂养最棒的地方在于，它能同时保护母亲和孩子。

在分娩后 1 小时内开始母乳喂养的一些直接好处：

- 减少产后流血。
- 子宫体积缩小的速度加快。
- 产妇身材恢复得更快。

母乳喂养的长期好处：

- 降低产后患 2 型糖尿病的风险，每年母乳喂养的女性可降低 20% ～ 30% 患 2 型糖尿病的风险。
- 每 5 ～ 12 个月的母乳喂养可让女性降低 4% ～ 8% 患乳腺癌和卵巢癌的风险。

在孩子发育期要确保营养均衡

我们都知道，在生长发育中的孩子如果喂养不足，就会导致生长发育迟缓，但是过度喂养，尤其是用一些超高热量密度的加工食物和过多的动物食品来喂养孩子，会导致一些灾难性的后果，其中之一就是超重和肥胖症。

另一方面，发育过快会导致身材过于高大和青春期提前到来。事实上，近几代人中，很多国家成年人的平均身高都有显著的增长，而这又与结肠癌、前列腺癌以及乳腺癌的患病风险升高成正比，如图 6-1 所示。

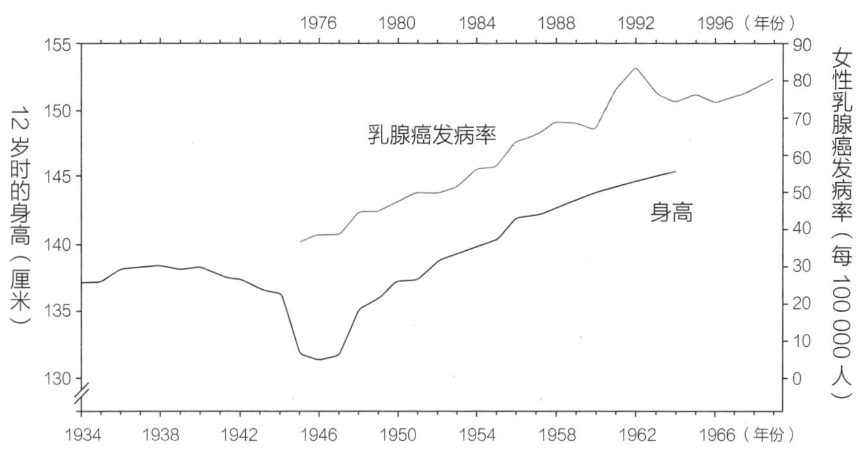

图 6-1 年龄 / 身高测评表

日本 40 ~ 44 岁的女性中，12 岁时的身高与 30 年后乳腺癌发病率之间的关系。

生长发育期间营养过剩，与女孩的身高和体重有关，也与她们的初潮年龄有关。月经初潮来得过早，是公认的诱发乳腺癌的风险因素，而在许多发达国家，女孩的初潮年龄基本在 10 ~ 12 岁，比我们祖母那一辈早了 4 ~ 5 年。据统计，女孩的月经初潮每提前 1 年，之后患乳腺癌的概率就会增加 5%。

不仅是初潮过早，在女孩的乳腺发育最旺盛的时期（通常是 8 ~ 14 岁），如果发育得过快，也会成为诱发乳腺癌的一个强大的危险因素。这是因为，即使 DNA 突变在整个生命过程中累积，其中最迅速的累积就发生在女孩第一次月经和第一次怀孕之间。这一时期，乳腺细胞，尤其是干细胞会迅速增殖和分化，以便发展成完整成熟可以产生母乳的乳腺。在这个关键时期，患乳腺癌的风险更高，因为任何突变细胞都会以更高的速度成长和繁殖，包括癌变细胞。

更多的细胞繁殖会转化成更多的随机性 DNA 突变。事实上，在第一次哺乳期结束后，当乳腺细胞经历了完全分化之后，似乎具有了更强的抗癌能力。这也就是为什么那些没有孩子或者晚育且不母乳喂养的女性，更容易患上乳腺癌。

因此，在儿童早期和青春期，限制营养摄入并提供多样化的食物以维持他们的正常体重，不仅能够预防肥胖症、2 型糖尿病和心血管疾病，还可以防止儿童因过度发育而带来成年后的患癌风险。

第七章　饮食质量很重要

当我 20 年前开始这一领域的工作时，我的信念是：只要限制热量，不论营养品质如何，都能产生抗衰老的效果。我还记得当年与爱德华·马索拉和理查德·魏德理两位在啮齿类动物限制热量研究方面的泰斗级教授的讨论，他们坚持认为，饮食的营养无关紧要，坚称："只有热量才是重要的！"

现在我们知道，事实并非如此。我们每餐的食物种类和搭配很重要，而宏量营养素也很关键。1 卡并不只是 1 卡这么简单，至少从新陈代谢的角度来看是这样的。当我们实行热量限制或间歇性断食时，如果我们更在意的是健康长寿，而不仅仅是减轻那些多余的体重的话，那么只吃半个汉堡包、半袋炸薯条和半杯含糖汽水就是不可行的选择了。

只需要限制热量就能有效延长老鼠寿命的假说，是基于一个错误的实验数据的解释，实验数据显示的是 40% 的热量限制，而不是 40% 的蛋白质限制。然而，受到蛋白质限制喂养的大老鼠并没有受到食物的限制，因为它们的生长速度是正常的，而这一点正是被研究者所忽略的地方。随后在一系列动物实验模型上则清楚地表明，在不依赖热量摄入的前提下，减少特定营养素（尤其是膳食中的蛋白质），可保持健康和延长寿命（即便程度较低）。

确定最适合你的蛋白质，脂肪和碳水化合物供能占总能量摄入的最佳比例以及每日的总能量摄入是非常重要的，正如我将要解释的：**吃太多蛋白质，对我们的健康并没有好处。**

然而，减少某一特定宏量营养素的效果，将会在一定程度上取决于饮食的其他组成和宏量营养素的质量来源。如果我们减少了蛋白质摄入量，就必须同时增加碳水化合物、脂肪或是两者的摄入量。

但是我们应该增加哪种碳水化合物的摄入呢？我们可以吃精制面粉、糖、高果糖玉米糖浆、复合全麦碳水化合物以及豆类吗？我们应该食用动物脂肪和人造黄油，还是吃富含单一不饱和脂肪酸的特级初榨橄榄油、牛油果和坚果呢？

我们应该摄入多少蛋白质

吃高蛋白饮食和蛋白质补充剂在当下非常流行，可以说，当代人都有点迷信蛋白质，坚信只要吃足够的蛋白质就能有效减肥、增肌和保持健康。大观研究公司（Grand View Research，Inc.）的一份最新报告指出，全球蛋白质补充剂的市场预计在2025年会达到215亿美元。

在这股时尚风潮的带动下，近几年，我认识的大多数人都喜欢吃富含动物蛋白的食物，他们也会尽量避免摄入任何类型的碳水化合物。对这些人来说，经典的早餐搭配可能是牛奶或酸奶，西式蛋卷配各种蔬菜（蔬菜用黄油或植物油煎烤），或者是炒鸡蛋配培根；午餐则是烤鸡或三文鱼配蔬菜；而晚餐则是牛排、猪排或芝士汉堡（不要上面的面包），再搭配一些蔬菜和沙拉酱。他们还会在早晨、午后或睡前吃些蛋白棒作为小零食，这就是他们日常生活的经典搭配。

在很多餐厅里，经典的菜单以牛肉、羊肉、鸡肉或鱼肉作为主菜，通常会搭配上几根胡萝卜和几朵西蓝花作为点缀，为餐盘增色。在健身房，私人教练会建议你多吃肉、蛋白和蛋白棒、高蛋白奶昔和蛋白质补充剂。

这一趋势开始于1972年，当时罗伯特·阿特金斯博士出版了他的第一本书《阿特金斯博士饮食革命》，这本书卖了上百万册。2002年他又出版了《阿特金斯博士新饮食革命》，将高蛋白饮食和营养强化食品推向了市场的高潮。从那时开始，很多关于低碳水饮食有益减肥的畅销书也纷纷出版，比如《杜坎纤食瘦身法》《南海滩减肥法》《原始人饮食法》《生酮饮食食谱》等。正因如此，高蛋白食品才被赋予了各种光环。

但是，到底有哪些科学数据可以支持这些低碳水饮食的神奇效果？这些饮食是真的健康，还是会给我们的健康埋下隐患呢？

支持者认为，高蛋白饮食和营养强化食品可以减少饥饿感，增加身体的燃脂能力，相比于其他饮食，能帮助人们在减轻更多体重的同时，最大程度地塑形。然而支持这些理论的证据不堪一击。

好几项观察性研究，包括EPIC研究（目前世界上规模最大的一项队列研究，在10个欧洲国家招募了50多万名参与者，并进行了近15年的跟踪研究）发现，高蛋白的摄入会增加体重升高和肥胖的风险。除此之外，最近的很多随机临床试验表明，从长期来看，摄入高蛋白饮食并不比摄入标准蛋白饮食减重效果更明显，而高蛋白饮食在保持轻体重方面效果甚微。

一些小的研究发现，短期内的节食（前 3 个月），那些采用低碳水饮食的节食者确实比采用低脂肪饮食的人瘦身效果更好，这可能也是因为短期内坚持低碳水要更容易一些。大多数人都喜欢吃肉和奶酪，因此一段时间内让他们不吃淀粉也并非难事。

然而，在一项大型临床试验中，人们发现进行低碳水饮食（每天的碳水摄入量约为 20 克）和限制热量的低脂饮食（每天摄入 1200 ～ 1800 千卡，其中来源于脂肪的热量不超过 30%）的受试者们，在第 6 个月、第 12 个月或第 24 个月时间的减重效果、体脂率或骨量的测量结果都没有显著差异。但是，那些摄入低碳水饮食的受试者出现了更多的不良症状，例如口臭、脱发、便秘、口干等。

最近发表在学术期刊《美国医学会杂志》上的一项大型随机性临床试验显示，在为期 12 个月的时间里，健康的低脂肪饮食与更健康的低碳水饮食的受试者，减重效果并没有显著差异。

多吃蛋白质能增肌吗

有些人声称，吃高蛋白饮食或强化蛋白的食物对肌肉群的塑造很重要，并且可以减少减重过程中的肌肉损失，还具有抗老化的效果，这些都是没有科学依据的。是的，减肥期间吃高蛋白饮食能够减少肌肉流失，但效果甚微，最重要的是会对代谢健康产生严重的副作用。

据系统综述的数据表明，对于那些用热量限制的饮食减轻了 5% ～ 10% 体重的人，如果采用高蛋白饮食，最多可以保持 400 ～ 800 克的去脂体重。我的同事，华盛顿大学的贝蒂娜·米特多夫进行了一项成功的临床试验，结果显示，绝经后的肥胖女性在减重 10% 的过程中补充蛋白质，仅使两侧大腿肌肉的重量减少了 200 克，而肌肉力量没有任何变化。

此外，不断累积的数据显示，并没有证据能够证明，高蛋白质的摄入量对那些维持体重或吃高热量饮食的人的肌肉质量有帮助。来自弗雷明汉第三代研究的数据显示，每天每千克体重摄入 1.1 克蛋白质的人，和每天每千克体重摄入 1.8 克蛋白质的人相比，手臂和腿部的肌肉质量并没有差别。

这一发现与多项临床随机试验的结果一致，并表明：

- 每日补充 56 克蛋白质，持续 6 个月，并没有增加肥胖或超重男女的去脂体重。
- 每日补充 30 克蛋白质，持续 24 个月，并没有帮助老年女性维持肌肉质量。
- 即使在健康的年轻人中，每日补充 22 克蛋白质，持续 3 个月，或每日补充 40 克蛋白质，持续 6 个月，也不会增加运动训练引起的骨骼肌的大小。
- 摄入高蛋白质饮食（25% 的热量来源于蛋白质）并没有比只有 15% 的热量来源于蛋白质的饮食，获得更多去脂体重。

除了这些，还有很多研究都清楚地显示：补充蛋白质基本上对增加肌肉质量无效。另外发现，当摄入足够量的蛋白质时，力量训练对维持和增加肌肉质量更有显著效果。

临床研究表明，当我们每餐摄入的蛋白质大约为 30 克的时候，骨骼肌肌肉蛋白的合成将达到平台期，其他多余的蛋白质都被氧化了，同时会激活加速老化的 IGF/mTOR 通路。因此，如果摄入的蛋白质超过身体所需，不仅不会增加肌肉质量，反而会加速老化，增加我们罹患多种慢性疾病的风险。

什么是健康的蛋白质摄入

蛋白质是一种关键营养素，我们需要它来帮助身体维持健康。但究竟需要多少呢？根据医药研究所（一家隶属于美国国家科学院的非营利组织）发布的信息，成年人的蛋白质平均需要量（EAR）大约是每天每千克体重 0.6 克。而之前推荐的可以满足 97.5% 的人口所需的蛋白质推荐每日摄入量（RDI）为每天每千克体重 0.8 克。联合国粮食及农业组织、世界卫生组织、联合国大学和欧洲食品安全局都认为，成年人每人每天每千克体重需摄入 0.83 克蛋白质。

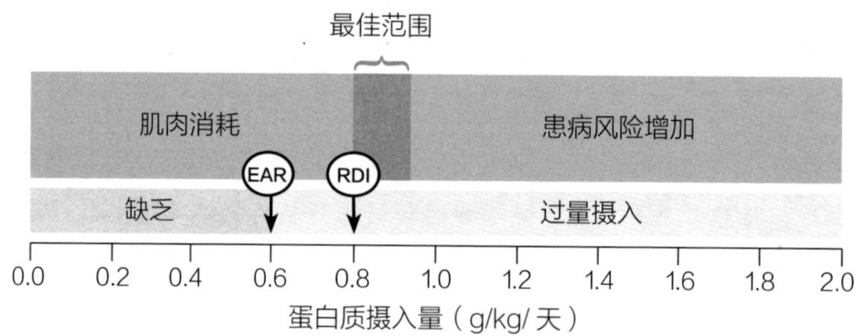

图 7–1　最佳蛋白质摄入量

这就意味着，如果你的体重是70千克，根据人群参考摄入量（PRI）的标准，你每天应该摄入的蛋白质是58克。值得一提的是，这个标准也是冲绳人已经习惯了几个世纪的蛋白质摄入量。

这也意味着，西方国家，包括现在的很多发展中国家，有太多人都吃得太多，远远超过他们的身体所需，每天人均蛋白质摄入量高达每千克体重1.3克。一个体重70千克的男人，日均蛋白质摄入量甚至达到了90克。

高蛋白饮食会带来疾病和衰老

越来越多的数据表明，人类摄入过量的蛋白质是不健康的，会增加罹患糖尿病和心血管疾病的风险。每天摄入 64 克蛋白质之外，每多摄入 10 克蛋白质，就会使罹患 2 型糖尿病的风险增加 20% ～ 40%。

相反，减少蛋白质摄入，似乎才是对代谢健康有益的。我们和美国威斯康辛大学的达德利・拉明研究组共同发现，适当减少蛋白质摄入（减少到与冲绳百岁老人的摄入量相当），对小白鼠和人类的代谢健康均有改善。

受试者们摄入的每日蛋白质供给量占总热量的7% ～9% 时，4 周就减轻了 2.6

千克的体重，并且其空腹血糖水平也显著下降了。我们还观察到，在这些摄入低蛋白质饮食的受试者中，一种重要的长寿激素——FGF21（成纤维细胞生长因子21）水平增加了1倍。在平行研究中，两个月的时间里，采用低蛋白饮食（蛋白质含量占总热量的7%）的小老鼠们，比摄入蛋白质含量占总热量21%（标准化饮食）的小老鼠们，体重增长得更少。

在另一项临床试验中，贝蒂娜·米特多夫发现，在肥胖人群中，高蛋白质摄入（每千克体重摄入1.3克蛋白质），而非正常蛋白质摄入（每千克体重摄入0.8克蛋白质）的人，阻断了原本因减重10%而产生的胰岛素敏感度提升的情况，而胰岛素敏感度的提升也是减重的重要代谢目标。这就意味着，尽管这些患有肥胖症的女人，吃高蛋白饮食减轻了10%的体重（其中包括相当多的内脏脂肪），但她们依然存在胰岛素抵抗，还有很高的风险罹患2型糖尿病。而正如我们之前解释过的，胰岛素抵抗和代偿性高胰岛素血症会激活胰岛素/IGF通路，促进老化和癌细胞的发生。

一些流行病学研究甚至表明，高蛋白质摄入可能会增加死亡率。美国健康与营养调查（NHANES）在一项针对6 381名50~65岁成年人的调查研究中发现，摄入高蛋白饮食的人总死亡率增加了75%，同时患癌率和肥胖症的概率翻了4倍。针对多个实验性动物模型的研究，也支持这一数据。

在三种宏量营养素中，人们发现蛋白质是最容易影响衰老和死亡的。最长寿的动物都是那些摄入低蛋白、高碳水饮食的动物，且蛋白质和碳水化合物的比例是1:10，其中蛋白质的含量低于10%。

在老鼠的实验中，随着它们饮食中蛋白质与碳水化合物比例的降低，其寿命中位数增长了30%。有趣的是，世界上最长寿的人口，居住在日本冲绳岛上的居民，他们的传统饮食中蛋白质仅占9%。

这些对动物和人类的研究非常重要，因为它们推翻了两大误解：

1. 1卡仅是1卡那么简单。

2. 高蛋白饮食有益于身体健康，对避免肥胖也很重要，能帮助塑造肌肉，使人们活得健康长寿。

可借鉴的数据很清楚地显示：**我们必须避免日常摄入过多的蛋白质，尤其是动物蛋白（富含支链和含硫的氨基酸），因为这会增加我们患肥胖、糖尿病、心血管疾病和癌症等的风险，还有可能导致早逝。**

蛋白质的质量远比数量更重要

蛋白质的种类成千上万，每一种都是由长而复杂的肽链组成。蛋白质的组成成分是氨基酸，有20种不同种类的氨基酸，其中有9种至关重要，它们分别是亮氨酸、异亮氨酸、甲硫氨酸、苯丙氨酸、缬氨酸、苏氨酸、色氨酸、赖氨酸和组氨酸。这些关键蛋白质是无法通过我们自己的身体制造的，必须通过饮食来摄取。

动物蛋白

肉、蛋和奶酪确实含有人体所需的所有氨基酸。然而，当我们吃动物制品时，我们同时也在摄入：

- 过量的饱和脂肪：会导致高胆固醇血症。
- 胆碱和左旋肉碱：它们在肠道菌群中发酵时会产生氧化三甲胺（TMAO），它会加速冠状动脉粥样硬化斑块的形成。
- 过量的铁：会导致氧化作用和结肠癌。
- 高浓度的甲硫氨酸和支链氨基酸：可通过激活IGF/mTOR通路，促使胰岛素抵抗、2型糖尿病和癌症的形成，并加速衰老。

随机对照试验数据一致表明，摄入高蛋白饮食（包括乳制品、肉制品和乳清蛋白补充剂）会导致胰岛素敏感度急剧下降，并造成血液中的胰岛素水平相应增加。在另一项对患有2型糖尿病人的试验中，大量摄入鸡肉、鱼肉、鸡蛋、低脂牛奶和奶酪，使得2个月的减重干预所期待的葡萄糖代谢和胰岛素敏感度的改善受到阻碍。

这些数据支持了流行病学研究的发现，也就是总蛋白质摄入量和2型糖尿病之间的联系，很大程度上取决于动物蛋白的摄入量，而植物蛋白的摄入量和2型糖尿病之间没有关联，甚至是负相关。

难道只有动物性食品含有人体所需比例的所有必需和非必需氨基酸？如果每天没有摄入足够的动物蛋白，我们就不能很好地增加肌肉量和使肌肉正常运作了吗？

你有没有注意到夏尔马或荷斯坦牛那壮观的肌肉？但它们都是食草动物，只吃草和一些全谷物。但是，大多数成年的夏尔马的饮食中只需要 8% ～ 10% 的蛋白质。同样的，非洲象也是如此，它们重达 10.4 吨，是地球上最大和最重的动物，银背雄性大猩猩可以重达 260 千克。

这是因为，植物性食物包含了所有人体必需的氨基酸，即便比例不太一样。例如豆类，赖氨酸含量高，色氨酸和甲硫氨酸含量低。相反的，全谷物的赖氨酸含量低，色氨酸和甲硫氨酸含量高。因此，糙米与扁豆或硬质小麦做成的面食配鹰嘴豆就可以提供足够的蛋白质，与鸡蛋或肉类中的蛋白质没有什么不同。这就是为什么，在一天的饮食中要注意将全谷物和豆类混合食用，这很重要。

植物蛋白

为什么植物蛋白的代谢效果和动物蛋白的不一样，虽然还未被研究者完全搞清楚，但可能在某种程度上，是它们的氨基酸结构不同导致的。

最近的一项研究中，我们发现，给老鼠喂食专门的、含有较少支链氨基酸（在乳制品、肉类、鸡肉、鱼和鸡蛋中发现的）的饮食，足以减轻它们的体重（和脂肪）以及血糖水平。饮食中的支链氨基酸，也被证明在促进胰岛素抵抗和癌症发展方面发挥了关键作用，这种氨基酸能预测人类死于癌症的风险。而相应地，我们在另一项研究中发现，用植物蛋白代替动物蛋白，可以显著抑制人类异种移植动物模型中的前列腺癌和乳腺癌的生长。在这些异种移植模型中，人类肿瘤细胞被移植到了不排斥人类细胞的有免疫缺陷的小鼠体内。

另外，植物蛋白的摄入对 2 型糖尿病和癌症风险的中性或保护性作用，也可能是有益生物活性物质（与植物性蛋白相关）的摄入增加导致的。总之，流行病学研究数据表明，用植物蛋白代替动物蛋白，与死亡率的降低相关。

特别是，在哈佛医生和护士健康的队列研究中发现，当 3% 的植物蛋白代替等量的加工红肉蛋白时，参与者的全因死亡率下降了 34%。用植物蛋白代替未加工红肉时下降了 12%，用植物蛋白代替鸡蛋则下降了 19%。

这些流行病学研究数据与动物研究的数据一致，表明了在啮齿动物中，限制甲硫氨酸（肉类和乳制品中含量较高的人体必需氨基酸），可以延长其平均寿命和最长寿命。将甲硫氨酸的摄入量限制在标准摄入量的 65% ～ 80%，可以使实验老鼠的寿命最多延长，并同时降低它们的葡萄糖、IGF-1 和胰岛素水平。

植物蛋白的甲硫氨酸含量比动物蛋白低，这可以解释（至少部分解释）它们对健康和抗衰方面的好处，一些以植物性饮食为主的人群已经有记录表明，这些好处是确实存在的。

膳食脂肪真是我们的敌人吗

许多美国人、澳大利亚人以及欧洲人现在都陷入一种营养僵局，这很大程度上是由于人们对饮食建议错误解读，从而对脂肪和碳水化合物产生了恐惧导致的。

一切开始于第二次世界大战结束时，当时美国和北欧的报纸开始报道，在相对年轻和看起来健康的男性中，死于心脏病的人数在急剧增加。

一项观察性研究（包括著名的“七国研究”）表明，膳食中的动物性脂肪摄入量（尤其是饱和脂肪）与血胆固醇水平（心脏病的主要风险因素）之间存在着正向关联。饱和脂肪的摄入量每增加 1%，血液中的低密度脂蛋白（LDL）就会增长 2%（图 7-2）。

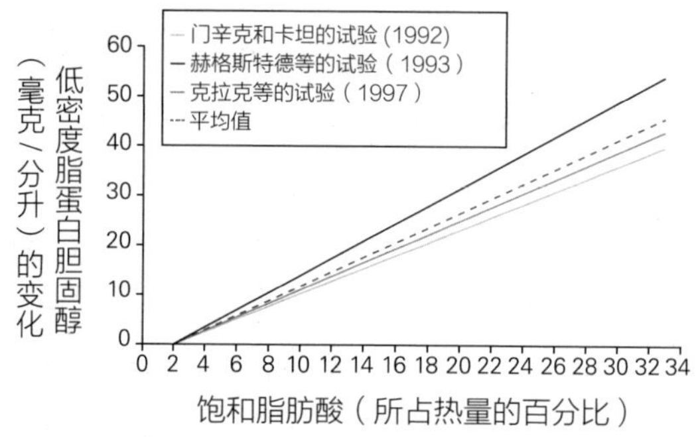

图 7-2 饮食中饱和脂肪的摄入与血液中低密度脂蛋白胆固醇水平的关系

由于这些发现，医生和营养学家开始推荐他们的患者用富含碳水化合物和植物性脂肪的食物，来替代那些富含动物性脂肪的食物，比如用新开发出来的富含反式脂肪酸的人造黄油来代替动物黄油。现在我们知道了，人造黄油比动物黄油和奶油更容易升高血液胆固醇，增加炎症和心脏病发作的风险。

而这一过于简单化的方法，导致了肥胖症和相关慢性疾病的大爆发。真正的问题在于，饮食中的脂肪并没有被健康的碳水化合物替代，而是被深加工食品，比如白面包、精米、糖、各种糖果、果汁、甜酸奶和大量软饮料取代了。

由于肥胖症的危机，到了21世纪初，减少碳水化合物的摄入和高蛋白饮食成了新的风尚，就在最近，高脂肪饮食（生酮饮食）备受追捧。“敌人、坏人”，现在全都指向了碳水化合物。但这里的“碳水化合物”或者“脂肪”被普遍认为是不好的。因此，**区分健康脂肪和有害脂肪、健康碳水化合物和有害碳水化合物才是当务之急**。

不是所有的脂肪都要避之不及

植物脂肪和动物脂肪的组成存在巨大差异。就动物脂肪而言，动物吃的是什么，会影响其最终的脂肪酸组成。肉类和乳制品中含有的饱和脂肪酸，会提高血液中的胆固醇水平。但特级初榨橄榄油、牛油果、坚果和鱼富含的单不饱和脂肪酸和多不饱和脂肪酸，不仅不会增加血液中的胆固醇含量，反而可以保护我们的心脏。

来源于护士健康队列研究和其他观察性研究的数据显示，橄榄油中的脂肪以及其他单不饱和脂肪酸，可以降低人们患冠心病的风险。用单不饱和脂肪代替饱和脂肪，可以降低低密度脂蛋白胆固醇，同时又不影响有益的高密度脂蛋白胆固醇的含量。

另一组数据则表明，与碳水化合物不同，单不饱和脂肪能降低成年糖尿病患者的血糖和甘油三酯。其实，如果我们不了解它的来源，只是知道“单不饱和脂肪“这个名词毫无意义。最近的一项研究发现，来自植物的单不饱和脂肪酸，如橄榄油和牛油果，与较低的心血管和癌症死亡率相关，但来自动物的单不饱和脂肪酸则与较高死亡率相关。

那么，如何摄入多不饱和脂肪酸呢？我们是否应该增加富含这种脂肪的油比如玉米油或葵花籽油的摄入量呢？多项动物研究表明，大量摄入富含ω-6脂肪酸的油脂，反而会促进炎症、冠状动脉血栓和癌症的形成和发展。这些研究的结论还尚未在人体研究中得到证实，但我建议**减少食用富含多不饱和脂肪酸的植物油**。此外，如果将这些油脂放在室温下，它们很快就会发臭，而这些油脂通常是通过化学溶剂来提取的。我建议适度使用特级初榨橄榄油作为我们食物的主要调味品，因为它是维生素E和其他珍贵植物化学物质的极好来源。

碳水化合物：健康和不健康的碳水化合物

关于碳水化合物的摄入有许多说法，主要集中在它会令人变胖且我们应当尽可能避免吃碳水化合物。实际上，这是建立在一个错误的前提下的，同样是对科学文献的错误解读。

富含碳水化合物的食物有谷物（小麦、大米、大麦、小米、燕麦、黑麦、小黑麦和高粱）、淀粉类蔬菜（土豆、芋头、莲藕）、水果、豆类、糖果、软饮料、蜂蜜，当然还有棕色和白色的蔗糖。糖是简单的碳水化合物，而淀粉则是复杂的碳水化合物，但最终它们都会被分解为葡萄糖，并被我们的血液吸收。但对于游离糖（如添加到软饮料、果酱、饼干和糖果中的食用蔗糖和玉米糖浆）来说，这一过程发生得更快，而对于主要存在于土豆、大米、玉米和其他谷物中的淀粉来说，这一过程则发生得稍慢一些。

问题在于，从精加工谷物中获取的淀粉类食物，如白面包和白米饭，实际上已经没有了纤维，与单纯的糖没什么区别。这些淀粉会迅速被我们的身体消化和吸收，导致血糖瞬间飙升，进而引发胰岛素大幅度升高——胰腺会释放大量胰岛素用来降低血糖，血糖急剧下降又会引发食欲，形成饥饿感，造成脂肪沉积和肥胖的恶性循环。

当全谷物被磨成精制面粉，或者水果、蔬菜（如苹果、橙子、胡萝卜）被榨成汁时，天然食物中的食物基质（基础原料和成分）、膳食纤维大多都会丢失。而添加纤维补充剂，并不能重新引入未加工的植物性食品中所含有的结构性食物基质特性。

在未经加工或极少加工的全谷物中，富含纤维的细胞壁限制了淀粉和糖在小肠中的消化和吸收速度。释放速度缓慢的碳水化合物，对健康有多重益处。

那些可以缓慢释放葡萄糖且升糖指数较低的碳水化合物能产生饱腹感、减少饥饿感，因此也就降低了肥胖的风险。低升糖指数的食物和全谷物都能有效预防 2 型糖尿病、冠心病和结肠直肠癌的风险。比方说，经常食用全谷物可使患心血管疾病的风险降低 20% ～ 40%、患糖尿病的风险降低 20% ～ 30%。

通常情况下，事情比我们想象的要复杂一些，因为葡萄糖在我们血液中的吸收速度和浓度还会受到许多其他因素的影响，例如：

- 食物中的总碳水化合物含量，也称葡萄糖负荷。
- 添加的膳食成分中的脂肪和蛋白质含量。
- 食物加工的方式。
- 我们的进食频率和进食量。
- 距离上一次运动的间隔时间。
- 我们的体重和代谢健康。

这些因素会改变我们血液中循环的胰岛素水平，以及糖进入脂肪、肝脏和肌肉细胞的情况。例如，白面包和胡萝卜的升糖指数值相似，但胡萝卜的碳水化合物的含量更低。所以你不需要在饮食中避开胡萝卜，因为尽管升糖指数高，但它们只占总碳水化合物的一小部分，更重要的是，它们还提供了大量的健康维生素和其他植物化学物质。

相比之下，烤土豆、炸薯条、白面包（尤其是用于制作汉堡包用的高糖面包皮）、白米饭、年糕、玉米片、椒盐脆饼和即食燕麦片这样的食物都应该避免，至少应该从我们的饮食中大幅减少，因为它们同时具有非常高的升糖指数和葡萄糖负荷。从另一个角度来说，全谷物（糙米、法罗小麦、大麦）、豆类（鹰嘴豆、扁豆、蚕豆、黑豆）和一些水果（浆果、苹果、李子）则对血糖的影响较小。而大多数绿色蔬菜（生菜、卷心菜、花菜、菠菜、芝麻菜、甜菜、羽衣甘蓝），对血糖的影响则小到几乎无法检测到。

我们如何加工和烹饪碳水化合物也非常重要。比方说，食物都不应该被过度烹饪，因为这会改变其淀粉结构，改变碳水化合物在身体里被消化和吸收的效率。例如，当米饭（尤其是白米饭）煮过了头，淀粉颗粒就会被破坏，变成一种很容易被胰淀粉酶分解的胶状，这种酶会把淀粉分解成单糖。

而煮得嚼劲十足的意大利面也会表现出很大的不同，因为硬质小麦面粉的消化速度比白米慢，也会带来更低的血糖峰值。有一个有助于降低碳水化合物被身体吸收的小窍门：在我们的食物中加入特级初榨橄榄油。众所周知，它可以减慢碳水化合物进入我们肠道后的吸收过程。

膳食纤维的好处

一餐健康的饮食应该包含很多膳食纤维。比如传统的地中海饮食中，人们每天至少摄入 45 克的膳食纤维，尤其是不可溶性膳食纤维。这个量比通常的西方饮食中膳食纤维摄入量（平均每天 14 克）的 3 倍还多。比方说，一杯煮熟的糙米饭含 3 克膳食纤维，而一杯白米饭则只有 1 克膳食纤维。100 克煮熟的扁豆中有 8 克膳食纤维，而 100 克牛肉中没有任何膳食纤维。为了进一步说明，表 7-1 会告诉我们，在不同的加工食品和非加工食品中，膳食纤维以及其他关键营养素都存在巨大的差异。

表 7-1　每 100 克不同食物中的膳食纤维和营养含量

项目	烹饪后的糙米饭	烹饪后的白米饭	烹饪后的熟扁豆	未烤的杏仁	熟牛肉
膳食纤维 / 克	2	0	8	12	0
热量 / 千卡	110	130	129	578	288
脂肪 / 克	1	0	2	51	20
蛋白质 / 克	3	3	9	21	26
碳水化合物 / 克	23	28	20	20	0
维生素 A/ 微克	0	0	18	0	1
维生素 B_{12}/ 微克	0	0	0	0	2
叶酸 / 微克	4	3	176	8	7
镁 / 毫克	43	12	35	25	22

如果我们一天吃了 2 杯量的有机糙米饭、1 杯量的扁豆、20 颗杏仁、1 杯量的绿色卷心菜、1 杯量的菠菜、2 根中等大小的胡萝卜、1 个苹果、1 个橙子、2 汤匙橄榄油、1 个柠檬打出的柠檬汁和 1 汤匙亚麻籽，我们会拥有 73 克膳食纤维，同时只摄入 1 886 千卡、76 克蛋白质、64 克脂肪（其中只有 4% 的饱和脂肪），以及除了维生素 D 和维生素 B_{12} 外，每种营养素的每日推荐摄入量都超过了 100%。

来自欧洲的一项大型流行病学研究数据显示，每天只摄入 14 克膳食纤维的人，比每天摄入 30 克或更多膳食纤维的人死亡率高 30%。其他的流行病学研究则表明，每天摄入 25 ～ 29 克膳食纤维的人，死于糖尿病、心脏病、结直肠癌和乳腺癌的风险会更低。在这些研究中，每天每增加摄入 10 克的膳食纤维，死亡风险就会降低 10%，而每天消耗 35 克膳食纤维的人，相比于每天只消耗 15 克膳食纤维的人，患结肠癌的风险降低了 40%。临床试验的数据表明，食用更多膳食纤维的人，可以显著降低体重、收缩压和总胆固醇。

最健康的膳食纤维似乎来源于全谷物、谷类和非淀粉类蔬菜。在一项前瞻性 NIH-AARP 的饮食与健康的研究中，科研人员分别对 367 442 名男性和女性进行了长达 14 年的跟踪研究，发现那些摄入全谷物膳食纤维最多的人，全因死亡率降低了 19%，因特定疾病（比如癌症或呼吸道感染）导致的死亡率降低了 15% ～ 34%。

高膳食纤维饮食的摄入可以通过几种方式预防多种代谢、炎症和自身免疫疾病和癌症：

1. 膳食纤维会增加粪便的重量和体积，更大、更软的粪便稀释了结肠中潜在致癌物的含量，并使其更迅速地在肠道中穿过，从而使结肠黏膜接触致癌物的时间也更短。

2. 可溶性膳食纤维可以降低我们肠道的 pH 值，促进胆汁酸的排泄。胆汁酸可以被转化为致癌分子，因此可溶性膳食纤维有益于我们的身体健康。

3. 高膳食纤维的食物通常脂肪含量较低，因此可以通过减少胆汁酸的产生来预防结肠癌。

4. 不可溶性纤维可以改变结肠菌群，并作为可以使肠道菌群产生短链脂肪酸的基质，同时也是结肠黏膜内衬细胞和局部免疫细胞的基质。

然而，不要用纤维补充剂来走捷径。在一项为期 3 年的随机临床试验中，有数据显示，服用 3.5 克纤维补充剂（卵叶车前果壳）的人，大小肿瘤复发的风险都明显增加了，特别是在同时增加钙摄入量的情况下。对于这些意想不到的结果，有许多可能的解释，但它们都强调了营养素之间相互作用的复杂性，强烈建议人们在服用补充剂之前一定要谨慎。

素食者和素食的潜在健康风险

搭配合理、均衡的素食可以令身体获得很多积极的营养好处，包括减少了饱和脂肪、胆固醇和动物蛋白的摄入，增加了复杂碳水化合物、可溶性及不可溶性膳食纤维、单不饱和脂肪酸及多不饱和脂肪酸、镁、硼、类胡萝卜素、叶酸、维生素C、维生素E和其他植物化合物的摄入量。

然而，一些素食者，尤其是那些出于信仰而不吃一切动物类食物的人，更容易患上维生素缺乏类疾病。维生素 B_{12} 是一种人体必需的维生素，它由某些土壤细菌产生，动物在吃草时会摄入这些细菌，在消化的过程中，动物的肉、奶和蛋中就有了大量的维生素 B_{12}。鱼类和贝类也含有大量的维生素 B_{12}，例如每100克蛤蜊中就含有高达49微克的维生素 B_{12}。我们人类无法自己产生这种物质，而为了减少感染寄生虫的风险，我们在食用蔬菜之前都会仔细洗掉泥土，因此就只剩吃动物性食物这一种途径来获取这种对维持细胞正常功能来说至关重要的物质。

如今素食者有了另一种选择，就是食用富含维生素 B_{12} 的食物，包括添加了维生素 B_{12} 的营养酵母，它有着坚果和奶酪的味道，可以作为奶酪的替代品。这些强化食品可以在市面上找到，纯素食者可以食用它们或者直接服用维生素 B_{12}。要注意的是，螺旋藻或其他藻类中的维生素 B_{12} 是不可被生物体利用的，而且还可能抑制维生素 B_{12} 的代谢。蛋奶素食者，应该通过经常吃鸡蛋和奶酪来达到维生素 B_{12} 的推荐摄入量。

要注意的是，富含叶酸的纯素饮食，可能会掩盖因长期缺乏维生素 B_{12} 引起的贫血。一些研究表明，长期的维生素 B_{12} 缺乏，也可能会加速认知能力的下降。因此，纯素食者应该定期检查血液中维生素 B_{12} 的水平。

素食者还可能缺乏铁、锌、钙，偶尔还有核黄素，这些营养素的缺乏在素食儿童、孕妇和经期血量多的人身上尤为明显。许多植物性食物都含有铁和锌，但它们不如肉类食物中的铁和锌那样容易被身体吸收，因为纤维、植酸和钙等物质会抑制这些微量元素的吸收。

要想提高铁和锌的吸收，有一种方法就是增加摄入维生素 C。即使是非素食者，我们也总是建议他们用柠檬汁来烹饪和调味蔬菜、豆类和谷物，因为这有助于铁和其他矿物质被身体吸收。水果和一些蔬菜中含有的有机酸，也能够增强铁的吸收。

另一个有用的方法就是食用发芽或发酵的豆类、谷物和种子，因为这会破坏植酸。慢发酵的面包（用发面面包作为餐前小吃）也可以降低植酸水平，从而增强铁和锌的吸收率。相反，我们应当避免在吃饭的时候饮用茶、咖啡和可可，因为它们会降低身体对铁、锌和其他矿物质的吸收。

缺钙可能是素食者的另一个潜在问题，假如他们没有摄入大量富含钙的蔬菜和其他食物。很多植物性食物都含有钙，甚至一些植物性食物中，钙的生物利用率也相当高。例如，卷心菜、花菜或花菜芽中有 40% ～ 60% 的钙可以被吸收（因为这些蔬菜的草酸含量很低），而相比之下，牛奶中的钙含量只有 31% ～ 32%。豆类、豆制品（尤其是老豆腐）和无花果则提供了更多的膳食钙。

然而，某些富含草酸的蔬菜，如菠菜、甜菜和甜菜根，都会阻碍钙的吸收。高盐饮食会增加骨骼中钙的流失，而维生素 D 则有助于钙的吸收。蛋奶素食者的钙平衡没有问题，但严格的纯素食者可能会出现缺钙的问题。

我在圣路易斯进行的一项研究中发现，遵循生食纯素饮食的人，重要骨骼区域的骨量明显较低，但没有证据表明其维生素 D 水平受损。

总之最重要的就是，素食者应当密切关注自己的饮食结构和所吃食物的质量。例如，最近的一项流行病学研究的数据表明，那些食用以植物性饮食为主且饮食中富含健康植物类食物（全谷物、水果、蔬菜、坚果、豆类、油、茶、咖啡）的人，患冠心病的风险降低了 25%。

而相比之下，同样以植物性饮食为主，但是多以不健康的植物性食物（果汁、甜饮料、精制谷物、土豆、油炸食品和甜食）为主的饮食者，患冠心病的风险要高出 32%，同样的结论也适用于患 2 型糖尿病的风险。

类似的，在我主导的在华盛顿大学的一些临床研究中，我们观察到，许多“有信仰”的蛋奶素食者和纯素食者都摄入了过多的、精制和深加工、高血糖的食物，而这些食物普遍富含空热量、反式脂肪酸和盐。在这些研究中，我们发现许多受试者都是超重者（平均 BMI 为 27.8 且腹部脂肪堆积过量），血液中高密度脂蛋白胆固醇（好胆固醇）较低，而低密度脂蛋白胆固醇（坏胆固醇）较高、炎症标志物异常。有些人还有明显的高血压或血糖水平异常的情况。

和许多北美洲的人一样，他们经常会食用预包装食品，比如素食比萨、素食千层面、冰激凌和甜点等，这些食品富含防腐剂、精制碳水化合物、单糖和反式脂肪酸。反式脂肪在促进动脉粥样硬化斑块形成方面，比动物来源的饱和脂肪酸更糟糕。一些严格的纯素食者还会摄入大量含糖饮料、糖果、白面包和米饭，以及富含多不饱和脂肪的植物油，而蛋奶素食者则经常吃过量的奶酪和鸡蛋。

总而言之，作为素食者，本身是没有什么问题的，可以选择不吃肉，但不应放纵地食用糖果、蛋糕，以及其他富含反式脂肪酸、植物油、盐的高热量食物。

第三部分

那些流行的饮食法

从地中海饮食到
现代健康长寿饮食

第八章　地中海饮食：当美食邂逅健康

我的外祖母佛物提拉，出生在一个名叫曼达托里乔的小镇。这个小镇位于意大利的卡拉布里亚海湾的东侧，面朝地中海，极具魅力。外祖母总是跟我说 20 世纪 50 年代之前她的家庭及饮食习惯。

不幸的是，由于不断发展的经济和不健康的美国食品，当地人的饮食习惯自第二次世界大战之后就发生了变化。大量食用肉类、奶制品和白面包，被认为是拥有财富和成功的标志。

在“二战”之前，自制面包和意大利面是当地人的主食，这些主食都是每周用当地研磨的麦子新鲜制作而成，这样的面粉中包含小麦胚芽和大量的麸皮（一些麸皮还会用来喂猪），结合当地特有的富含独特乳酸菌的发酵剂和酵母一同发酵，能制作成美味的慢发酵面包。这种用于发酵面包的面团是富有生命力和活性益生菌的，当地的女人们会分享自家的酸面团，一家传一家，面团中富含妇女们的爱和细心呵护，使得做成的面包富含营养。这样做出来的酥脆的酸面包的口感与营养价值是目前市面上由白面粉和酵母制成的普通白面包完全不能媲美的。

童年时期，我和外祖父纳达尔一起享用外祖母做的面包的美好时光，我怀念至今。如果是招待客人，外祖母会拿出一个盘子，装上自制的腌茄子、在太阳下晒干的番茄以及特制橄榄油混合野茴香、大蒜和辣椒，加上她亲手自制的美味面包。这简直就是一场美食盛宴！同样的面团铺上新鲜的番茄、马苏里拉奶酪或是涂上番茄酱配罗勒叶和小鱼干，就能制成美味的薄底比萨。

另一种我爱吃的美味小吃是全麦番茄麦饼，这种类似贝果形状的圆形脆饼是由硬质的小麦和大麦制成，也是出海的水手们的日常食物，他们会将这种脆脆的麦饼浸在海水中泡软后食用。

我的外祖母习惯将麦饼搭配上番茄薄片、大蒜、罗勒叶、牛至、一小撮海盐以及少许的初榨橄榄油，其中触动味觉的秘诀是让麦饼充分吸收混合了橄榄油和大蒜的番茄汁；她有时候也会加入一些洋蓟、酸豆、小银鱼干和辣鱼泥（一种将小鱼混合在盐巴中发酵后加入辣椒粉的鱼酱）。

外祖母也会用这些新鲜研磨的全麦硬面粉制作意大利干面和通心粉。她会用辣的鹰嘴豆泥或者蚕豆泥做成的酱汁，与面条混合食用。同时，不管蔬菜是生的还是熟的，都是这道菜中必不可少的一部分（在我家的厨房如今仍然是这样）。

没有蔬菜的主菜不是完整的，我至今仍记得祖母福斯蒂娜做的五颜六色且非常美味的沙拉，里面有各种各样的生菜、野生香料、蒲公英、车前草、西洋菜、锦葵、洋葱、胡萝卜片、南瓜片、酸豆、橄榄，当然还有不可缺少的橄榄油和柠檬汁。烹饪甜菜、菠菜和宽叶莴苣会用平底锅，加入一些橄榄油、大蒜、红椒和野生茴香籽炒一下。所有的沙拉都会配一些小菜一起食用：自家腌制的鲜鱼（腌凤尾鱼、腌金枪鱼和腌金枪鱼籽）、茄子干、番茄干、蘑菇、西葫芦和油橄榄。这种腌制方式能最大程度保留食物的风味，特别是食物成熟时产生的味道，可以被完全保留。

在我外祖父的家中，人们总是习惯来上一杯红酒，但通常都是配着餐食一起享用。甜品就是时令水果，冬季大家也会用风干的桃子、葡萄和无花果配合坚果一起食用。一片涂抹着成熟无花果果酱的面包吐司，不需要额外的糖，也是很常见的早餐形式。

在像婚礼、生日和圣诞节这样的特殊场合，祖母福斯蒂娜会用蜂蜜、葡萄制成的糖浆和无花果蜜作为甜味剂制作简单的甜点。传统的意式葡萄糖浆是用酿酒用的葡萄熬制浓缩而成的，而无花果蜜是将煮熟的无花果浆挤压掉水分得到的。

这就解释了为什么地中海饮食能一直蝉联“全球最佳饮食榜单”榜首。

关于地中海饮食的探索

有些人说，是美国明尼苏达州大学一个叫安塞尔·凯斯的教授发现了地中海饮食。但事实并非如此，那些居住在地中海周边的人们，实践并分享这种饮食方式长达数百年，凯斯教授只是第一个就这种饮食对心血管代谢健康的影响进行研究的学者而已。

在 1951 年罗马的一次国际会议中，这位教授在和菲利普博塔其研究院院长吉诺·贝尔加米的会面时，抱怨在美国企业高管中死亡率极高的心脏病，但是吉诺院长告诉他，在意大利那不勒斯，冠心病并不被认为是一种严重的疾病，并邀请他去那不勒斯的医院实地考察一番。

于是，1952 年初，凯斯教授在吉诺院长的邀请下前往那不勒斯，并在当地年轻助教弗拉米尼奥的帮助下，着手开始分析那不勒斯居民的血液成分。他们发现这些居民血液中的胆固醇水平很低（160 毫克 / 分升）。并且在他造访当地的几个月时间里，那不勒斯大学医院的 60 多个床位没有一个被用于接收心脏病患者。可是在当地那些富人喜欢的私人诊所里，患者心脏病的发病率很高，且他们血胆固醇水平也处于较高的水平。

正如凯斯教授在他记录当时工作的一篇文章里提到的那样，那不勒斯的男性和女性的食肉频率很低（每 1 ～ 2 周才吃一次），特级初榨橄榄油被用作主要的调味汁，几乎不食用奶油和黄油，奶制品的摄入量也很低，仅在喝咖啡时摄入少量牛奶或是作为婴儿饮食的一部分。他们的午餐多是半块自制面包和大量的水煮生菜或者菠菜，且每天都吃意大利面。根据凯斯教授的膳食调查，那不勒斯人饮食中大约四分之一的热量来源于初榨橄榄油和葡萄酒。

在凯斯教授的另外一篇文章中，他更详细地阐释了那些生活在意大利南部的人们的饮食结构：肉类、鱼类、奶制品、乳酪和鸡蛋对人们来说是奢侈的；而面包、意大利面和当地的蔬菜才是饮食中主要的部分；糖和土豆仅占很少的分量；不食用黄油；定期食用水果和少量的奶酪。

这种传统的地中海饮食盛行于意大利南部地区，包括普利亚大区、西西里岛、撒丁岛和卡拉布里亚大区。

地中海饮食对健康的影响

基于在那不勒斯观察到的惊人结果，凯斯教授大受启发。他意识到他的观察仅仅是冰山一角，1952 年，他受到西班牙马德里医学院的卡洛斯博士的邀请，前往西班牙。他发现住在马德里工业区的瓦列卡斯和卡米诺斯人，比居住在富裕的萨拉曼卡区的居民，心脏病发病率要低很多。经膳食调查发现，工人们不喝牛奶、不吃黄油，也很少吃肉，血胆固醇水平较低。而那些居住在萨拉曼卡的富人们，餐桌上明显丰富很多，摆满了各种红肉和加工过的肉类。

1955 年，凯斯教授到了撒丁岛的卡利亚里和艾米利亚 - 罗马涅大区的首府博洛尼亚。他发现，卡利亚里的居民和那不勒斯的居民饮食习惯很类似，他们的心脏病发病率都极低。他记录到，撒丁岛男性居民的血液胆固醇水平非常低，尽管他们吃了很多鸡蛋（比他的家乡明尼苏达州男性的平均摄入量要多），但他们的肉类和奶制品消费量极低。

而在意大利的博洛尼亚，情况就大不相同。博洛尼亚被称为意大利的“艾米利亚”，在意大利语中的意思是肥沃的土地。博洛尼亚菜中含有大量的动物制品：萨拉米香肠、生和熟制火腿、意式肉肠、猪油、黄油、奶酪，世界闻名的帕玛森奶酪就出自当地。这里居民的血胆固醇水平显著高于撒丁岛人，博洛尼亚大学医学院有相当多的冠心病患者。日本福冈县的诺波路博士和芬兰北卡累利阿区的马丁博士也有过类似的研究发现。

简而言之，1970 年，凯斯教授和他的同事们在对意大利、希腊、南斯拉夫、芬兰、荷兰、日本和美国的 12 000 人进行研究达 15 年的观察性研究后，发表了名为《七国研究》的报告，指出饮食中高饱和脂肪的摄入能直接影响血胆固醇水平，并增加心血管疾病的死亡率。

在这七个国家中，芬兰、荷兰和美国拥有最多的肉制品消耗量，最高的饱和脂肪摄入量、血胆固醇水平以及心血管疾病死亡率。地中海国家和日本的情况截然相反。

一项重要的发现是，尽管希腊的克里特岛和芬兰的北卡累利阿区的居民，40% 的热量摄入都来自脂肪，但芬兰人的心脏病死亡率却远高于希腊人。其中，大部分中年芬兰人的脂肪摄入来自黄油、牛奶、芝士，而希腊人的脂肪摄入则来自鱼、坚果以及初榨橄榄油。根据凯斯教授的记载，芬兰人最爱的零食是一种面包夹芝士干的食物。

最近几年，在美国和欧洲开展的基于人群流行病学的调查，肯定了地中海饮食对糖尿病、高血压、部分癌症、过敏性疾病的预防作用。最新的研究还认为，地中海饮食对于阿尔茨海默病和帕金森疾病有着保护效应。然而，流行病学研究本质上是观察性的，并不能明确各种因素与疾病发生间的因果关系。

一系列的临床试验已经证实了地中海饮食对心脏病的强大保护效应。第一个证明地中海饮食效果的研究是里昂心脏与饮食关系的研究。在这项研究中，605 名心脏疾病患者，随机采用美国心脏协会推荐的饮食或者是地中海饮食。被随机分配到地中海式饮食组的患者，需要食用更多的面包、蔬菜、水果和鱼类，较少的红肉、家禽，黄油和奶油则是用富含 α－亚麻酸的人造黄油替代。有趣的是，这项研究在 2 年后就终止了，采用地中海饮食的研究组，患者死于心脏病的概率惊人地下降了 70%，这主要是由于其中冠心病的死亡率下降了 73%，非致命性并发症的发病率也大幅度减少。因此可说明地中海饮食在一定程度上能有效预防心脏病的复发。

在另外一项研究中，高危或已经患有冠心病的患者，在被随机分配到采用富含全谷物、水果、蔬菜、核桃、杏仁、芥末或大豆油的地中海饮食组之后，其非致命性心脏病的发病率降低了 50%，心脏病猝死率降低了 60%。

最近，一项为期 5 年的地中海人饮食习惯 PRIDIMED 试验证实了对于具有心血管代谢疾病风险但无明显心血管疾病的男性和女性，在采用一段时间的地中海饮食后，即增加了初榨橄榄油或者坚果的摄入以后，显著降低了心血管疾病的患病风险，尤其是脑卒中的发病率。该试验的二次分析表明，地中海饮食还能降低 2 型糖尿病和其他类型的心脏疾病的患病风险，比如外周动脉疾病和心房颤动，还能预防乳腺癌。

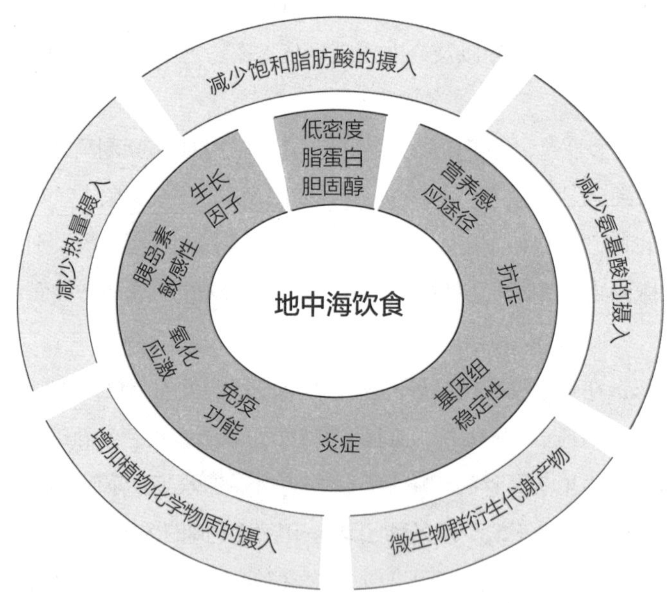

图 8-1　地中海饮食

地中海饮食的效应，包括减少饱和脂肪酸摄入、减少氨基酸和热量摄入、增加植物化学物质摄入和微生物群衍生代谢产物。

地中海饮食益处的潜在机制

为了解释地中海饮食对身体的益处，我们做了一系列的假设，最重要的三条如下：

1. 降低胆固醇水平。
2. 减少氧化和炎症损伤。
3. 改善肠道微生物的组成和功能性。

降低胆固醇水平

我祖母福斯蒂娜制作的传统地中海饮食富含高纤维的蔬菜，几乎没有动物脂肪，这种组合解释了地中海饮食对胆固醇的大部分积极影响。

饱和脂肪的摄入量越低，血液中的胆固醇含量就越低。由于肉类、牛奶、黄油的摄入量低，所以饱和脂肪的摄入量非常低，不到摄入总热量的 8%。有研究显示，将饮食中来源于饱和脂肪的 5% 的热量替换为来自植物的多不饱和脂肪，或是单不饱和脂肪、或是经历最低程度加工的粗粮中的碳水化合物能够使得罹患冠心病的概率分别降低 25%、15% 和 9%。反之，用精制碳水化合物替代饱和脂肪，患心脏病的风险则会增加。

富含饱和脂肪食物

以下是富含饱和脂肪的食物种类：

- 奶制品，包括黄油、奶油、全脂牛奶和奶酪。
- 肉制品，特别是脂肪含量高的牛肉、猪肉和羊肉的肥肉块。
- 加工肉制品，比如香肠、火腿以及猪油。
- 鸡皮。

饱和脂肪也“贮存”在预包装食品中，比如：

- 饼干、糕点、蛋糕和各种点心。
- 高脂肪零食，如薯片和油炸食品，如用棕榈油烹制的炸薯条。

在地中海饮食中，特级初榨橄榄油、坚果、种子提供了大多数脂肪，尤其是大量的单不饱和脂肪酸和多不饱和脂肪酸，鱼和坚果是 ω-3 脂肪酸的优质来源。同时，巴旦木、榛子和松子富含 ω-6 脂肪酸和植物固醇，它们似乎在降低低密度脂蛋白胆固醇和心脏病风险上发挥着重要作用。

加拿大的一项研究发现，食用一系列能降低胆固醇的食物，例如坚果、大豆、燕麦、大麦和车前草，能使身体中的低密度脂蛋白胆固醇降低 13%。一组流行病学研究的数据指出，每周食用 5 份坚果，能让心脏病患病风险降低 40% ～ 60%。越来越多的研究表明，牛奶和红肉中的反式脂肪酸对血脂会产生不利的影响。

地中海饮食中胆固醇水平较低的另一个原因是摄入了大量的纤维。典型的地中海饮食，每日有 30 ～ 45 克的纤维摄入量，这些纤维来自大量的全谷物、豆类、蔬菜、坚果和干果。数据表明，大量摄入水溶性纤维能够显著降低胆固醇水平，因为它阻碍了小肠中胆固醇和胆汁酸被吸收和重吸收。每增加 1 克水溶性纤维摄入，低密度脂蛋白胆固醇预计会降低 1.12 毫克 / 升。除此之外，富含膳食纤维的低升糖指数的食物，已经被证实通过降低胰岛素循环率及提高纤维发酵产生的短链脂肪酸的水平来抑制肝脏产生胆固醇。

减少氧化应激和炎症损伤

地中海饮食的主要成分，比如蔬菜、豆类、未精制的全谷物、坚果、种子、水果和特级初榨橄榄油，都富含抗氧化维生素和矿物质（维生素 C、维生素 E、胡萝卜素、硒和叶酸）以及广泛的植物化学物质。例如，经计算，如果每日食用标准的地中海饮食，就能摄入 400 毫克维生素 C，17 毫克维生素 E，6 000 毫克 β - 胡萝卜素（一种从维生素中提取的类胡萝卜素）和 120 毫克硒。这些非常有效的抗氧化剂，已经被证明在保护细胞和组织免受氧化损伤上起着重要作用。

氧化应激反应对许多慢性疾病的发生和发展都起到了重要作用，包括癌症和痴呆。流行病学研究结果表明，地中海饮食中的抗氧化物质，对因不健康的生活方式以及长期暴露在污染环境中导致的心脏疾病有预防作用。没有摄入足量的富含抗氧化剂的食物，可能会导致动脉斑块的出现（动脉粥样硬化），这是由于血液中低密度脂蛋白胆固醇颗粒的氧化，被氧化后的低密度脂蛋白颗粒会与特定的内皮细胞和免疫细胞受体结合，导致动脉粥样硬化斑块的形成。最近一项试验结果表明，地中海饮食可显著降低血液中氧化的低密度脂蛋白胆固醇水平和炎症标志物的含量。

食物及营养素的多样性，是地中海饮食具有抗炎作用的原因，最少加工的植物性食物中的高纤维和低热量密度的协同作用能降低炎症反应。摄入的鱼类中富含 ω-3 脂肪酸，能通过激活一些抗炎通路达到消炎效果。一些在全谷物和初榨橄榄油中发现的植物化学物质（如阿魏酸和酚酸），也具有抑制炎症的效果。

肠道健康

你知道吗？在我们的肠道中居住了数万亿的微生物，包括细菌、病毒、原核生物（缺乏独立细胞核的单细胞生物）以及酵母菌。它们中的一部分是我们的朋友，其他的则是我们的敌人，且与许多慢性疾病的发生有关。我们吃什么，决定着这些肠道微生物的走向——是茁壮成长还是死亡。例如，如果我们多吃肉，就能促进那些破坏多肽的细菌生长，而如果我们大量吃蔬菜，则有利于那些合成蛋白质的细菌繁殖。

我和世界上领先的微生物界专家杰弗里·戈登组成的研究小组已经证实，在所有的营养物质中，蛋白质和不可溶性膳食纤维是影响肠道中细菌类型的最重要因素。有趣的是，每一种细菌家族都会产生一种特殊的、在生物学中具备重要功能的代谢产物。

地中海饮食中富含不可溶性膳食纤维，已被证实可以产生特定的细菌（拟杆菌门和厚壁菌门），能用于生产大量的短链脂肪酸（如丁酸盐和丙酸盐）。这些代谢物通过与特殊受体的结合，能抑制炎症和增加特定免疫细胞——调节性 T 细胞的数量。这种调节性 T 细胞能抑制身体的过敏反应和自身免疫疾病的发生。现在西方饮食中高纤维蔬菜、豆类、全谷物的摄入骤减，直接或间接导致了哮喘、1 型糖尿病和多发性硬化等疾病发病率的显著上升。

从最新研究的数据中发现，膳食纤维和蛋白质的摄入量也是影响炎症性肠病（IBD）的发生和发展的重要因素。在所有参与实验的植物纤维中，车前子壳粉、果胶和纤维素的纤维减轻了结肠炎的严重程度，而甲基纤维素和蛋白质，特别是牛奶中的酪蛋白则会加重结肠炎。

流行病学研究的数据表明，过量摄入肉类和其他动物蛋白的人，溃疡性结肠炎的复发率增加了，这证明过量的蛋白质摄入会增加身体的炎症反应。其他的流行病学研究也表明了植物纤维的有益作用，多吃蔬菜和水果会降低 53% 的克罗恩病的发病风险，富含纤维食物摄入不足的人，克罗恩病复发的风险更高。一项针对溃疡性结肠炎恢复期患者的小型临床随机对照试验表明，补充车前子壳粉纤维能显著改善肠胃道症状。

最后，某些肠道细菌对动物蛋白的消化也会影响患心脏病的风险。比如，动物实验和人类研究均表明，肠道中那些专门用来消化膳食中的胆碱和左旋肉碱的细菌（红肉、鸡蛋和奶酪中富含胆碱和左旋肉碱），会在工作时产生一种名为三甲胺氧化物（TMAO）的物质，它会使心血管疾病的患病风险增加 20%。我们估计，传统的地中海饮食比西方饮食中的胆碱和肉碱的摄入量低至少 50%。

虽说短短几天的饮食改变就能改善肠道的一些菌群，但越来越多的证据表明，你需要长期坚持才能使菌群稳定地扎根在肠道里，进而大幅改变肠道菌群。这就是为什么长期坚持热量限制、食用富含植物的饮食能带给肠道一个更多样化的微生物群。

相比之下，如果世世代代都采用西方饮食，会导致特定的微生物群和肠道菌群的谱系遭到灭绝，长此以往，会对你的长期健康乃至你下一代的免疫系统的健康和大脑发育造成严重影响。

第九章　流行的健康饮食方式

很难认定什么是健康平衡的地中海饮食，因为没有一个特定的概念。有 23 个国家都与地中海接壤，但这些国家居民们的饮食习惯、食物配方、菜肴类型和吃法，以及生活方式和文化都有很大差异。

如今的地中海饮食也发生了翻天覆地的变化。从数量和质量上，都和我祖母福斯蒂娜那会儿的地中海饮食有着很大的区别。精致白面粉包裹着马苏里拉奶酪、火腿和熏香肠做成的比萨、大份的白面包、肉酱意面，以及种种被贴着地中海食物标签的食物，它们都不是 1952 年凯斯教授访问地中海时居民们食用的食物。

另外，值得一提的是，自从我祖父母那一代出生，社会就逐渐从重体力劳作的工业社会变成了久坐不动的现代社会，大部分人不再需要进行体力劳作。在 20 世纪初，由于拖拉机的引进，农场体力劳动急剧减少，因此人们对热量的需求也在减少。

如果我们摄入跟祖辈们相同数量的橄榄油、面条、面包，那么我们会立刻发胖并且变得不健康。1 汤匙的橄榄油中含有 120 千卡的热量，如果我们吃 10 汤匙橄榄油，这额外的 1 200 千卡的热量，会抵消掉橄榄油中珍贵的维生素和植物化合物对身体的积极作用。

地中海饮食中的确有一些值得我们学习的地方，但想要做到健康长寿还需要考虑其他因素。我们在过去几十年中获得的关于如何调节衰老的代谢和分子机制的知识，能让我们懂得如何选择食物、吃多少、什么时候吃，从而满足营养的需要。

在我看来，摄入适量的热量和蛋白质，是促进健康和保持长寿的重要因素，但热量和蛋白质的质量也很关键。通过吃少量不健康食物来减少热量摄入，不会延长寿命，只会导致营养不良。如果你让一个肥胖患者只吃白面包、喝水，短时间内是会减轻体重，但最终会导致他们缺乏营养和维生素，从而引起危及生命的疾病，因此极大地缩短他们的寿命。

不存在神奇的配方和超级食物

人们总对能迅速改善健康或者治疗一切疾病的所谓"灵丹妙药"无比着迷，有些人会把注意力放在"超级食物"上面，比如特级初榨橄榄油、西蓝花、羽衣甘蓝、巴旦木、枸杞、奇亚籽、绿茶。似乎越特别的食物功效越好。有些人则通过服用食物补充剂或者单一配方的化合物，比如白藜芦醇、槲皮素，期望给身体带来巨大好处。

事实上，并没有所谓的神奇配方或者超级食物，自然界的一切都是经过优化后，在正确的组合及比例下发挥最大的效益。正如我们所见，我们需要摄入适量不同种类的食物，获得足够的热量和蛋白质来满足能量消耗，同时这些食物也为人体提供所有必需的营养素、纤维和植物化学物质。

我们的日常膳食，不仅要提供一天所需的热量和蛋白质，还需要提供身体所需要的必需营养素。为了满足必需维生素和矿物质的每日推荐摄入量，且不超过目标能量和蛋白质摄入量的范围，必须从饮食中剔除加工和精制食品，并选择营养食品的组合。

举个例子，目前很多研究已经初步证实，食物中具有生物活性的某些植物化学物质和适量减少热量摄入之间存在协同作用，因为两者都能减少氧化应激反应。相反，过多的热量摄入会抑制这些食物的抗氧化反应和抗炎反应。与此同时，我们还需要学习如何在最大程度获取必需营养素的前提下，将它们变为美味的食物。我们并不需要通过牺牲味道来获取健康的食物！

那么，根据我们已有的知识，应该如何规划我们的膳食呢？

健康食物多样性的重要性

要想吃得健康，首要任务就是确保食物的多样性。这是自然法则。

众所周知，种植单一品种的植物，会导致植物病原体的发展和病虫害。相比之下，植物多样性对健康的生态环境至关重要。如果你去观察森林中各种植物的组成，会看到蕨类、苔藓、地衣、野生花卉和各种小型植物生长在森林的地表，而各种灌木填充下层，上层则是高大的乔木。这些不同的植物以共生互助的方式存活于完美的自我循环系统中。同理，健康的饮食也需要多样化。蔬菜中含有抑制病态细胞且让健康细胞保持健康状态的化合物，摄入各种各样的蔬菜，能让我们拥有不同特性的生物活性分子，它们从不同方面发挥作用，帮助我们抵御疾病。

不同的植物也可以协同作用。例如，相较于分别摄入，将大蒜（富含 s- 烯丙基半胱氨酸）和番茄（富含番茄红素）结合食用，可以较低的摄入量对胃癌的发展起到抑制作用。同样，将大豆（富含染料木素）和苹果或者刺山柑（富含槲皮素）同食，可以抑制前列腺和卵巢癌细胞的生长，分开食用时它们对癌细胞的抑制作用会弱很多。初步研究发现，槲皮素和漆黄素（苹果中含有这种元素）协同工作，甚至可以杀死我们体内的异常衰老细胞。

然而，多样性饮食并不意味着什么都吃一点儿，特别是垃圾食品，而是选择健康的食物，并按照合适的比例食用它们。俗话说的“一切都要适度”可能不是最好的饮食法则。事实上，美国和其他西方国家的研究发现，饮食的多样性与不好的饮食结构、更多的热量摄入以及体重增长有关。吃过多种类食物的人，也可能摄入更多的加工食物、精制谷物和含糖饮料。正如我们下文将会谈到的，预防慢性疾病的关键是尽可能食用少加工的高营养食物。

现代健康长寿饮食金字塔

现代健康饮食的基础，包括色彩缤纷的蔬菜、豆类、最少加工的全谷物、坚果、种子和水果（图 9-1）。这些食物应该每天都食用，且构成我们热量摄入的最大份额。特级初榨橄榄油和牛油果，可以和其他天然香料、柠檬汁和少量含碘盐搭配，作为我们日常的调味料。

- 鱼类以及贝壳类食物可以每周食用 2 ～ 3 次。
- 小份的奶酪和鸡蛋可以每周食用 1 ～ 2 次。
- 肉类和甜食只能偶尔食用。
- 矿泉水和花草茶是补充水分的最佳饮品。
- 避免所有的含糖饮料，比如软饮料、果汁及深加工食品。

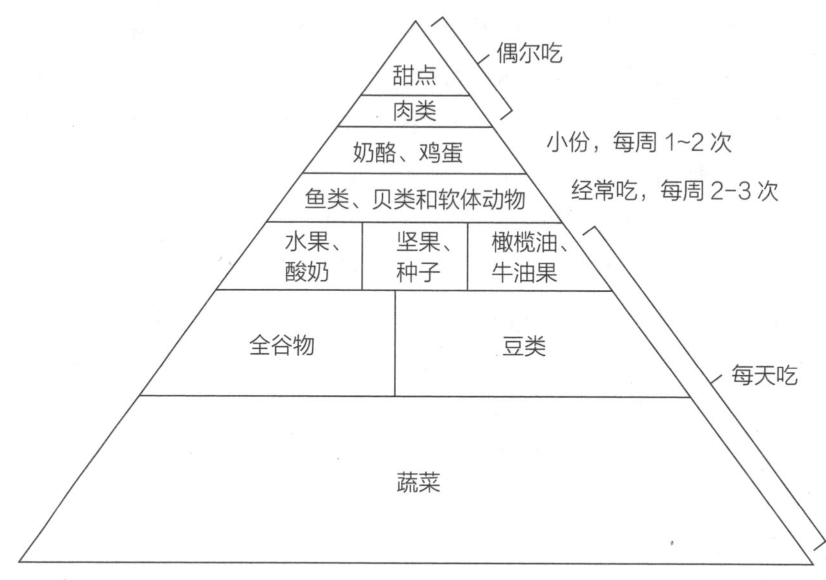

图 9–1　现代膳食金字塔

蔬菜：现代饮食的主食选择

作为金字塔的底层，蔬菜对我们的健康起着必不可少的作用。它们滋养着我们的器官、组织和细胞。vegetable 这个词来自拉丁文单词 vegetabilis，意思是生长或者蓬勃发展，它至今仍然被用来描述所有可食用的植物性食物，包括蔬菜、谷物、豆类、坚果和水果。这些植物性食物中，绿叶菜和橙黄色蔬菜的热量和血糖负荷最低，但健康所需的维生素、矿物质和微量元素的浓度很高（含量极低，但是对新陈代谢的帮助是至关重要的）。

那些绿叶蔬菜，以及紫色、黄色、橙色的五彩蔬菜，富含成千上万种具有生物活性的植物化学物质，对日常饮食的多样性和复杂性起着至关重要的作用。例如，多酚这种植物中产生的植物化学物质，能够帮助植物躲避环境压力，包括紫外线照射、干旱、营养物质匮乏和被捕食。有趣的是，越来越多的研究发现，这种分子还能帮助包括人类在内的食草动物的胁迫抗性，这种现象叫作“外来毒物刺激作用”。

植物对健康的好处，我们知道多少

来自大型队列研究的数据表明，大量食用蔬菜特别是生食蔬菜，会降低缺血性心脏病、脑卒中、慢性呼吸系统疾病、肝脏疾病和某些类型的癌症的死亡风险。特别是多吃绿色蔬菜、含 β 胡萝卜素及维生素 C 的蔬菜和水果以及柑橘类水果，能降低患心脏病的风险。大量摄入蔬菜似乎有助于降低血压，产生这种效果的有效成分最有可能是镁元素和钾元素。

但考虑到肥胖、吸烟以及其他生活方式等因素变量带来的巨大影响，关于植物与癌症的关系，数据存在不确定性。在很多研究中，会将蔬菜和水果一起作为研究对象，而这会掩盖某些特定蔬菜或者水果家族对癌症的作用。并且，在很多西方国家，30% 的水果摄入来自果汁，蔬菜摄入量的 27% 来自高血糖生成指数的土豆类产品（烤土豆和薯条），而深绿色蔬菜和卷心菜仅占蔬菜摄入量的不到 1%。

尽管如此，一项包含 20 个研究的综合分析数据表明（研究对象为 993 466 名女性），吃越多蔬菜对乳腺癌（尤其是雌激素受体阴性的乳腺癌）、肠癌和肾癌的治疗效果越好。多吃蔬菜特别是新鲜蔬菜，能够降低患肺癌、喉癌和食道癌的风险。一些类胡萝卜素，比如存在于绿叶蔬菜中的黄叶素和玉米黄素，也与降低癌症和白内障的风险有关。

控制体重

由于蔬菜中的高水分含量和高纤维以及其低血糖负荷的特点，非淀粉类蔬菜对于维持健康体重的作用是至关重要的。的确，已有数据证实，摄入蔬菜越多，减重效果越好。精确计算热量实在是无聊又麻烦，而我采用的策略则是：**让我的膳食中富含多样性的、非淀粉类的、生或者熟的有机蔬菜。**比如，绿叶蔬菜、胡萝卜、甜椒、南瓜、牛油果、洋葱，以此给我的身体提供满满的维生素、矿物质和植物化学物质。

蔬菜和肠道健康

最近的研究也证实，多样的植物摄入是肠道微生物多样性的重要贡献者。关于这一点，我在前面已经提到过。

在过去的 10 年中，1 型糖尿病的发病率以每年 2% ～ 3% 的速度增长，尤其是年纪小于 15 岁的儿童。过敏性疾病，比如哮喘和特应性皮炎，以及其他自身免疫性疾病（多发性硬化症、炎症性肠病）也呈相同趋势增长。很显然，这种惊人的增长不能用基因转变来解释，因为基因也不会变化得这么快。数据表明，婴儿的饮食改变导致他们肠道菌群多样性的降低，可能是这些疾病增长的原因。

老年人慢性疾病多发也可能是由于肠道中微生物多样性的减少，这也许是免疫的改变和炎症反应造成的。

吃“彩虹食物”：尽可能摄入多种蔬菜

对很多人来说，吃蔬菜意味着吃土豆、番茄、生菜、胡萝卜或者是一两棵西蓝花。这些是我们通常在餐馆里能吃到的蔬菜品种。但如果我们按照不同植物的叶、茎、根来区分，会有 40 多个蔬菜家族，每一个家族都有上百个品种。

越来越多的数据表明，最理想的膳食是尽可能吃到丰富的蔬菜品种。流行病学研究表明，增加饮食中蔬菜的种类，能够对 2 型糖尿病和癌症起到额外的保护作用。

生物的多样性对健康促进的确切机制尚不明确，然而，众所周知，不同品种的蔬菜，维生素、矿物质、微量元素和某些特殊的植物化学物质的含量也不同。这些营养素协同合作，有助于刺激或者抑制关键的通路。一项最近的研究发现，每个月食用超过 13 种蔬菜，可以减少身体的炎性反应。

最理想的状态是，我们每餐中都含有各种生的和熟的蔬菜，且尝试拓宽蔬菜的种类。既然科学已经告诉我们，食用的蔬菜的多样性越高，对健康的帮助越大，那么我们赶快开始吃“彩虹食物”吧！

要吃大量的深色绿叶菜

在你的膳食中添加大量的深色绿叶菜吧！这是因为深色绿叶菜是营养的“能量屋”，富含叶绿素、叶酸、类胡萝卜素和维生素 K，能中和饮食中大量肉类产生的过量酸性成分。一项小型的随机临床试验发现，补充叶酸能使结肠腺瘤的复发概率降至原来的三分之一。深色绿叶蔬菜中也含叶黄素和玉米黄素，能有效保护眼睛。

有很多绿叶蔬菜都可以生吃或者轻微烹饪后食用，要避免过度烹饪绿叶菜，因为这样会流失掉有效的维生素和矿物质。我最爱的蔬菜是甜菜、菠菜、芥蓝和小白菜。其中，100 克煮熟的甜菜中，含有 312% 的日推荐维生素 K 摄入量（维生素 K 对血液凝结和骨骼健康起着关键性作用），38% 的日推荐维生素 A 摄入量，以及 22% 的日推荐维生素 C 摄入量。

还有很多柔软的嫩绿色蔬菜非常适合做成沙拉菜生吃，比如生菜、菊苣、莴笋、水芹和蒲公英叶。菊苣又分很多品种，像红菊苣、芝麻菜、比利时菊苣。生菜也分为松叶生菜、罗马生菜、卷心生菜、牛油生菜。我喜欢准备新鲜的沙拉菜叶，配合特级初榨橄榄油、柠檬汁或者香醋，撒上切碎的洋葱丝、坚果碎、橄榄和一小撮盐。

小贴士

马齿苋的叶和茎也可以加入沙拉中，因为它有独特的酸咸风味，同时马齿苋中富含 ω-3 脂肪酸，每 50 克新鲜马齿苋中含有 200 毫克 α 亚麻酸，这是一种人体必需的脂肪酸。

十字花科蔬菜

十字花科蔬菜家族包括卷心菜、西蓝花、花菜、球芽甘蓝、羽衣甘蓝、皱叶羽衣甘蓝、宽叶甘蓝、西洋菜、芝麻菜、白菜、芜菁、大头菜和芥蓝菜。这些有意思又健康的蔬菜中含有大量的维生素 C 和独特的植物化学物质，比如异硫氰酸酯，吲哚 -3- 甲醇和萝卜硫素，这些物质似乎对预防癌症和长寿有作用。

这些蔬菜中的很多宝贵的成分都是热敏感的，在高温烹饪下会消失殆尽。食用西蓝花的最佳方式是生吃或者蒸 2 ～ 3 分钟。这个方法同样适用于其他十字花科蔬菜，包括羽衣甘蓝、花菜和卷心菜。

最好在食用十字花科蔬菜时加入一些黄芥末，因为黄芥末的芥子酶能将十字花科蔬菜中的硫苷转化为强抗癌分子——异硫氰酸盐。

在这里，我要分享一道我十分喜爱的沙拉的食谱：将卷心菜切成细丝，浇上用特级初榨橄榄油、大量柠檬汁、一小撮海盐和蜂蜜芥末酱调制的酱汁。

小贴士

可以在沙拉中混合一些刺山柑，这种植物中富含类黄酮槲皮素，具有抗氧化、抗炎症和潜在的抗癌效果。在一些动物实验模型中还发现，槲皮素有降血压及改善其他代谢综合征的效果。

十字花科蔬菜有强大的抗癌力

流行病学研究发现，吃十字花科的蔬菜可以降低患几种癌症的风险，包括前列腺癌、膀胱癌以及肺癌。西蓝花中的萝卜硫素已被证实可以释放出一种解毒酶，这种解毒酶有助于预防结肠癌和皮肤癌，也能在预防 2 型糖尿病和自闭症中发挥作用。

异硫氰酸酯和吲哚，可以通过咀嚼生的西蓝花获取，它已经被证实可以减少接触致癌物的实验动物患肿瘤的概率。近期在《科学》杂志发表的一篇论文表明，吲哚 -3 是一种可诱发癌症的酶的强大抑制剂，这种酶会阻断一种抑癌：基因人第 10 号染色体缺失的磷酸酶及张力蛋白同源的基因（PTEN）的活性。实际上，吲哚 -3 会激发一系列复杂的化学反应，释放出游离 PTEN 来抑制肿瘤的生长。PTEN 也和长寿有关联，实验设计下，能够产生多余的 PTEN 的老鼠，不仅会更加健康、避免癌症，还能更长寿。

南瓜、胡萝卜和红薯

胡萝卜、南瓜和红薯富含不同种类的类胡萝卜素，它们的橙色外表和维生素 A 都是由类胡萝卜素带来的。这类维生素在保护眼睛和免疫系统中发挥着重要的作用，不管是从预防的角度还是治疗的角度，效果都很好。

一些研究发现，与生吃胡萝卜和菠菜相比，当我们吃蒸（而不是煮）成泥的胡萝卜和菠菜时，血液中 β-胡萝卜素的水平要高出 3 倍。胡萝卜和欧芹、芹菜一样，属于伞形科植物，它们含有的聚乙炔化合物在预防血栓和癌症中发挥着一定的作用。

红薯中的 β-胡萝卜素含量最高（每 100 克熟红薯中含有 31 毫克胡萝卜素），而南瓜中也有大量的 α-胡萝卜素、玉米黄素和叶黄素，这些都是抗氧化剂的重要来源。南瓜的美味和甜味使它成为许多食谱的万能配料，有时候我也会将它切成片生吃。生南瓜也能加入早餐果昔中，和各种水果、牛油果、坚果、枣子以及葡萄干一起搅拌成泥。南瓜也可以煎着吃、烤着吃，或者用于制作营养满满的冬日南瓜汤。熟南瓜能和鹰嘴豆、芝麻酱、大蒜和柠檬汁一起打成中东风味的鹰嘴豆泥。

小贴士

为了更好地让类胡萝卜素转化为维生素 A，我们需要将油脂（例如特级初榨橄榄油）和南瓜、胡萝卜、红薯在同一餐中食用。

番茄

红色的番茄和少量的西瓜中含有番茄红素，这是一种强抗氧化成分，已经被证实能够预防某些特定的癌症，例如前列腺癌、消化道癌和宫颈癌。

一项小型随机临床试验的初步数据表明，在根治性的前列腺切除术之前服用番茄红素，能减少前列腺癌细胞生长。这种抗癌作用，可能是通过番茄红素降低 IGF-1 的生物利用度带来的。吃煮熟的番茄，比喝番茄汁可获取更多的番茄红素。

葱属植物

洋葱、大蒜、大葱都是葱属植物家族的成员，其独特的具有挥发性的有机硫化合物，赋予了这类植物独特的香气和风味。

当大蒜被切开或者压成泥时，暴露在空气中的蒜氨酸和蒜酶这两种有效物质会互相接触，从而形成大蒜素。而高温会破坏大蒜素的形成。

细胞培养和动物实验表明，大蒜素或许能通过降低血压和胆固醇水平，从而降低患心脏病的风险，同时也能转化成多种生物活性化合物。动物研究数据表明，补充大蒜中的某种生物活性化合物（γ-谷氨酰胺-硒-甲基硒代半胱氨酸），能抑制乳腺癌的发展。二烯丙基硫化物是大蒜中的主要活性化合物之一，给老鼠服用后，肠癌的发病率降低了 74%。

研究发现，定期服用大蒜粉对高血压和动脉粥样硬化有保护作用。几项病例对照研究表明，食用大蒜能够降低一些常见癌症的发病率，包括胃癌、结肠癌、前列腺癌和子宫内膜癌。洋葱是食物中黄酮类化合物最丰富的来源之一，食物中的黄酮类化合物能够预防心血管疾病和癌症，对胃癌的作用尤其显著。

洋葱有很多品种，颜色、形状和外部鳞片都不同，颜色分为红色、紫色、黄色和白色，味道从甜到非常刺鼻的辛辣味都有，储存期限也不同。红洋葱是我的最爱，黄酮醇含量最高，而黄洋葱的黄酮醇含量仅为红洋葱的一半。

有趣的是，产自意大利的甜红洋葱，是地中海地区百岁老人聚集区居民的主食之一，其中含有高浓度的花旗松素，很多试验证实了这种化合物能很好地抑制实验中培育的癌细胞。

我喜爱的蔬菜还有很多，比如芦笋、洋蓟、豌豆、黄瓜和小萝卜，它们的细胞中都含有大量的生物活性化合物。

淀粉炸弹：土豆

土豆不同于其他蔬菜，它是“淀粉炸弹”。一些研究表明，一周食用 7 次甚至更多次的烤土豆、煮土豆、土豆泥特别是炸土豆的人，患有 2 型糖尿病的概率，比每周只吃一次土豆的人要高。至于患高血压和肥胖的风险，也有类似的结论。

在澳大利亚和美国，土豆是最常食用的蔬菜。美国人每年人均消耗 52 千克土豆，其中三分之二来自炸薯条和薯片。炸薯条是最糟糕的，我们发现每周吃 2 ～ 3 次炸薯条的人死亡率更高。

野菜：营养源泉

你知道吗？有些品种的野菜是可以食用的，而且营养价值比你在店里买的很多蔬菜都要高。这是由于它们没有被商业培育，因此拥有更高浓度的维生素、微量元素和植物化学物质。而常见的蔬菜是在保护下培育起来的，为了优化产量、长得更壮以及苦味更低。相比之下，野菜长在野外，需要对抗恶劣的自然环境，包括寒冷、干旱、野生动物和昆虫的侵袭。这就是它们含有更多植物化学物质的原因。

这些野草相比普通蔬菜，更健康、强壮，且更具风味。比如野生蒲公英、车前草、琉璃苣、三叶草、马齿苋、野生菜苔、锦葵、日本虎杖、荨麻、鹰嘴草、地皮菜、酢浆草，这些都能加入我们的沙拉，增加风味和营养价值。野生蒲公英是维生素 A、维生素 K、钙和铁的极佳来源，可以生吃，也可以像菠菜一样快炒或者煮熟后再食用。

小贴士

在采摘野菜时要十分小心，你需要确定这些野菜跟你想象的一样，是生长在健康无污染的土壤环境中的。在食用之前，一定要了解野菜是否有毒、是否可以食用，并在确保安全的前提下进行采摘。

草本香料：最大限度地增加食物的风味

自古以来，可食用的草本和香料都用于给食物带来绝妙的口感、香气和颜色，以及用作防腐剂，这源自它们众所周知的抗毒抗菌的特性。然而学习在食谱中如何添加新鲜、干燥或者粉末状草本香料的原因是，它能帮助我们减少对其他相对没那么健康的调料的摄入，比如盐、糖、黄油、植物油。

辣椒、罗勒、欧芹、香菜、莳萝、迷迭香、鼠尾草、百里香、牛至、姜黄、黑胡椒、孜然、茴香以及其他草本调味料，都能把一道非常普通的食谱变成令人难忘的烹饪杰作，不仅美味，而且更健康。

可食用的草本香料中含有高浓度的植物化学物质，它们有潜在的积极的临床效果，可以明显改变代谢和细胞转化。我用"潜在"一词来描述草本香料，因为临床研究中很难验证，一种或多种草本植物能独立地预防癌症或者心血管疾病。

然后，基于酚类数据库，最丰富的多酚来源是香料和草药。丁香、薄荷、八角中含有高浓度的酚类化合物，其次是牛至、鼠尾草和迷迭香。唇形科草本植物——薄荷、鼠尾草、迷迭香、绿薄荷、百里香中，都含有高浓度的抗氧化化合物羟基肉桂酸。

以下是我烹饪食物时用到的草本香料清单：

红辣椒或者卡宴辣椒

我常常将它加入我喜欢的料理中，增加食物的辛辣味。这种让辣椒具有辛辣味的化合物是辣椒素。辣椒素可通过激活 TRPV1 离子通道和 AMPK 信号通路在镇痛以及预防肥胖和其他相关疾病上发挥重要的作用。

动物研究表明，食用辣椒素能抑制脂肪细胞和肝细胞中的炎症并有效控制血糖。在一项小型临床随机试验中发现，在轻度肥胖者的饮食中增加辣椒素的摄入，能够减少腹部脂肪。另外一个研究发现，连续6周每天摄入辣椒素，能通过增强棕色脂肪组织的产热活动来增加能量消耗。

甜椒中含有一种不那么刺激的辣椒素化合物，辣椒素酯类，它和辣椒素的结构和功效类似。

姜黄

这是我的另外一个厨房主角。它可以以新鲜或是粉状（研磨）的形式食用，给咖喱味的食物或者蔬菜带来独特的辛辣风味。最为重要的是，这种根茎植物能提供一种叫作姜黄素的高浓度植物化学物质。很多研究发现，姜黄素具有潜在的抗炎、抗氧化和抗癌功效。在临床前的研究中，姜黄素能够影响基因活动，诱导临床模型里的癌细胞程序性死亡（凋亡），也有预防结肠癌的可能性。

在对啮齿动物的研究中发现，姜黄素对结肠癌、皮肤癌和口腔癌有抑制作用。在一项初步研究中发现，通过6个月的姜黄素与槲皮素的治疗，结肠息肉可明显变小，数量可显著减少。一些初步研究数据也发现，姜黄素也可能在预防痴呆方面起到作用，因为它似乎能够抑制淀粉状斑块的形成。

小贴士

可惜的是，单独食用姜黄不易被身体吸收，提高姜黄素吸收的秘诀是将姜黄和黑胡椒一起食用，黑胡椒能释放出一种叫胡椒碱的化合物，能使血液中的姜黄素水平增加1倍。

孜然（小茴香）

这种香料因其辛辣浓郁的风味和可能的药用效果，在世界各地被使用了2 000多年。我们通常使用其干燥的黄褐色种子，它属于伞形科植物，家族中还有香菜、莳萝和欧芹。孜然籽可以整颗食用，而更好的方法是将其磨成粉，和其他粉状香料混合使用，最有名的混合配方是印度什香粉和杜卡。

如果有时间，我会将整颗的孜然籽简单烘烤一下，再将其磨碎，制成味道浓郁的孜然粉。现磨的孜然粉除了有坚果的味道，还会释放出大量有价值的多酚类化合物，其中最突出的是槲皮素、鞣花酸、丁香酸和香豆酸。一项正在进行但仍处于初步阶段的研究表明，上述的一些化合物可能能在预防癌症和糖尿病方面发挥作用。

肉桂

可以把肉桂粉加入温热微甜的茶饮中或者直接撒在水果上食用，比如苹果、梨或者李子，我有时也会把它们加入扁豆汤中，为其增添一点儿味道。为了防止磨碎的肉桂很快失去其风味，你可以随用随买或者是买能够存放 3 年之久的肉桂棒，现用现磨。肉桂有潜在的预防糖尿病的作用，而且肉桂中的羟基肉桂醛还具有很强的抗氧化和抗炎作用，在对啮齿动物和人类的实验中均发现，羟基肉桂似乎还能改善代谢综合征的相关症状。

初步的数据表明，长期补充肉桂提取物能降低血糖水平，并且逆转由于食用富含果糖类食品诱发的胰岛素抵抗，肉桂还能轻微降低人和动物血液中的胆固醇水平。

生姜

这是另外一种我喜欢的香料。姜是一种具有辛辣味道的根茎类植物。我会在热的豆类、扁豆和蔬菜料理中加入姜末。我也会用白醋和盐腌制姜薄片，与寿司一起食用。在我的早餐奶昔中加入一小块新鲜生姜，会让奶昔变得无比美味。它的辛辣味和水果的甜味很搭，特别是和芒果、香蕉和桃子。

生姜中主要的活性分子是姜辣素，煮熟后会转化为姜酮，初步的动物研究发现，生姜在预防癌症和痴呆方面发挥着作用。但这些效果还未在人类身上进行研究。

在对健康男性和女性的研究中发现，生姜能加速胃排空，促进饱腹感，增加食物的热效应，这些作用都有益于预防肥胖。一些临床试验发现，生姜可以减少化疗期间的恶心和呕吐现象，但是术前要谨慎服用生姜，一些研究发现，它会有潜在的稀释血液的作用。

其他珍贵的香料

我的储藏室里还有很多其他珍贵的香料。这些包括牛至、香菜、黑胡椒、茴香、莳萝、丁香、八角、甜茴香、胡芦巴、肉豆蔻和月桂叶。每一种都含有一套独特的生物活性化合物，可以激活或抑制一些酶或受体，从而发挥重要的预防疾病的作用。然而，需要更多的研究来证实这些作用。

表 9-1　50 种富含多酚和抗氧化剂的食物 / 毫克（每 100 克）

食物	多酚类	抗氧化剂
丁香	15 188	16 047
三叶草（油炸）	11 960	980
八角茴香	5 460	1 810
可可粉	3 448	1 104
墨西哥牛至（干的）	2 319	—
芹菜籽	2 094	—
黑巧克力	1 664	1 860
亚麻籽粉	1 528	—
板栗	1 215	5 757
鼠尾草（干的）	12 073	2 920
迷迭香（干的）	1 018	2 519
留兰香（干的）	956	6 575
百里香（干的）	878	821
矮丛蓝莓	836	471
刺山柑	654	3 600
黑橄榄	569	117
高丛蓝莓	560	205
榛子	495	687
美洲山核桃	493	1 816
豆粉	466	—
梅子	377	411
绿橄榄	346	161
甜罗勒（干的）	322	4 317

续表 9-1

食物	多酚类	抗氧化剂
咖喱	285	1 075
甜樱桃	274	144
朝鲜蓟	260	1 142
黑莓	260	570
炒黄豆	246	—
牛奶巧克力	236	854
草莓	235	268
红菊苣	235	129
红莓	245	980
咖啡（过滤的）	214	267
干姜	202	473
全麦硬小麦粉	201	186
西梅	194	1 195
杏仁	187	191
黑葡萄	169	205
红洋葱	168	91
新鲜百里香	163	1 173
菠菜	119	248

其他可食用草本植物

还有一些可食用的草本植物，认识它们对丰富你的菜谱有重要作用。在我的公寓里，我会自己种植迷迭香、鼠尾草和罗勒。我的一大乐趣便是种植它们，并用于烹饪或煮茶。即使你没有花园，将它们种在花盆里，尽量让它们靠近窗户，这样一整天都有充足的光线，它们就能开心地长大。

我最常用的草本植物是欧芹和罗勒，还有马郁兰、柠檬草、薄荷、留兰薄荷、迷迭香、鼠尾草、龙蒿，在可能的情况下，藏红花也很推荐。以下是我对这些重要草药的一些介绍：

欧芹

欧芹是我很喜爱的草本植物之一，因为它很新鲜，充盈着胡椒与草本的味道，且和大多数料理都可以搭配。

我会用切得很细的欧芹叶和大蒜来做一种非常棒的新鲜番茄酱或者一种叫欧芹酱的美味蘸酱。准备美味欧芹酱的过程很简单，不到5分钟就能完成，只要将欧芹、腌凤尾鱼、刺山柑、大蒜和一些隔夜的全麦面包一同切碎即可。

欧芹也能作为任何菜肴的配菜，切碎的欧芹还是地中海地区经典的塔布里沙拉和芙拉菲豆泥饼的重要成分。欧芹中含有大量的芹菜素，至少在细胞培养系统的实验中已经可以证明能抑制肿瘤细胞的增殖。洋葱、橙子、洋甘菊和豆苗菜中同样含有芹菜素。

罗勒

我很喜欢新鲜的罗勒，因为它们有微甜的香味以及薄荷味。烹饪食物的秘诀在于，尽可能取用新鲜的食物原料，这句话在罗勒身上体现得淋漓尽致。新鲜罗勒和干罗勒的味道有云泥之别，这也是我在家里种植罗勒的原因。

用新鲜的有机罗勒叶来自制美味的罗勒酱，是给你的意大利面添彩的简单方法。在炎热的夏天，我也会用牛至、罗勒、红洋葱和特级初榨橄榄油制作五彩且新鲜的番茄酱，其茴香混合丁香的风味是由于罗勒中的雌二醇、芳樟醇以及丁香酚的共同作用，其极强的抗氧化力来自迷迭香酸和生育酚的相互作用。

迷迭香

迷迭香是生长在地中海地区四季常青的芳香植物，是薄荷类唇形科的重要成员。这种尖刺状、具有独特香味的草本植物中含有很多有趣的植物化学物质，尤其是其中的迷迭香酸和鼠尾草酸，具有潜在的抗氧化以及保护中枢神经系统和肝脏的功效。我非常喜欢迷迭香茶，它是我最爱的草本饮品之一。

鼠尾草

鼠尾草也是我茶柜中常备的品类，在欧洲中世纪最著名的医学教科书，萨勒诺医学校的《健康法则》中写道："如果这个人的花园里种了鼠尾草，他怎么可能死呢？"实际上，鼠尾草是最丰富的抗氧化剂来源之一，并拥有范围极广的生物活性物质。动物实验和初步人类实验发现，鼠尾草有潜在的提高认知能力的作用。

全谷物和豆类：热量、纤维和蛋白质的结合

维也纳医科大学法医系的一项研究表明，在古罗马时期，角斗士们的主食并不是肉类，而是小麦、大麦以及豆类。豆类和轻度加工的全谷物也是 90 岁及以上老人们的主食。正如膳食金字塔显示的，谷物和豆类应该每日都摄入。与精制碳水化合物不同，豆类和轻度加工的全谷物是保证健康的必需成分。

食用豆类和未加工全谷物，已经被证实可以降低餐后一直到下一餐的血糖水平，这种功效会因为我们食用高度碾磨的谷物面粉或在高温下过度烹饪豆类和谷物而丧失。比如说，我们在午餐时食用糙米和豆类，晚餐时我们的血糖水平会更低；甚至如果我们在晚餐时食用藜麦和鹰嘴豆沙拉，那么整晚的血糖水平都会降低。这不仅对健康人士很重要，对于糖尿病前期以及糖尿病患者尤其重要。

豆类和全谷物的组合也提供了所有的人体必需氨基酸，这对我们体内所有蛋白质的合成都很重要，而且不会促进导致粥样化的脂肪酸在动脉内形成斑块。此外，它们不像其他动物制品和植物油，它们不含有任何饱和脂肪酸、反式脂肪酸或者其他不利于健康的成分。

当然，它们确实含有一定的热量，这就是为什么我们需要根据身体需要适量食用。如果我们进行大量的体力劳动或者剧烈运动，就需要吃更多的全谷物和豆类来获得必需的氨基酸和热量，用以补充肝脏和骨骼肌中的糖原。如果平日里久坐不动，我们就要少吃些全谷物和豆类。不过，摄入越多的轻加工全谷物和豆类，维生素、矿物质、植物化学物质和膳食纤维的摄入量也就会越高。

增加全谷物和豆类摄入的食用方法

- 在储物柜中放置各式各样的全谷物和豆类。不同于其他的食物，它们可以在室温阴暗的环境中保存几个月。
- 当你去厨房开火烹饪时，烧一锅水，加入 1 ～ 2 杯豆类（比如绿豆、扁豆

或者鹰嘴豆)，1～2个小时小火慢煨后，放凉并存储在冰箱中待用。这个适用于糙米、大麦、小麦。

- 用事先煮好的糙米或扁豆作为午餐的主食，或者放1杯到晚餐的蔬菜汤中。扁豆和大量蔬菜混合做成沙拉也是午餐或者晚餐中主食的好选择。
- 当你更加善于烹饪谷物和豆类后，可以尝试每次准备两种，这样你的冰箱里就总有准备好的了。

全谷物：大自然的馈赠

全谷物里包括完整的麸皮、胚芽和胚乳。相比之下，精制谷物经过研磨加工，大部分麸皮和胚芽已经被取出，从而延长保质期。精制谷物包括白米、白面粉、白面包和精制玉米粉。然而，麸皮和胚芽中含有对身体十分重要的生物活性化合物，比如麦麸的糊粉层中含有多种植物生化素(如阿魏酸、烷基间苯二酸、芹菜素、木脂素和植酸)。在结肠癌和皮肤癌的动物试验中，这些物质已经被证明有极强的抗氧化和抗癌作用。

全谷物的胚芽中含有一种叫亚精胺的多胺，奥地利卡尔弗朗茨格拉茨大学的弗兰克·马多教授已经在动物模型上证明，这种多胺可以延长寿命，有助于清除受损细胞和减少炎症。大型流行病学研究数据表明，多食用全谷物食物能有效预防肥胖、2型糖尿病、心血管疾病和癌症。美国国家卫生研究院的饮食与健康研究发现，全谷物摄入量高的人，因各种原因导致的死亡率降低了17%。

来自286 125名研究者的研究数据表明，在调整BMI和其他因素的影响后进行分析，每天食用两份全谷物的人与很少或者几乎不食用粗粮的人相比，患2型糖尿病的风险降低了21%。

食用粗粮也被证实能够降低患高血压、结肠癌和乳腺癌的风险，特别是糙米的摄入，能够降低绝经前乳腺癌的发病率。而在同一研究中也发现，多食用白面包会增加患乳腺癌的风险。

谷物并非“生来平等”

如今，我们消费的谷物多为精制小麦、大米和玉米。今后，我们可以多食用一些富含纤维的全谷物，包括大麦、小麦、燕麦、黑麦、小米和藜麦。下次你考虑是否要吃白米或者意大利面时，不妨选择一种营养丰富的高纤维谷物来替代。每种谷物都有其营养价值和独特的风味，以下是一些有特点和营养价值的全谷物：

小麦

这是最古老的谷物之一，小麦有两个基础品种：硬粒小麦和软粒小麦（普通小麦）。还有其他一些品种，比如斯佩尔特小麦、意大利的法罗小麦。

硬粒小麦比软粒小麦含有更丰富的蛋白质，可以用来做意大利面。就我而言，我更喜欢用硬粒小麦来制作意大利面和酸面包。因为它含有很高的弹性蛋白——麸质。2～3片我亲手制作的全麦面包，就可以让午餐营养升级，我会将它和切碎的蔬菜以及印度咖喱一起食用。

小麦中的麸质蛋白还有另外一种食用方法，即将其加工成肉的替代品——素肉。另外一种在地中海地区，尤其是在西西里和北非地区很常见的吃法，是将小麦加工成粗麦粉，作为主食来食用。粗麦粉由硬粒的高蛋白小麦研磨而成，比常规品种更有营养。

当然，小麦的营养和蛋白质含量，因土壤和品种的不同而存在差异。一般来说，小麦的蛋白质含量比其他谷物要高些（每100克含14克蛋白质），但其中两种必需氨基酸赖氨酸和苏氨酸的含量相对低一些，这就是为什么最好将小麦和豆类一起食用。

每100克完整硬粒小麦中含有高浓度的烟酸（7毫克，为每日推荐摄入量的42%）、硫胺素（0.4毫克，为每日推荐摄入量的38%）、维生素B_6（0.4毫克，为每日推荐摄入量的32%）、锰（3毫克，为每日推荐摄入量的139%）、磷（508毫克，为每日推荐摄入量的73%）、镁（144毫克，为每日推荐摄入量的34%）、锌（4毫克，为每日推荐摄入量的38%）、铜（1毫克，为每日推荐摄入量的68%）、铁（4毫克，为每日推荐摄入量的44%），全麦也是硒的优质来源（每100克全麦含有89微克的硒，为每日推荐摄入量的163%）。小麦的胚芽部分含有有益健康的脂肪酸和亚精胺。买面粉的时候，尽可能买新鲜的面粉，条件允许的情况下，建议放在冰箱冷藏，以防感染细菌后使得胚芽中珍贵的脂肪酸氧化而产生酸败。

大米

大米是全世界消耗量第二的谷物，在亚洲是重要的主食来源。水稻的品种繁多，最健康和常见的品种有：

- 长形糙米（种子较长，较薄，但黏性较低，膨胀性好）
- 粗圆形糙米（含有更多糊精，更有黏性，膨胀性较低）
- 棕色印度香米

与精白米不同，全粒糙米保留了具有保护作用的高浓度的营养成分。糙米的边壳、麸皮和胚芽中富含矿物质、维生素和植物化学物质。每 100 克糙米中含有高浓度的锰（4 毫克，为每日推荐摄入量的 163%）、磷（333 毫克，为每日推荐摄入量的 48%）、硒（23 微克，为每日推荐摄入量的 43%）、它同时也是维生素 B_6（1 毫克，为每日推荐摄入量的 39%）、烟酸（5 毫克，为每日推荐摄入量的 32%）、泛酸（1 毫克，为每日推荐摄入量的 30%）、维生素 E（1 毫克，为每日推荐摄入量的 5%）的优良来源。

糙米也是获取纤维的优质食物来源，但是精制后的糙米会流失掉 80% 的硫胺素（维生素 B_1）和其他维生素 B，如吡哆醇、维生素 B_6、核黄素、维生素 B_2、三分之二的烟酸、维生素 B_3 和一些矿物质，亚精胺和必需脂肪酸也会流失。

我总是买有机糙米，因为它含有较低含量的有害农药和化学成分，优质糙米需要 40 ～ 50 分钟的烹饪时长。除了普通的煮饭方法外，糙米还可以和数百种不同的蔬菜、豆类、鱼、豆腐混合在一起，我的家人们就特别喜欢软软糯糯的奶油糙米烩饭。有机糙米糕也是适合小朋友们的健康零食，它是低钠、低胆固醇、高纤维的零食，可以直接吃，当然，小朋友更爱配着芝麻酱或者巴旦木酱一起食用。

大麦

大麦是最早的栽培谷物之一。它所含丰富的膳食纤维来自纤维素、直链淀粉、戊聚糖和 β－葡聚糖。β－葡聚糖被发现仅在大麦和燕麦中含量较高，β－葡聚糖可能是降低血糖、胰岛素和胆固醇水平的重要因素。这就是为什么我试着把这种坚果味的、有点耐嚼的谷物放进从汤到面包各种菜肴里的原因之一，当我准备意大利烩饭、海鲜饭和肉饭时，也会用它来代替糙米。

在烹饪大麦之前先烤一下，这样大麦会释放出类似坚果的风味，搭配开心果、葡萄干、芝麻酱和一些烤蔬菜，这道内容丰富的料理绝对能让你大饱口福。大麦还可以制作无酒精饮品，比如大麦水、大麦茶以及类似咖啡口感的烤大麦饮品。

与选择其他谷物一样，最好购买天然无加工的大麦，我只选择去壳大麦而非珍珠大麦，超市里面的珍珠大麦都被处理过，去掉了大部分外层的麸皮和胚芽。去壳大麦是更健康的选择，虽然会大大增加烹饪时间，但去壳大麦中含有丰富的纤维素和核黄素（0.3 毫克，为每日推荐摄入量的 20%）、硫胺素（1 毫克，为每日推荐摄入量的 54%），以及一些微量元素，比如铁（4 毫克，为每日推荐摄入量的 45%）、铜（0.5 毫克，为每日推荐摄入量的 55%）、锌（3 毫克，为每日推荐摄入量的 25%）。某些品种的栽培大麦中，铬含量是啤酒酵母的 10 倍（啤酒酵母被认为是铬最佳的食物来源）。其他对身体有益的成分包括生育三烯酚、木脂素、植物雌激素和一些酚类化合物。

小米

这是另一种有趣的谷物，但只能偶尔吃一点儿。因为有研究表明，在小米外层的麸皮部分中，有一种叫作 C- 糖基黄酮类化合物的成分，可能会抑制酶的活性。特别是在缺碘地区，小米的摄入可能导致甲状腺肿的发生。

除此之外，小米温和且带有坚果味的口感（用平底锅煎会增加小米的坚果味道），使得它的烹饪方法多样。它可以和豆子一起制作脆豆饼，和辣牛油果泥一起混合食用；或者是作为糊糊，和鹰嘴豆粉一起做成芙拉菲饼。煮熟的小米体积会膨胀，很适合替代燕麦片作为早餐食用，也可以直接加在汤里或是提前料理好撒在沙拉上。当然，煮之前如果先微微烘烤一下小米，会增添更多风味。

小米中不含麸质，因此乳糜泻患者也可以食用。小米是一种健康的谷物，纤维含量比大米高，富含锰、铜、镁、铁、烟酸和硫胺素，而且容易消化。半杯小米中含有 380 千卡热量，11 克蛋白质，且拥有高于小麦、黑麦和玉米的亮氨酸、异亮氨酸和赖氨酸这三种必需氨基酸。小米也是硒的优质来源，硒能保护细胞免受氧化损伤。

玉米

虽说玉米没有其他谷物那么健康，但这种香甜可口的谷物依旧是我们家餐桌上的常客。我们只需要煮熟或者微微烤一下玉米棒，然后就可以吃了。有些玉米粒适合制作成爆米花，这会是孩子们的健康零食。

有机黄色玉米面粉可以制作成软糯的玉米粥，或是制作成美味的面包片、玉米饼或者是玉米片。我会把玉米片当作小铲子，来吃我最爱的牛油果酱 guacamole，这种酱很好准备，只用将 3 个牛油果、1 整个切碎的洋葱、甜椒以及香菜混合，再加入盐和些许柠檬汁或者青柠汁，这样可以中和牛油果浓郁的口感。

小贴士

玉米中的烟酸的生物利用率非常低，而且它里面的两种人体必需的氨基酸，赖氨酸和色氨酸含量也很低，所以将玉米和豆类一起食用，才能摄入足够人体所需的氨基酸，从而达到氨基酸平衡，促使蛋白质合成能够正常进行。

燕麦

这种谷物通常被制作成燕麦片，用来做燕麦粥。燕麦粉也用作烘焙和综合谷物麦片的配料。跟大麦一样，燕麦也可以浸泡后研磨成燕麦奶饮用。

燕麦是蛋白质的优质来源，也是谷物中唯一包含球蛋白的品种。由于球蛋白是水溶性的，燕麦不添加其他谷物面粉不能用来做面包，但可以变成牛奶样物质。燕麦粒中谷物蛋白的比例是 15%，含量非常高，它的蛋白质营养品质评分也非常高。

一杯燕麦（156 克）中含有高浓度的硫胺素（1.2 毫克，为日推荐摄入量的 95%）、锰（6 毫克，为每日推荐摄入量的 246%）、磷（739 毫克，为每日推荐摄入量的 100%）、镁（231 毫克，为每日推荐摄入量的 55%）、锌（5 毫克，为每日推荐摄入量的 44%）、铜（1 毫克，为每日推荐摄入量的 59%）、铁（7 毫克，为每日推荐摄入量的 82%）。

燕麦片、燕麦粥和燕麦粉中含有高浓度的特殊不溶性纤维（β-葡聚糖），这是一种不含淀粉的多糖，通过减少胆固醇的肠道吸收，有微小但显著的降低胆固醇的作用。

小贴士

发芽的谷物能增加某些维生素和植物化学物质的生物利用率，例如叶酸、生育酚和 α-生育三烯醇。

黑麦

我喜欢烤面包时黑麦面包的味道，通常我会用三分之一的黑麦粉混合三分之二的硬粒小麦面粉，这样的面粉不仅营养丰富，还会给我的面包增添浓郁的酸味。制作酸面团面包，能增加一些维生素和植物化学物质的生物利用率，例如叶酸、生育酚和生育三烯醇。

黑麦是非常棒的纤维和矿物质来源：一杯（170 克）的黑麦面粉中约含有 25 克纤维，5 克锰（为每日推荐摄入量的 198%）、60 微克硒（为每日推荐摄入量的 109%）、1 毫克铜（为每日推荐摄入量的 85%）、6 毫克锌（为每日推荐摄入量的 58%）、5 毫克铁（为每日推荐摄入量的 57%）、2 毫克泛酸（为每日推荐摄入量的 50%）和 7 毫克烟酸（为每日推荐摄入量的 45%）。

此外，黑麦麸皮中的酚类化合物含量是全黑麦的 3 ～ 4 倍，甾醇、叶酸 、生育酚和木酚素含量是全黑麦的 1.5 ～ 2 倍。

荞麦

有时候，我会在我的酸面团面包中加入一些荞麦粉，荞麦通常被认为是一种谷物，尽管它的种子是瘦果：小且干燥的单种子果实，是闭果的一种。像葵花籽一样，果皮坚硬，果核柔软。

荞麦粉比小麦粉颜色深很多，在意大利和日本，会被用于制作短条状的面条，在意大利被称为荞麦意面，在日本被称为荞麦面。荞麦也是唯一含有芦丁这种生物活性化合物的谷物，芦丁被认为可能对糖尿病具有保护作用。荞麦也是蛋白质、槲皮素、纤维、维生素和一些珍稀矿物质的优质来源。

一杯荞麦（170 克）中约含有 17 克纤维，12 毫克烟酸（为每日推荐摄入量的 75%）、1 毫克核黄素（为每日推荐摄入量的 56%）、393 毫克镁（为每日推荐摄入量的 93%）、2 毫克铜（为每日推荐摄入量的 208%）以及 2 毫克锰（为每日推荐摄入量的 96%）。

和大米、玉米一样，荞麦中不含麸质，患有乳糜泻的人可以食用。

豆类：你爱它们，它们也会一样爱你

我喜欢豆类这种健康蛋白质和维生素的极佳来源。豆类也是世界上许多人口的日常主食，尤其是那些地中海国家九十多岁和百岁老人的主食。人们每天都会食用以健康的方式制作的鹰嘴豆、扁豆、蚕豆、黄豆和黑豆。

黄金搭档：豆类 + 谷物

只可惜，在现代西方的食物消费模式下，这些豆类料理已经被人们遗忘。当我建议患者多吃些豆类时，他们要么问我："哪些食物算豆类？"要么问我："我该如何吃它们呢？"因为一些奇怪的原因导致豆类被认为是穷人们的食物，人们也渐渐从吃豆类转而吃肉类和奶制品。

但是非常可惜，因为豆类是蛋白质、碳水化合物和纤维的极佳来源，同时富含维生素和生物活性分子，还提供维生素 B、铁、铜、镁、锰、锌和磷。大多数人都很惊讶，豆子中居然含有这么多营养。

除了大豆，大多数豆类都是天然的低脂肪食物，几乎不含任何饱和脂肪酸和胆固醇。半杯豆子可提供大约 120 千卡热量、20 克复合糖、6 ～ 10 克纤维和 8 克蛋白质。但我们要知道，豆类中除了大豆外，其中的蛋白质组成是不完整的，它们缺少一些含硫的氨基酸。特别是甲硫氨酸和半胱氨酸，而这些氨基酸在全谷物中的含量很高。所以,"豆类+谷物"的组合能够以均衡的比例提供人体必需的9种氨基酸。

豆类是减糖首选食物

豆类非常适合超重和肥胖的人，特别是糖尿病高危人群。因为它们含有复合糖，相较于大多数谷物和根茎类蔬菜含有更多的直链淀粉，这种直链淀粉能放慢消化过程且升糖指数更低。

实际上，豆类不像其他热量值相似的食物，会提高血糖和胰岛素水平。在一个为期 3 个月的临床试验中，那些饮食中每天至少加入 1 杯豆类的 2 型糖尿病患者，其血糖水平、胆固醇水平和血压水平都比食用全麦的患者降低得更多。在另外一项试验中，用豆类代替红肉，能够显著地降低空腹血糖、胰岛素、甘油三酯以及低密度脂蛋白胆固醇水平。

食用豆类能够降低胆固醇，已在其他许多的临床试验中得到证实。平均来说，豆类饮食治疗组总胆固醇的平均降低量为 11.8 毫克 / 分升。豆类中富含的植物甾醇和纤维（也包括坚果、种子、全谷物、蔬菜和水果中的），可能因为抑制了肠道对胆固醇的吸收，从而降低了血液中的胆固醇水平。

豆类还能降血压

富含豆类的饮食也有助于控制体重和降低血压。肥胖患者参加了一个包括豆类和全谷物的减肥项目后，腰围明显减少，血压和甘油三酯水平得到改善。

其他小型试验表明，无论是不是高血压患者，在排除体重减轻的影响下，豆类可以降低血压。豆类中高含量的不易被消化的纤维能通过增加饱腹感带来减肥的效果，这些纤维也能为益生菌提供完美的基底（纤维为益生菌群提供了营养物质）。那些以豆类纤维为食的肠道菌群会产生更多的代谢物，用来降低身体炎症。一项小型试验发现，在不受体重减轻的影响下，用豆类代替两份红肉，能显著降低超重糖尿病患者的 C- 反应蛋白和两种诱发炎症的细胞因子（白介素 -6 和肿瘤坏死因子 - α）。

食物中的钾元素是降低血压的另外一个原因。综合几项研究发现，钾排泄量每天增加 2 克，会带来收缩压和舒张压的降低。富含钾的食物有水果、蔬菜和豆类。例如，半杯熟白芸豆（一杯约为 250 毫升）含有 595 毫克钾；一个中等大小的红薯含有 542 毫克钾；一个番茄酱罐头含有 700 毫克钾。

豆类是叶酸的最佳来源之一。叶酸是水溶性 B 族维生素，有助于新的红细胞生成和预防一些先天性缺陷，比如神经管缺陷，每年受叶酸缺乏影响的新生儿达到 30 多万。叶酸还有助于预防癌症，但由于这种维生素无法储存于我们的体内，因此我们每天要摄入大量含叶酸食物，例如豆类、绿叶蔬菜、新鲜水果和酵母；动物肝脏也是叶酸的优质来源。

此外，豆类里的其他生物活性化合物（刺芒柄花素、鹰嘴豆素 A、香豆素）也可能存在抗癌的功效。特别是两种植物雌激素——染料木素和大豆黄酮，具有雌激素样效应，它们能与人的雌激素受体结合，从而阻止癌细胞增殖。

小贴士

豆类确实比其他食物容易产生更多气体（胃肠胀气），对某些人来说会引发腹胀。产生气体说明我们的肠道菌群在正常健康地工作，气体来自豆类纤维自身的发酵，不会带来任何伤害，但我们可以减少气体的产生，比如我们可以在饮食中循序渐进地引入豆类食物，并在食用前用筛子去掉纤维丰富的表皮部分。

烹饪豆子的小技巧

总有传言说烹饪豆子是一件非常难的事情。事实上，一旦你掌握了一些小技巧，就会发现烹饪豆子也是一件简单的事。首先，在冰箱里储存好一周量的预先处理好的豆类，这就意味着你可以用它们来做几乎所有菜肴。试着同时准备两种不同的豆子，每周都换些不同的做法。比如，一个星期煮扁豆和青豆，下一周煮蚕豆和芸豆，之后再煮鹰嘴豆和蔓越莓豆。

豆类沙拉或者豆子汤可以选择任意组合的熟豆子，和新鲜蔬菜或者蒸熟的蔬菜混合。你也可以将你喜欢的谷物，比如糙米、藜麦或者大麦和一些鹰嘴豆或者白芸豆以及色彩缤纷的烤蔬菜混合，这样不仅能提高营养价值，而且能提升口感。

豆类烹饪指南

- 像鹰嘴豆、蚕豆、蔓越莓豆这类大号豆子，烹饪前需要在冷水中浸泡 24 小时，扁豆需要的时间会短一些。
- 豆类与海绵很像，在煮的过程中会吸收大量的水分，每 1 杯豆子至少需要 3 杯的水来烹饪。
- 煮的过程中，撇去浮沫。
- 煮完豆子后只需要加入一些盐调味即可。
- 如果你将豆子放在冰箱里储存，需要将水全部倒掉并且加入一些盐以延长保质期。
- 如果你能提前 30 分钟将豆子和其他配料一起腌制，这样做出来的豆子沙拉味道会更鲜美。
- 在豆子沙拉和豆子汤中加入些许柠檬汁，不仅能提升味道，而且能增加矿物质和维生素的吸收率。

扁豆

扁豆是我最爱的一种豆子，它们有泥土香和美丽的形状。扁豆根据其形状、大小的不同，以及绿色、棕色、黑色、橙色和红色的颜色区别，可分为诸多种类。红色扁豆中仅含有绿色扁豆三分之一的膳食纤维（红色扁豆约为 11%，绿色扁豆约为 31%）。煮的时间越久，膳食纤维丧失的越多，打成豆泥后几乎完全丧失。

扁豆是豆类中烹饪时间最短的，通常只需要 15 ～ 20 分钟。尤其是表皮被去掉的红扁豆，特别容易煮熟。如果是用高压锅，绿色扁豆需要 10 分钟，黄色和红色扁豆 6 分钟就可以煮软。煮好的扁豆在冰箱中可以保存 5 天，食用方法也是多种多样，从豆子汤到咖喱酱再到面条酱汁都可以。

除此以外，还可以将发芽的扁豆放到沙拉或者其他菜肴中。在印度，轻微发酵的扁豆可以制作成玛莎拉咖喱的面糊，里面还有土豆和洋葱，旁边配上椰子酸辣酱，这也是我最爱的印度菜之一。

不考虑黄豆的情况下，扁豆是豆类中含蛋白质最多的，平均蛋白质含量为 27%。一杯煮好的绿扁豆（198 克）可提供 230 千卡热量、16 克膳食纤维，且只有 1 克脂肪。它们是铁（7 毫克，为每日推荐摄入量的 82%）、锌（3 毫克，为每日推荐摄入量的 31%）和硒（6 微克，为每日推荐摄入量的 10%）的极佳来源。扁豆富含叶酸（358 微克，为每日推荐摄入量的 90%），硫胺素（1 毫克，为每日推荐摄入量的 30%），维生素 B_5（1 毫克，为每日推荐摄入量的 25%），同时也是含有最多酚类化合物和抗氧化剂的食物之一。流行病学研究数据表明，食用这些豆科植物可降低罹患癌症和心血管疾病的风险。

鹰嘴豆

鹰嘴豆是黄褐色、豌豆状、有着坚果味道和黄油质地的豆子，是蛋白质、膳食纤维、维生素、矿物质以及低升糖型淀粉的集中来源。一杯煮熟的鹰嘴豆可提供 270 千卡热量，12 克膳食纤维，15 克蛋白质以及 4 克脂肪（主要是单不饱和脂肪和多不饱和脂肪）。它们同时富含铜（1 毫克，为每日推荐摄入量的 64%）、铁（5 毫克，为每日推荐摄入量的 59%）、锰（2 毫克，为每日推荐摄入量的 73%）、钙（80 毫克，为每日推荐摄入量的 8%）、锌（3 毫克，为每日推荐摄入量的 23%）。鹰嘴豆还提供大量的叶酸（282 毫克，为每日推荐摄入量的 40%），这对我们的健康至关重要。

鹰嘴豆至少要在水中浸泡 24 小时，然后煮 1 个小时才能变软。它们可以做成沙拉、汤或是酱汁，也可以装饰意大利面。在意大利的托斯卡纳和利古里亚大区，会用鹰嘴豆面粉制作鹰嘴豆脆饼。在中东，会用鹰嘴豆和芝麻酱、切碎的大蒜、柠檬汁和特级初榨橄榄油一起打成泥，做成超级健康的鹰嘴豆泥蘸酱。生鹰嘴豆也能用来制作芙拉菲饼，这是一种酥脆口感，搭配芝麻酱和新鲜蔬菜的素肉饼。

蚕豆

我很喜欢蚕豆那种带着坚果味又有些微甜奶油的口感，它能制作成沙拉、汤、意面、蘸酱等各种美食。古代历史上的美索不达米亚文明下开始广泛种植蚕豆，它被当时的古罗马和古希腊人视为佳肴。蚕豆是健康的高纤维和无胆固醇的豆类，它理应在我们的烹饪中占有一席之地。

新鲜的蚕豆可以在晚春收割，那时它们仍然是鲜嫩的，整个豆荚都可以拿来煮着吃。新鲜的小蚕豆加上橄榄油、盐、大蒜和一小撮柠檬皮，就能做成一道意大利面上的完美酱汁。当然，你也可以将蚕豆从豆荚中取出来蒸或者煮着吃。如果你没吃过新鲜的蚕豆，你真的应该感受一下它的美味，并且把它加入很多菜肴中去。

因为蚕豆可食用的季节很短，如果你想全年食用，可以冷冻整个蚕豆荚或者用传统的干蚕豆。干豆比罐头类的豆子更便宜，且不含任何添加剂，比如钠、糖以及罐头内壁释放的有毒双酚 A。

可以将干蚕豆放在水中浸泡 8 ～ 10 小时，然后去掉外皮，放入装水的大平底锅煮至变软。蚕豆无论是加入汤中还是做成其他菜肴的佐餐都很美味。蚕豆也可以加入橄榄油碾压成泥状；烤蚕豆和腌蚕豆都是亚洲和南美国家一种很受欢迎的小吃；一盘捣碎的蚕豆混合橄榄油、盐和孜然粉，被称为富尔梅达梅斯，是埃及人的传统早餐。

小贴士

被诊断为蚕豆病（一种罕见的遗传性葡萄糖 -6- 磷酸脱氢酶缺乏症）的人不能吃蚕豆，因为吃了蚕豆后会引发溶血性贫血，如果你吃了蚕豆后感觉不舒服，应该去接受基因检测排查是否有这种基因缺陷。

黄豆

我很少吃煮熟的黄豆，但我会将豆腐和毛豆作为我的主食。豆腐也叫大豆奶酪，是一种用柠檬汁或者硫酸钙将豆浆凝固的高蛋白食物。每 100 克豆腐中含有 10 克蛋白质，但热量只有 91 千卡。值得注意的是，大豆蛋白的质量远高于其他豆类，类似于动物蛋白。僧人会用豆腐作为肉和鱼的主要替代食物。

我喜欢把豆腐切成薄片烤着吃，然后滴上一些橄榄油和日本酱油。它们的味道非常好，制作方法也很简单。切成小块的豆腐，可以放进大多数汤和酱汁中。

小贴士

在烹饪的最后 10 ～ 15 分钟加入豆腐，可以让豆腐吸收更多的风味。

黄豆有很多不同的吃法。未成熟的甜黄豆，叫作毛豆。在黄豆成熟前的一个月，豆荚又嫩又绿的状态下采摘，然后以冷冻的形式储存起来以供之后食用。将毛豆放在盐水中煮并且趁热吃，是一种非常健康的零食。一杯的毛豆（约 150 克）可提供 18 克蛋白质和成年人每日所需的 20% 的铁、16% 的维生素 C、10% 的钙、52% 的维生素 K 和 121% 的叶酸。

另外一种吃黄豆的方法是——发酵的豆瓣酱，例如味噌、纳豆、豆豉和酱油。味噌是由大豆和谷物（比如大米、大麦等）制成的咸且稠的豆瓣酱，被用于制作美味的日式味噌汤。

一般来说，食用豆制品可以在一定程度上降低血压并改善动脉健康。一些研究发现，低饱和脂肪、胆固醇和高大豆蛋白的饮食能降低低密度脂蛋白胆固醇的水平，尤其是用大豆蛋白取代含动物脂肪的食物时。大豆异黄酮可以降低患骨质疏松症和癌症的风险，同时也能降低绝经后女性的潮热频率和严重程度，每 100 克豆腐中含有约 25 毫克大豆异黄酮。

白芸豆、腰豆、花腰豆以及其他豆子品种

有很多品种的豆子可供我们选择，包括意大利白芸豆、菜豆、腰豆、红腰豆、黑豆、红豆、豌豆等。请多尝试不同种类的豆子，因为它们都含有独特的植物化学物质和微量元素。它们对健康的独特益处，有些甚至还没有被研究过。

豆类能降低心血管疾病和癌症的患病风险

流行病学研究发现，经常食用豆类，比如能每周吃 2 ～ 4 次豆类，死亡风险会降低，特别是心血管疾病引发的死亡。吃豆类能降低患心脏病的风险，可能是因为豆类有助于降低血压和血浆中的胆固醇、葡萄糖、C- 反应蛋白的水平。经常食用豆类能降低结肠癌、乳腺癌和肺癌的患病风险。

哈佛健康研究中心发现，女性如果每周食用两次豆类或者更多，患乳腺癌的风险可以降低 24%。

坚果和种子的世界

我们往往会忽略食用坚果和种子，殊不知它们是营养宝库。理想的情况下，我们每天都应该吃一些。它们是必需氨基酸和脂肪酸（主要是健康的单不饱和脂肪酸和多不饱和脂肪酸）以及膳食纤维的优质天然来源。它们也提供了各式各样的维生素（维生素 B、叶酸、维生素 E），重要的矿物质比如钾、镁、钙、铁和锌（包括抗氧化矿物质硒、锰和铜）以及其他重要的植物化学物质，比如黄酮类化合物、白藜芦醇和植物固醇。

一把生坚果或者烤种子都是非常健康的零食，特别是对我们的孩子来说。当我搭乘飞机时，我总是带上一小袋有机巴旦木、山核桃或是腰果。这是因为它们甜甜咸咸的味道中和得很完美，加入沙拉、酱汁、蘸酱或者是冰沙中都毫无违和感。

一般来说，将坚果特别是巴旦木浸泡在水中，能降低一种抗营养成分——植酸的含量。但要注意的是，现在的很多商家都在坚果和种子中添加盐、糖和植物油，这对血压和体重不利，甚至会增加患糖尿病的风险。

试着买带壳的生坚果，这样你就知道它们没有经过加工。未去壳的坚果和种子需要被冷藏，因为它们很容易变质酸败，而酸败会释放很多高氧化性的多不饱和脂肪酸。越来越多的流行病学研究表明，每周吃至少 5 份的坚果，患心脏病的风险会降低 40% ～ 60%。

以下是坚果能保护心血管系统的原因：

1. 坚果（夏威夷果除外）中的饱和脂肪含量很低，富含保护心脏的单不饱和脂肪和多不饱和脂肪。

2. 它们富含可溶性纤维，可减少我们的肠道对胆固醇的吸收。

3. 所有的坚果特别是巴旦木和核桃，都是强大的抗氧化维生素 E 和抗氧化矿物质（比如硒、铜、锰）的主要食物来源。

4. 生坚果是天然的低钠、高钾、高镁的食物，这使得其在降血压方面起到了重要作用。但经过加工、烘烤和盐焗后的坚果除外。

5. 许多坚果，特别是松子，富含精氨酸。这种氨基酸能够转化成一种叫作一氧化碳的抗动脉硬化分子。

6. 核桃是亚麻酸的重要食物来源，它能降低甘油三酯水平，减少炎性反应，防止多种不规则心跳的状况。

研究发现，每天食用 30 ～ 50 克坚果，能降低甘油三酯水平和空腹血糖的水平，并且改善循环脂质水平，特别是在胆固醇较高的人群中。一项为期 6 个月的随机临床试验结果发现，一系列降低胆固醇的食物，包括巴旦木在内，能使血胆固醇水平降低 15%。

哪些坚果对健康更有益处

大自然母亲给我们提供了各种各样的美味坚果，每种坚果都有独特的营养成分，如表 9-2 所示。

表 9-2 每 100g 坚果中的营养成分

坚果名称	热量 / 千焦	饱和脂肪酸 / 克	单不饱和脂肪酸 / 克	多不饱和脂肪酸 / 克	α－亚麻酸 / 克	膳食纤维 / 克	蛋白质 / 克	精氨酸 / 毫克	叶酸 / 毫克
杏仁	2 418	3.88	32.15	12.21	0	8.8	21.26	2.47	29
巴西坚果	2 743	15.13	24.54	20.57	0.06	8.5	14.32	2.15	22
腰果	2 314	7.78	23.79	7.84	0.16	5.9	18.22	2.12	25
榛子	2 629	4.46	45.65	7.92	0.09	10.4	14.95	2.21	113
澳洲坚果	3 004	12.06	58.87	1.5	0.2	6.0	7.91	1.4	11

续表 9-2

坚果名称	热量 / 千焦	饱和脂肪酸 / 克	单不饱和脂肪酸 / 克	多不饱和脂肪酸 / 克	α - 亚麻酸 / 克	膳食纤维 / 克	蛋白质 / 克	精氨酸 / 毫克	叶酸 / 毫克
美洲山核桃	2 889	6.18	40.8	5.6	1	8.4	9.17	1.18	22
花生	2 220	6.83	24.42	15.55	0.01	8.5	25.8	3.1	240
开心果	2 332	5.44	23.31	13.45	0.26	9.0	20.61	2.03	51
核桃	2 738	6.12	8.93	47.17	9	6.4	15.23	2.28	98

巴旦木

巴旦木富含强抗氧化物及维生素 E。一把巴旦木（约 30 克），所含有的维生素 E 和镁约占推荐每日摄入量的 37% 和 20%。镁具有降低血压的功效。同时，巴旦木也是蛋白质和钙的重要来源。我会将巴旦木切碎加入沙拉中，以增添浓郁和香脆的口感。用生巴旦木和矿泉水制作的巴旦木奶，可以代替牛奶制作奶昔。

核桃

核桃的长相酷似大脑。它是 α - 亚麻酸的完美来源，同时富含维生素 E 和多酚类物质，能防止坏的低密度脂蛋白胆固醇对身体的氧化作用。100 克核桃中有 9 克 α - 亚麻酸，能在身体内转化为二十二碳六烯酸（DHA）和二十碳五烯酸（EPA）这两种 ω-3 脂肪酸。这两种 ω-3 脂肪酸在鱼肉中也存在，它们通过减少炎症和血小板聚集，从而有效保护心脏。

榛子和松子

这两者都是维生素 E 的优质来源。榛子中富含纤维、叶酸和钾，也是花青素的优质来源，花青素似乎在降低脂质自由基（lipid free radical）方面发挥着一定作用。松子中富含精氨酸，这是生产一氧化碳所必需的氨基酸，对降低血压和防止血小板聚集起到至关重要的作用。

巴西坚果（鲍鱼果）

这是一种来自南美洲的树木结出的果实，也是我最爱的坚果之一。它们是硒最丰富的来源，6 颗巴西坚果中就含有 780% 的每日推荐硒摄入量。硒是一种强大的抗氧化矿物质，有助于防止由自由基引起的组织损伤，也是很好的纤维来源。

我会将几颗巴西坚果和几茶匙无糖的黑可可粉一起加到我早上的奶昔中，每周 2 ～ 3 次。

小贴士

《自然》杂志发布的一篇研究结果显示，纯黑可可粉中的儿茶素能增加血浆的抗氧化能力，但将可可和牛奶一起食用或者以牛奶巧克力的形式食用，效果明显降低。

开心果

开心果是蛋白质和钾的优质来源，相较于其他坚果含有更多的类胡萝卜素和叶绿素。同时也被发现含有大量的被认为具有抗癌、消炎和抗氧化作用的多酚二丙乙烯。一项小型临床试验发现，将开心果加到高升糖食物例如白面包中，能起到降低血糖的作用。

腰果

腰果是优质的铁来源，并且含有比巴旦木更多的镁。每 100 克腰果中含有 246 毫克镁，而 100 克巴旦木中含有 220 毫克镁，但腰果中的维生素 E 含量要低很多。

夏威夷果

它是所有坚果中最不健康的，含有非常多的饱和脂肪，每 100 克夏威夷果中含有 10 克饱和脂肪。

栗子

栗子虽然被认为是一种树坚果但是与大多数坚果有很大的不同。这是因为栗子是脂肪含量很低且升糖指数很低的碳水化合物，也是纤维和维生素 C 的重要来源。

小贴士

栗子煮过后，维生素C的含量会受损。最好是吃烤过的或是生的栗子。

坚果的数量盘点

每天吃一把（约30克）健康的坚果能促进身体健康，30克坚果约等于以下坚果的数量：

- 20颗巴旦木
- 9颗核桃
- 15颗山核桃
- 20颗榛子
- 30颗开心果
- 15颗腰果
- 2汤匙的松子

花生

花生其实应该被归为豆类，它富含叶酸，叶酸在DNA合成和修复以及大脑发育方面起着至关重要的作用。由于不同种类的花生生长的土壤状况、气候不同，它们中的氨基酸、脂肪酸、矿物质和植物生化素的含量也存在差异。其他许多蔬菜也有同样的营养差别问题。

小贴士

请记住一点，我最推荐的饮食方案是尽可能多样化的食物选择。每天都吃一样的食物不如每天吃不同的食物要健康。因为我们可能会缺失许多重要的营养素，并摄入过多相同的营养素。没有一种食物能补充我们所需的所有营养，所以饮食的多样化是促进健康的必要条件。与此同时，多样化的食物选择也会为饮食增添乐趣、减少重复。

种子类食物

种子虽小但含有丰富的营养。将可食用的种子作为膳食的一部分，可以降低患心血管疾病的风险。它们富含的单不饱和脂肪酸和多不饱和脂肪酸，抗氧化的维生素（维生素 E、维生素 A 和维生素 B）以及矿物质，比如镁和磷，对降血压均有帮助。

种子也是蛋白质的优质来源（比谷物中的蛋白质含量高很多），同时也富含锌、铁、钙和铜。种子里的油脂含有大量多酚类物质，不仅能够保护种子，而且能够保护我们的细胞不被氧化。

可食用的种子有不同的颜色、形状和大小。

芝麻

芝麻也被称为长寿种子，它们被认为是人类已知的最古老的油籽作物。这些非常小的白色种子可以在极其恶劣的自然环境下（干旱和高温）存活，几乎不需要耕种。这种小而美味的种子可以直接整粒放入沙拉中，也可以研磨成芝麻酱，在很多商店中都能买到这种罐装芝麻酱。

我通常会把有机芝麻酱涂抹在面包片上，或者用于制作中东茄子酱或者鹰嘴豆泥蘸酱。鹰嘴豆泥是将煮熟的鹰嘴豆与芝麻酱、橄榄油、柠檬汁、盐和大蒜混合而成。

去皮的芝麻营养更丰富。黑芝麻有种烤过的烟熏风味，微烤的黑芝麻可以做为正在长身体的孩子们的零食。

芝麻中富含多种特别的抗氧化物，比如芝麻素，在动物实验和人体试验中均发现，它可以有效地降低血清中胆固醇的水平。

亚麻籽

亚麻籽种植在全世界气候较冷的地方，它是抗氧化木脂素的重要来源（每克含有 13 毫克的木脂素），也是对心脏有益的 α－亚麻酸的重要来源。亚麻籽是膳食中仅次于油性鱼类的最丰富的 ω-3 脂肪酸来源。有趣的是，不到两周的时间，亚麻籽中的 ω-3 脂肪酸就会大量融入我们细胞的细胞膜中。

一些临床数据发现，食用全亚麻籽可以少量但显著降低总胆固醇和低密度脂蛋白胆固醇水平。和其他种子一样，由于其多不饱和脂肪酸的含量高，最好将亚麻籽和亚麻籽油保存在冰箱中以防止其氧化。

小贴士

亚麻籽中的 ω-3 脂肪酸的生物利用率在研磨后更高。被研钵和搅拌机研磨的亚麻籽粉，可以提高某些肠木脂素的生物利用率。木脂素在大肠肠道菌群的作用下，会变成肠木脂素。研究发现，高浓度的肠木脂素与较低的心脏病和癌症风险有关。

南瓜籽

南瓜籽中含有 30% 的蛋白质。这种绿色微甜的耐嚼种子，只要稍微烤一下就能作为美味的健康零食。将其加在沙拉、汤和面包中同样美味无比，还可以替代松子制作美味的青酱。

葵花籽

这是另外一种我经常食用的种子，它是美丽的向日葵结出的果实。葵花籽含有丰富的维生素 E 和锌，能用来制作奶油质地的葵花籽酱，是花生酱的完美替代者。

奇亚籽

奇亚籽这些年成为了风靡全球的健康食品。将它加在早餐的奶昔中或者是豆汤里，可以增添口感和营养。最新的研究发现，它是 ω-3 脂肪酸最丰富的植物来源之一。1 汤匙奇亚籽（约 14 克）的热量约为 70 千卡，有 6 克纤维、3.5 克不饱和脂肪酸和 2 克包含所有人体必需氨基酸的完全蛋白质，同时它也是钙、磷、锌和铜的优质来源。许多研究发现，奇亚籽在降低胆固醇水平和减重方面都发挥着潜在作用，但这些结论尚未得到临床验证。

芽苗类食物

还有一些很有趣的种子能用来丰富我们的饮食，例如紫花苜蓿籽、黑种草籽以及芥末籽等。还有其他利用种子的吃法，比如种子发芽。

水果是我们皮肤最好的“甜点”

我们吃的东西会影响我们皮肤的活力、健康以及衰老的速度。樱桃、蓝莓、黑醋栗、草莓、苹果、梨，都是富含维生素、植物化学物质的低升糖指数的水果，有保护肌肤的功效。与其他食物一起吃，有助于维持皮肤的光泽度、嫩滑度和明亮度。

每天吃些富含类胡萝卜素、叶黄素和玉米黄质的水果，能改善肌肤的亮度和肤色，避免紫外线造成的皮肤发红和老化。富含类胡萝卜素的水果有木瓜、西瓜、哈密瓜、芒果、橙子，而猕猴桃、葡萄、橙子是叶黄素和玉米黄质的优质来源。

经常食用水果不仅有益于肌肤健康，而且餐后用水果沙拉来代替高热量的甜点或冰激凌，也是控制体重的最佳策略之一。半勺巧克力冰激凌的热量是 250 千卡，一片海绵蛋糕含有 240 千卡的热量，且它们主要是由单糖和饱和脂肪组成，不含纤维。相比之下，一整杯不加糖的草莓和蓝莓仅含 45 千卡的热量，却含有 80 克的维生素 C（为每日推荐摄入量的 87%）且不含脂肪。如果你吃下一个 200 克的大芒果，你会摄入 130 千卡热量、4 克纤维、390 微克维生素 A（为每日推荐摄入量的 43%）、55 克维生素 C（为每日推荐摄入量的 62%）和 2 毫克维生素 E（为每日推荐摄入量的 15%）。

用完整的水果来代替甜点的另一个好处是延长饱腹感，这是因为水果中的膳食纤维会产生黏稠的凝胶状肠道环境，延缓胃排空的时间，以及降低消化碳水化合物的消化酶的活性。

正如我之前所说的，膳食纤维能够通过改善肠道环境从而阻止体重增长。一项研究也发现，在瘦子体内常见的一种细菌——拟杆菌，在常吃水果的人群体内含量也高。

健康有活力的皮肤最需要的食物

如果你想让皮肤看起来明亮、健康，以下这些饮品和食物是你需要经常食用的。

富含植物化学物质和维生素的低升糖水果

富含维生素C、槲皮素、花青素和原花青素的水果，有助于皮肤通透明亮，同时能帮助皮肤祛斑、修复和再生。推荐的食物有：橙子、柠檬、蓝莓、黑醋栗、草莓、猕猴桃、木瓜和苹果。维生素C能促进胶原蛋白的生成，强化毛细血管，并消灭导致皮肤氧化的自由基，减缓皮肤老化的速度。

富含类胡萝卜素的蔬菜

胡萝卜、红薯、南瓜、西蓝花、奶油生菜、欧芹、西洋菜中富含β胡萝卜素，木瓜、羽衣甘蓝和菠菜中含有叶黄素。这些化合物都是强大的抗氧化剂，在改善肤色和保护皮肤健康方面发挥着重要作用。

油性鱼类、坚果、种子和牛油果富含单不饱和脂肪酸和多不饱和脂肪酸

一些研究发现，ω-3脂肪酸可以减少皮肤炎症和紫外线产生的基因突变，从而帮助皮肤阻挡紫外线的伤害，紫外线引起的皮肤发红现象也能得到缓解。

绿茶和其他草本茶

通过动物实验的数据发现，绿茶中的一些植物化学物质能阻挡紫外线的伤害，避免皮肤癌和皮肤敏感。

经常食用水果也可以获取很多细胞运作所需的维生素，例如橙子和柠檬富含抗氧化的维生素C。水果中的一些生物活性分子，如类胡萝卜素和纤维，有助于

预防一些癌症。一项流行病学研究发现，食用橙色和黄色的水果，以及一些含有α-胡萝卜素的蔬菜，可以降低患乳腺癌的风险。

在水果中还发现了很多生物化合物，这些化合物能保护植物免受传染病、害虫和环境的迫害。同时，这些活性成分在降低人类某些疾病，如癌症、心血管疾病、高血压及认知障碍等的发病风险上也起着一定的作用。

水果的植物化合物主要是酚类化合物。每一种水果中都有独特的酚类成分，其浓度和比例相较其他水果更为可观，比如野生蓝莓和黑莓中有助于消炎的酚类化合物成分最高，其次是石榴、蔓越莓、蓝莓、李子和苹果。石榴富含多酚，其中含量最多的是石榴多酚，石榴汁 50% 的强效抗氧化活性都与此有关。一些研究表明，石榴可能具有降低炎症、血压和动脉斑块聚集的作用。小型的临床试验研究发现，石榴或能抑制前列腺肿瘤的生长，降低血液中的前列腺特异性抗原水平，但这些数据尚未得到大规模试验的证实。

鱼类：可用鱼替代肉来强化心脏

传统意义上来说，与以肉食为主的美国人和北欧人相比，以鱼为主的因纽特人（生活在北极地区）和日本人的心脏病发病率更低。其他的观察性研究也支持这些发现，并表明长期吃鱼能保护心脏，尤其是冠心病高风险人群。每周吃 4 次或者更多次富含长链 ω-3 脂肪酸鱼的人，与每月吃鱼少于 1 次的人相比，患心脏病的概率要低 22%。

当然，也没有必要每周吃 4 次鱼。一些研究表明，每个月吃 1 ～ 4 次油性鱼类相比不吃鱼，也有显著的保护心脏的作用。富含长链 ω-3 脂肪酸的鱼多生活在冷水海域，包括三文鱼、凤尾鱼、鲱鱼、鲭鱼、金枪鱼和沙丁鱼（表 9-3）。

然而，也并非所有鱼类都能保护心脏健康。一项关于心血管健康的研究发现，每周吃 3 次及以上煮鱼或者烤鱼的人，死于心脏病的概率会下降 49%，死于心源性猝死的概率会下降 48%。然而，吃炸鱼和鱼肉三明治则与较低的心脏病死亡率无关，反而会增加死亡风险。这可能是因为大多数商业用的油炸海鲜的油都是含有反式脂肪的氢化油制成的。研究也发现，吃海鲜或能降低因大脑血管堵塞而产生缺血性脑卒中的风险，但不包括血管破裂、脑出血引发的出血性脑卒中。

表 9-3 不同鱼类的海鲜长链多不饱和脂肪酸组成

常见海鲜品种	EPA+DHA，毫克 /115 克
鲑鱼：大西洋鲑、王鲑（奇努克鲑）、银鲑	1 200 ~ 2 400
凤尾鱼、鲱鱼、西鲱	2 300 ~ 2 400
鲭鱼：大西洋鲭和太平洋鲭，不是国王鲭	1 350 ~ 2 100
金枪鱼：蓝鳍金枪鱼、长鳍金枪鱼	1 700
沙丁鱼：大西洋和太平洋	1 100 ~ 1 600
太平洋牡蛎	1 550
鳟鱼：淡水	1 000 ~ 1 100
金枪鱼：白色罐装（长鳍金枪鱼）	1 000
蓝贻贝	900
鲑鱼：粉鲑、红鲑	700 ~ 900
鱿鱼	750
狭鳕：大西洋鳕鱼、白眼狭鳕	600
螃蟹：蓝蟹，帝王蟹，雪蟹，皇后蟹、珍宝蟹	200 ~ 550
金枪鱼：鲣、黄鳍金枪鱼	150 ~ 350
比目鱼、鲽鱼、鳎鱼	350
蛤蜊	200 ~ 300
金枪鱼罐头	150 ~ 300
鲶鱼	100 ~ 250
银鳕鱼：大西洋鳕鱼、太平洋鳕鱼	200
扇贝：海湾扇贝、麦哲伦海扇蛤	200
黑线鳕、无须鳕	200
龙虾	200
罗非鱼	150
虾米	100
鲨鱼	1 250
方头鱼	1 000
剑鱼	1 000

*EPA 是二十碳五烯酸，DHA 是二十二碳六烯酸。

很多研究发现，鱼类中的 ω-3 脂肪酸（EPA 和 DHA）能有效对抗心律失常（因为它可以阻挡导致心律失常的脉冲），从而对身体带来很多益处。大型临床试验发现，补充鱼油能减少致命性的心律失常和心源性猝死的风险。鱼油对心血管的保护作用还有其他一些机制，包括降低血液中的甘油三酯，降低血压和炎症，降低血小板聚集（动脉中血栓的形成原因）以及改善血管功能。

鱼类也是维生素 B_{12} 的重要来源。它的维生素 B_{12} 的生物利用率超过了肉类，与肉类不同的是，鱼类的摄入能降低患结肠癌的风险。

特级初榨橄榄油：最健康的调味品

几个世纪以来，特级初榨橄榄油一直是长寿人群聚集地的地中海国家的主要调味品以及能量和脂肪的主要来源。橄榄油是一种营养均衡的健康调味品。

传统意义上的橄榄油，是在不加热也不使用化学药剂的情况下，从成熟的橄榄树果实中提取的油脂。这些未经提炼的冷榨橄榄的汁液，富含新鲜的单不饱和脂肪酸、维生素和对身体有益的植物化学物质。当然，橄榄果品质越好，冷榨的时间越快，榨出的橄榄油的质量和口感越好。

无论是烹烤蔬菜还是做成蔬菜沙拉、意大利面酱还是豆类，我都只用新鲜的特级初榨橄榄油。如果我赶时间，最容易准备的料理便是用大蒜、橄榄油和辣椒调味的意大利面。它独特的风味便是特级初榨橄榄油的功劳。橄榄油能让任何菜肴都独具风味，就算是一片面包，浇上橄榄油味道也会更棒。我儿子很喜欢在几片全麦面包片上浇些特级初榨橄榄油和几滴有机酱油，作为零食食用。

特级初榨橄榄油中的酚类化合物，能让其拥有浓郁的果香、辛辣微苦的香气和口感。橄榄油中发现了 30 多种植物化合物，其中最重要的是橄榄苦苷、酪醇和羟基酪醇。橄榄油越新鲜，其所含的植物化合物含量越高。100 克特级初榨橄榄油中含有多达 25 毫克的 α 生育酚和 1 ～ 2 毫克类胡萝卜素，这两者都是有效的强抗氧化剂，同时含有 20 ～ 500 毫克的橄榄苦苷和 98 ～ 185 毫克的植物甾醇。这些化合物的有益作用，包括降低血浆中的甘油三酯和氧化应激标志物，增加“好的”高密度脂蛋白胆固醇。特级初榨橄榄油中的酚类物质，能够调节抑制炎症和形成血栓分子的重要的酶。

如何选择优质的橄榄油

● 只买“特级初榨”字样的橄榄油。特级初榨橄榄油是酸度最低（低于0.8%）、质量最好的橄榄油，全程纯物理低温压榨，提炼过程中不使用任何溶剂或化学提炼方法。而有些“橄榄油”是通过炭和其他化学物理方式提炼和过滤出的油。

● 标签上还需注明“第一次冷榨”或“初榨”。这意味着橄榄是在不超过30摄氏度的温度下仅研磨一次榨取的油。而品质较差的橄榄油，通常是将橄榄果多次碾碎并在更高的温度下提炼的，目的是从橄榄果中提取出更多的油。

● 还需要注意生产日期和保质期。你的初榨特级橄榄油需要在出厂后14个月以内食用完毕。

新鲜的特级初榨橄榄油中含有一种叫作橄榄油刺激醛的分子，可以防止血液凝结。是否含有这种分子可以通过味道来判断：我们通常能够在喉咙中感受到刺激的辣味。一旦我们认可了这种辛辣的风味，很难想象我们的生活中没有它的存在会变成什么样。橄榄油刺激醛的分子结构，和用于止痛、减少炎症和血小板聚集的药物布洛芬十分相似。

每天消耗50克特级初榨橄榄油（大约含有9毫克橄榄油刺激醛），等同于服用小剂量阿莫西林，这对预防心脏病、癌症和阿尔茨海默病有重要帮助。值得注意的是，每汤匙橄榄油含有120千卡的热量，如果我们过度食用橄榄油又不进行适量的运动，体重就会增加。一般来说，超重和腹部脂肪堆积带来的慢性炎症、氧化应激、胰岛素敏感度和其他代谢问题，会盖过橄榄油中所含的多酚带给我们的益处。

我们应该喝什么

没有什么比一瓶天然矿泉水更加解渴的东西了。水是滋润我们细胞、提供身体必需矿物质和微量元素的最佳饮品。加入茶叶或其他草本植物煮沸后的水，品质会得到提升。当我们喝茶或草本饮品时，一系列强大的生物活性化合物会被释放和吸收。

根据季节变化，我会饮用不一样的草本饮品。夏天我会选择薄荷茶，因为它清新的口感；冬天我喜欢用百里香配一些姜或丁香，而绿茶混合鼠尾草或者用迷迭香泡水是我全年都会饮用的。有研究发现，适量饮用咖啡也是健康的选择，每天喝 3 ～ 4 杯咖啡能够显著减少癌症和心血管疾病的发病风险。

绿茶和红茶

茶叶是来自生长在热带和亚热带的茶树的深绿色叶子。饮一杯好茶，是生活的乐趣之一。越来越多的数据表明，这种活力饮品对某些疾病有一定疗效。已证实的是，茶叶（特别是绿茶）有助于预防癌症和心脏病。

茶叶的健康特性来自一种叫作儿茶素的植物化学物质。茶叶中儿茶素类化合物主要包括表没食子儿茶素、儿茶素没食子酸酯 、表儿茶素没食子酸酯、表没食子儿茶素没食子酸酯（EGCG），其中 EGCG 大概占 60%。对 EGCG、表儿茶素等黄酮类的研究表明，它们在对抗自由基的毒性上有很强的药理作用（细胞试验和动物试验上均有效果），还具有潜在的抗炎和抗癌作用。

红茶和绿茶在各种动物模型试验中均被证明可以预防癌症，包括皮肤癌、肺癌、口腔癌、食道癌、胃癌、结肠癌、胰腺癌、膀胱癌和前列腺癌。一项小型临床试验发现，绿茶中的儿茶素能抑制前列腺癌前病变。

儿茶素可以抑制癌细胞增殖，诱导其凋亡，并且不伤害周边的健康细胞。喝红茶和绿茶也被证明可以通过其抗氧化作用，逆转吸烟者和冠状动脉疾病患者动脉中斑块的形成（内皮功能障碍）。

草本茶

草本茶也叫草药茶，是用水煮沸植物的叶子、果实或者植物的其他部分制作的饮品。可用于制作草本茶的植物，包括洋甘菊、鼠尾草、迷迭香等。每一种植物都含有具有潜在药理作用的生物活性化合物。

众所周知，洋甘菊茶有放松和安神的作用。几项临床研究发现，洋甘菊有助于对抗焦虑和睡眠障碍。

鼠尾草茶是我最喜欢的茶之一，味道浓烈，略带苦味。但鼠尾草茶不适合在怀孕期间饮用。

另外一些我喜欢饮用的草本植物香料有：百里香、薄荷、洛神花、紫锥花、线叶金雀花、西番莲、玫瑰果、八角、肉桂、生姜、人参。每一种植物都有一系列不一样的生物活性化合物，有些植物的健康成分甚至还没有被研究过。没有研究过不是阻碍我们饮用的理由，还记得之前我提到过，生物的多样性是健康的关键。所以，我也一直在尝试混搭饮用这些草本茶。

我们需要喝多少水

有个“都市神话”认为，我们每天需要饮用 5 升水来保持健康，但没有证据能支持这个说法。事实上，除非我们有严重的疾病，例如高热或精神类疾病，否则只需在感到口渴时喝水即可。

一项发布在著名期刊《美国国家科学院院刊》上的研究表明，我们的大脑非常擅长判断我们什么时候脱水以及我们应该喝多少水。实际上，我们喝水的动机是受到严格控制的，饮水过度和不足都会给身体造成伤害。对健康的身体来说，当我们感到口渴时喝水，大脑中一些负责控制情绪的区域会被激活，但当口渴的感觉消失后，大脑的某些区域会阻止喝水的指令。

有趣的是，研究发现，当摄入的水分接近身体缺乏的水分时，大脑回路会阻止我们喝下更多的水，这是因为过量饮水会导致非常危险的低钠血症，引起大脑肿胀。研究还发现，在口渴的情况下饮水会给大脑带来愉悦感，但饮水过量会出现一种不愉快的情绪。

第十章　需要限制或者减少的食物

现代西方饮食中，60% 的热量来源是那些被设计成美味、方便、实惠且保质期长的深加工食品。

研究发现，这些深加工食品是导致肥胖、2 型糖尿病、心血管疾病、癌症等疾病流行的主要原因。这些疾病正在以惊人的速度在全球蔓延。这些都不是天然食物，它们是通过化学加工的“工业食品”。

为了加工成速食或者可即时加热的美味食品，需要添加许多化学合成添加剂。通常它们都加入了精制面粉、氢化油、高果糖玉米糖浆、蔗糖、人工甜味剂和盐，以及一系列的防腐剂、人造香料、色素、乳化剂或者其他化学添加剂。如果你想保证健康，就需要把这些食物从你的饮食中剔除。

根据《英国医学杂志》的两项大型的流行病学的独立研究发现，即便是少量摄入加工食品也会增加死亡风险，并且有更高的患心脏病、脑卒中和癌症的风险，特别是乳腺癌和结肠癌。每多摄入一份工业加工食物，死亡风险就会增加 18%。在这项研究中，深加工食物被分为：

- 批量生产的包装小面包和面包圈。
- 咸味和甜味的包装零食。
- 工业化甜点和糖果。
- 碳酸饮料和甜味饮料。
- 肉丸、鱼块、家禽等各种再加工的肉饼；添加了除盐以外的防腐剂的食品（比如添加了亚硝酸盐）。
- 方便面和即食汤。
- 冷冻或耐放的即食食品。
- 其他主要以糖、油、脂肪制作而成的食品，会添加一些烹饪不常用的物质，比如氢化油、变性淀粉、分离蛋白等。

为什么加工食品有害健康

深加工食品对身体有害是由很多原因造成的。其中包括：

- 含有很多空热量，包括饱和脂肪和反式脂肪，盐、添加糖、高果糖玉米糖浆。
- 植物纤维、维生素、植物化学物质的含量极低。
- 含高浓度的潜在致癌分子，包括丙烯酰胺、杂环胺、多环芳烃。
- 含有一些合法但有争议的添加剂，例如加工肉类里面的亚硝酸钠，作为增白剂的二氧化钛、增白剂、滑石粉、炭黑。一些研究发现，这些成分有致癌风险。
- 包装材料释放的致癌物质和扰乱内分泌的干扰物，例如双酚A（BPA）。

童年、青春期和成年早期，都是极易受到加工食品累积影响和发展成肥胖的敏感时期。美国国家卫生研究院的一项临床研究发现，在美国贝塞斯达健康中心，20名体重稳定的非肥胖年轻受试者被分为吃深加工食品组和吃天然未加工食品组两周。两种饮食被设计成相同热量、常量营养素、糖、钠和纤维含量，受试者可以根据自己的意愿选择摄入食物的多少。

这项试验的结果令人震惊。吃深加工食品的受试者平均每天摄入510千卡的热量，14天内体重增长了1千克，吃未加工食物的受试者体重平均减轻了1千克。1千克似乎不算什么，但一年时间下来，体重会增长24千克。也就是说，一个1.8米、体重75千克的标准男孩，不到一年的时间，BMI就会从23增长到30.5。体重的增长会让身体发展出许多常见的慢性疾病，这一点我之前就提到过。

糖：结果并不甜蜜

深加工食品和含糖饮料中的添加糖，会造成肥胖、糖尿病、心血管疾病、癌症，当然还有蛀牙问题。在饮料和食品中加入这些糖时，热量会随之增加，但并没增加任何必需的营养成分。这些食品不能在限制热量的范围内获得维生素、矿物质等必需的营养素。

什么是添加糖

列为加工食品和饮料成分中的添加糖包括玉米糖浆、高果糖玉米糖浆、麦芽糖浆、玉米甜味剂、白糖、黄糖、葡萄糖、果糖、右旋糖、乳糖、麦芽糖、转化糖、糖蜜、蔗糖、海藻糖、赤砂糖。

摄入多少糖算多

美国心脏协会建议，儿童每天的添加糖摄入量不能超过 25 克（约 6 茶匙）。24 个月以内的婴儿不应该摄入糖。在我们家是无法找到软饮料、糖果，以及其他富含添加糖和高果糖玉米糖浆的糖果和甜味食品的。当孩子们感到饥饿时，他们不会找这些不健康的食品。相反，他们会吃健康的水果和胡萝卜。

含糖饮料和碳酸饮料

尽管人们已经逐步意识到含糖饮料和碳酸饮料对身体有害，但这个认知并没有阻止他们购买饮料并放到家里的冰箱里供孩子们饮用。所以，我有必要再多讲讲这些饮料会对你的身体，特别是孩子们的身体造成多坏的影响。

大多数软饮料是用高加工、浓缩的高果糖玉米糖浆或者是人工甜味剂和添加剂制作而成的。高果糖玉米糖浆因为其相较于蔗糖更廉价、更易加工和更甜的特性，使得它被大量使用在饮料、甜味和咸味加工食品中。这是糖的一种浓缩形式（由一个葡萄糖分子和果糖组成），与日益流行的肥胖、代谢综合征和 2 型糖尿病有密切关联。

一项大型的流行病学研究发现，儿童每喝一罐软饮料，肥胖的风险就增加 60%。相反，其他研究表明，减少软饮料的摄入量有助于减轻体重。果糖已经被证实对身体非常有害，因为它会导致胰岛素抵抗，并可能导致脂肪肝。在动物实验中果糖的摄入量和肠道菌群的改变有关联，并会增加肠道穿透性和肝脏炎症的发生。长期饮用人工甜味剂饮料也会增加患心血管疾病、脑卒中和癌症的风险，尤其是胰腺癌和结肠癌。最近发表在《科学》杂志上的研究表明，即便是少量饮用含高果糖玉米糖浆的软饮料也会直接导致结肠癌的发生。

可以喝“无糖汽水”吗

不幸的是，答案是“不”。减肥饮料或者那些号称零糖、零卡、零脂的饮料，其实是碳酸水、人工或天然甜味剂、色素、香料和其他食品添加剂的混合物。常用的高强度甜味剂有阿斯巴甜、糖精、三氯蔗糖、安赛蜜和甜菊糖。这些甜味剂比普通糖的甜度高 200 ～ 13 000 倍。

虽然这些饮料不含热量、糖分、脂肪或蛋白质，但越来越多的研究发现，饮用减肥饮料可能反而更容易导致肥胖，增加代谢综合征的风险。发表在《细胞代谢》杂志上的一项研究已经证实，持续摄入三氯蔗糖会刺激饥饿感，而且会促进食欲，这似乎是大脑的某个区域检测到饮食中的甜味和热量摄入之间的差异，激活了一种类似禁食的状态，从而迫使身体摄入更多的热量，进而导致肥胖。

盐：潜伏的钠

钠主要存在于食盐中，也会以低浓度的形式存在于其他一些食物里面。然而，我们每天摄入的 70% ～ 80% 的盐都隐藏在包装食品和加工食品中。面包、奶酪、加工肉类、薯片、酱汁甚至连早餐麦片，都是盐过量摄入的罪魁祸首。

一小袋薯片含有 170 ～ 210 毫克的钠，两片普通的袋装面包含有 270 毫克的钠，一份白软干酪含有 450 毫克的钠，一罐蔬菜汤含有 640 毫克的钠。

我们的身体需要多少盐

根据世界卫生组织和美国医学研究所的指南，成年人和 14 岁及以上的少年每天摄入的盐不超过 6g 或者不超过 2 300 毫克的钠。

世界卫生组织和澳大利亚国家卫生研究院和医学研究所建议的“适量”摄入量是每天 2.3 克的盐或 920 毫克的钠，这仅是最高摄入量的三分之一。在西方国家以及中国和日本，很多人每天至少摄入 10 克盐。除非你不再吃薯片以及其他含盐含钠的高工业化食品，否则几乎不可能减少每日饮食中盐分的摄入量。

仔细阅读你买的食物的营养标签。我们最好能学会在家做饭，使用各种新鲜完整的最低限度加工的食品。尽可能避免在烹饪时加入太多的盐或者仅将盐作为辅助调味品，更多地使用其他香料和香草（一撮盐含有约 400 毫克的钠）来最大化替代盐的食用，只有这样才能降低罹患与高盐相关的严重疾病的风险。

计算盐含量

很多食品标签只标注了钠含量，要将钠转化为盐，需要将毫克为单位的钠含量乘以 2.5 再除以 1 000。

比如：一罐含 640 毫克钠的蔬菜汤中含有多少盐?

640×2.5÷1 000=1.6（克）

众所周知，不管我们是否患有高血压，摄入过多的盐都会使得我们的血压升高。一项名为 INTERSALT 的研究发现，30 岁后患高血压的风险和钠的排泄量密切相关。在 DASH 饮食（来源于 1997 年美国的一项大型高血压防治计划 Dietary Approaches to Stop Hypertension，简称为 DASH）的试验中发现，盐摄入量和血压升高之间存在着直接关系。很多试验也发现，适当降低盐分摄入，高血压人群的收缩压和舒张压分别降低 5.4 毫米汞柱和 2.8 毫米汞柱，血压正常的人分别降低 2.4 毫米汞柱和 1.0 毫米汞柱。一项最新的人类研究也发现，高盐饮食甚至会造成身体炎症。

最后，两项大型的随机临床试验还发现，钠摄入量和之后 23 ～ 26 年间的总死亡率有直接关联，就算在钠摄入量最低的情况下，二者也是呈正相关的。

饮食、盐摄入与血压

对于生活在西方国家的大多数人来说，血压会随着年纪的增长而升高（特别是收缩压）。然而，这并不是一个不可避免的人类正常生理模式，生活在传统农村地区的人，因为长期食用高纤维且限制热量和盐分的饮食，一辈子都保持在低且平稳的血压指标下。

为了支持这些观察结果，我们发现，即便是健康的、并不肥胖的青年男性和女性，通过热量限制和摄入必需营养素的前提下，也能将血压降至理想指标（即低于 115/75 毫米汞柱）。这项试验中，一组限制热量摄入且保持最佳营养摄入的 70 岁以上人群，血压也控制在 110/60 毫米汞柱。这种显著的效果受很多机制的影响，但腹部脂肪含量低是主要原因。

此外，我在美国华盛顿大学的一项试验中发现，那些非常瘦的优秀运动员们随着年纪增长，血压仍然会上升。这是因为他们长期摄入典型的西方饮食——大量的加工食品和高盐食物，以及十分有限的膳食纤维和富含钾的蔬菜。

我们应该完全避免摄入盐分吗

完全没必要。钠有着十分重要的生理功能，包括维持血液和细胞的体积和压力，以及传递神经冲动。

更重要的是，不含碘盐的饮食无法补充每日所需的碘（150 微克 / 天）。碘是一种矿物质，对产生甲状腺激素和预防甲状腺疾病至关重要。它是人类饮食必要的微量元素，无法通过我们自身合成，所以我们需要依靠食物来获取。在澳大利亚和一些发展中国家，很多年前碘就被加入食用盐里面（以碘化钾的形式）。在很多发达国家，营养强化面包等商业食品也是强制性添加碘的。

即使在高度发达的国家，比如澳大利亚，一项全国性的调查也发现在一个亚群体中存在轻微的碘缺乏症。长期以来，人们已经知道，孕期和哺乳期的碘缺乏会影响胎儿和婴儿的大脑发育，导致智商下降、注意力缺陷和多动症。不幸的是，营养强化面包这些商品通常是用精制面粉烘焙而成的（还含有大量其他不健康的成分和化学物质）。

我的建议是只买含碘盐，并用它做菜和拌沙拉。平均 5 克（约 1 茶匙）碘盐中有 150 微克的每日碘推荐摄入量。但如果我想减少盐的摄入量至推荐的 2.3 克 / 天，那么我们还需要摄入天然的碘，例如干海藻（每 100 毫克含 65 ～ 680 微克碘；海鲜（每 100 毫克含 50 ～ 100 微克碘）；少量的奶酪（每 250 毫升含有 80 ～ 170 微克碘，具体含碘量取决于给奶牛补充的碘的量）。如果你正在怀孕、哺乳或者备孕，请咨询你的医生关于碘的补充量。

肉：对身体有益还是有害

对很多人来说，肉是他们的主食，一天要吃好几次牛肉、鸡肉、羊肉、猪肉、火腿、腊肠、培根或者香肠。很多酒店也会供应英式早餐或者美式早餐的煎培根、香肠、炒蛋、火腿和奶酪。之后人们往往会吃一份汉堡包或者三明治（你可以选择火腿、火鸡肉、鸡肉和烤牛肉）作为午餐，烤肉或者炒肉（通常是鸡肉、猪肉或牛肉，有时是鱼）作为晚餐。

美国人比其他国家的人吃了更多的肉。2016 年，平均每个美国人消耗 97 千克红肉，其次是澳大利亚人的 95 千克，阿根廷人的 85 千克，欧洲人年消耗约 69 千克。在其他国家，人均肉消耗量也大幅增加。自 1961 年以来，中国的肉类消耗量增加了约 15 倍，巴西增加了 4 倍。这一令人震惊的数字，不仅对人类健康，而且对环境健康和动物保护产生了可怕的后果。

我们需要吃多少肉

越来越多的证据表明，我们应该将红肉的摄入量限制在每周 350 ～ 500 克。如果是加工肉类，则需要吃得更少。那么，350 克肉类有多少呢？只是一块中等大小的牛排或者一份羊脊骨的量。

红肉是指哪些肉

红肉指的是牛肉、猪肉、羊肉、马肉以及其他哺乳动物的肉。

加工肉类是指哪些肉

加工肉类是指任何通过烟熏、腌制、发酵、盐腌或者加入防腐剂的肉类，包括午餐肉、培根、腊肠、香肠、热狗和加工熟食。

如果你吃的是西方饮食，那么每周你摄入的肉量要远远超过我之前说的量。现在是时候减少你的肉类摄入量啦！原因如下：

世界卫生组织认为，加工肉类是第一致癌物。这意味着加工肉类致癌的证据是确凿的（特别是结肠癌、直肠癌和胃癌）。红肉被认为是 2A 类致癌物，是潜在致癌源。据估计，每天食用 100 克红肉，患结肠癌的风险会增加 17%。吃加工肉类的致癌风险更高，每天摄入 50 克加工肉类患结肠癌的风险会增加 18%（图 10–1）。

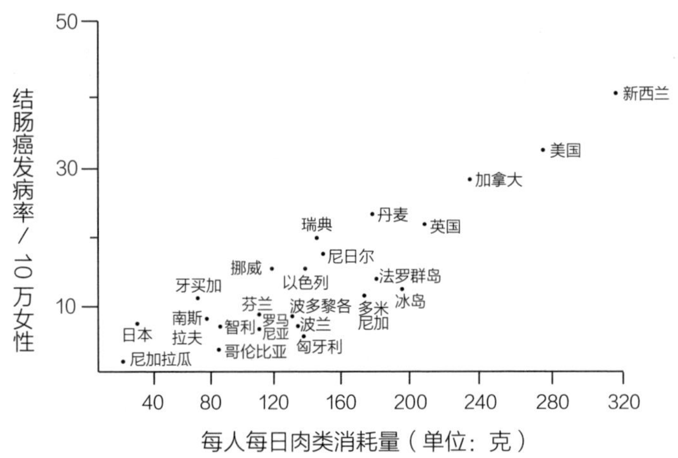

图 10–1　23 个国家女性肉类摄入量（每人 / 每天 /g）与结肠癌发病率之间的相关性

越来越多的数据表明，摄入红肉也会增加患胰腺癌和前列腺癌的风险，加工肉类或会增加患胃癌的风险。过度食用肉类会导致肥胖、心血管疾病和 2 型糖尿病。这也能解释为什么在最近发表在《英国医学杂志》上的一篇关于流行病学的研究认为，加工肉类会增加 10% ～ 13% 的死亡风险。

关于我们摄入的肉的质量

约三分之二的家畜是在工厂化农场中饲养的，被当作商品来对待和进行交易。这种商业体系追求高利润和低成本，迫使数亿的动物生活在难闻、肮脏和不稳定的环境中。这些动物不能在阳光下自由行走、呼吸新鲜空气、吃天然营养的食物，它们生长在高密度的封闭空间中。例如数以百万计的鸡被关在电气化铁丝笼子内，小牛和猪被关在金属栅栏甚至是没有窗户的棚子里，这些孤独的、压力大的、痛苦的动物永远不会哺育和享受它们的后代，不会筑巢，不会在土壤中挖洞，也不会过正常的生活。与此同时，这种过度拥挤的生活条件、质量极差的食物补充、过度食用抗生素（为了加速生长和抵御疾病）对肉质、奶制品和鸡蛋的影响很大，且数十亿并不知情的人类正在生产和消费它们。

如果消费者看到生产者是如何饲养这些动物的，他们可能永远不会再吃这些动物的肉、奶和蛋了。我建议你去看两部关于这个主题很经典的纪录片，《屠宰场：肉类产业的隐秘真相》《粮食的未来》。我们迫切需要一场粮食和农业革命——

大幅度减少对廉价、批量生产、不健康的肉类和动物制品的过度消费，还要促进生产和消费产量低且来源可追溯的高质量动物制品，尊重动物和整个星球的健康。

红肉有什么坏处

肉类和其他动物性食品中都含有大量的饱和脂肪酸，猪油、香肠、腊肠，以及牛肉、猪肉、羊肉的肥肉部分中脂肪酸含量都非常高。乳制品包括黄油、奶油、酥油、全脂牛奶、奶酪同样含有大量的饱和脂肪。心脏病仍然是导致人类死亡的主要原因之一，血胆固醇水平高是导致动脉粥样硬化（脂肪沉积在动脉中）的主要风险因素。而动脉粥样硬化是大约 90% 的心脏病发作、60% 的脑卒中发作以及大多数心脏衰竭、外周动脉疾病和血管性痴呆的根本原因。

正如我们已经讨论过的，流行病学研究和临床试验都表明，血胆固醇水平的决定因素之一就是我们摄入的饱和脂肪酸的量。

动物制品，特别是红肉，是左旋肉碱和胆碱的重要来源。胆碱会被肠道微生物代谢并产生一种叫氧化三甲胺(TMAO)的代谢物。TMAO 水平升高，会引起炎症和血小板聚集，导致心脏病和脑卒中，也会影响肥胖症和 2 型糖尿病的发展。加工肉类通常盐含量很高，我们之前也已经讨论过，高盐会让血压升高，增加心脏病和脑卒中的患病风险。

还有一些和红肉及加工肉类致癌的相关机制：

- 红肉中含有高浓度的血红素铁，当这种铁在肠道中分解时，会促进一种叫作 N- 亚硝基化合物的高致癌物的分子形成，增加氧化应激反应，通过增加突变率来损伤 DNA。
- 红肉中还含有一种叫唾液酸的分子，它进入人体组织时，会引发强烈的免疫和炎症反应。癌症发病率可能会因此增加 5 倍。
- 人类接触的 95% 以上的二噁英和二噁英化合物（污染物和工业过程的副产品）都是通过摄入肉类、高脂肪鱼类、蛋类、乳制品进入体内的。由于二噁英是脂溶性的，当动物食用受污染的饲料或在受污染的土壤上吃草时，二噁英会积聚在动物的脂肪组织中。流行病学和动物研究发现，二噁英化合物具有致癌性，这种剧毒的化合物还会破坏免疫系统、干扰激素，导致生殖和发育问题。
- 肉类的烹饪方式会增加患癌风险。当肉在高温下烤熟，会变黑或烧焦（例如烧烤），会产生高浓度的杂环胺（HCAs）和多环芳烃（PAH），它们是有害的致突变化合物。它们会迅速被吸入和在我们的体内扩散，甚至在头发丝上也能检测到它们。

- 加工肉类的过程中，包括使用硝酸钠腌制或者烟熏，都会导致致癌分子亚硝胺的产生。动物实验中已经证明，亚硝胺是最广泛以及最直接的致癌物。

癌症和食用肉类以及其他动物制品之间的另外一个直接联系是这些动物制品富含的蛋白质和特定氨基酸（硫氨酸和支链氨基酸）。这会触发癌症产生途径，并抑制某些免疫细胞识别和摧毁那些会发展成肿瘤的恶性细胞的能力。

典型的西方饮食中，我们摄入的蛋白质比身体所需的蛋白质至少高出 40%。一个典型的美国人每天消耗不少于 90 克的蛋白质，其中 60% 甚至更多来自动物蛋白。这一点非常重要，因为我们需要知道的是，限制蛋白质的摄入或者用植物蛋白代替动物蛋白，能够显著抑制前列腺癌和乳腺癌的发展。

最近一项研究发现，适度的蛋白质限制，能增强免疫系统识别和杀死肿瘤细胞的能力，并抑制肿瘤的生长。

我们有必要变成素食者吗

没有必要。我们完全没有必要变成素食者。每个月吃几次小份的优质肉类是可以的，除非有人因强烈的道德约束而拒绝吃肉。然而，在购买肉类和消费肉类之前，我们应该问一问自己这两个问题：

1. 我上次吃肉是什么时候的事情？我今天需要吃肉吗？
2. 这肉是从哪里来的？这只动物吃了些什么？它是如何长大的？

吃天然的全食物，不吃营养补剂

人体是一台精密仪器，需要适量的热量、蛋白质、纤维、维生素、矿物质及微量元素。营养补剂不能复制完整食物中所含的天然维生素、植物化学物质、矿物质、微量元素的复杂且均衡的组合。

20 世纪八九十年代，一些关于细胞和动物试验的研究显示，补充维生素 C、维生素 E、β－胡萝卜素，对心血管疾病、痴呆和癌症有预防作用。这些年来世界各地的研究人员都带着极大的热情发表了大量关于抗氧化补充剂在非人体实验模型中的神奇效果的文章。

随后，首次大型双盲随机临床试验中，数千人服用了这些维生素补剂，但不管是研究人员还是受试者，都不知道服用的是安慰剂还是维生素片。这次试验的结果以及其他需要耗资巨大的研究结果都呈阴性。也就是说，维生素补剂并不能对大部分慢性疾病起到预防作用。一些临床试验甚至发现，补充高剂量的 β－胡萝卜素和维生素 E 甚至有害健康，包括死亡、癌症及出血性脑卒中。

难道这意味着 β－胡萝卜素、维生素 E 和硒对身体有害？绝对不是。这些维生素以及合适剂量的植物化学物质（天然植物中的）具有协同作用。其效果取决于环境，而且很可能也受到肠道菌群的影响。

维生素和矿物质补充剂绝不能代替健康和均衡的饮食，除非你的医生根据你的健康情况开具了专门的处方。

第四部分

锻炼是日常良药

科学保持好身材的运动秘诀

第十一章　通过锻炼获得最大程度的健康

除了保持好身材、看起来更漂亮外，锻炼身体还有很多好处。就像我们呼吸的空气和吃的食物一样，运动是健康必不可少的一部分。

过去的几千年里，我们不断进化以完成繁重的体力活动。那会儿没有汽车、电梯、直饮水和暖气，更没有楼下转角的超市，我们的祖先每天要走好几个小时，从一个聚集地到另外一个地方去寻找食物、水和用来做饭取暖的柴火。那会儿没有拖拉机、卡车、播种机，打猎、耕种、搬运重物都没有现代机械的帮助，必须依靠人的蛮力完成。换句话说，我们的身体已经通过数千年的进化，需要每天进行体力锻炼才能保证其良好的运作。我们的新陈代谢和基因决定了，我们的身体只有在持续、有规律的体育锻炼下才能处于最佳状态。

毫不意外的是，一些流行病学研究表明，积极锻炼身体的人比久坐不动的人更健康、更长寿。不爱运动的人的发病率、残疾和死亡率更高。许多流行病学研究的结果发现，人在进行最低水平的体育活动的时候，患心血管疾病的风险下降最快（图 11-1）。我们需要牢记：即便是少量的运动也对我们的健康有益，只需简单地动起来，就能降低罹患许多慢性疾病和减少身体机能下降的风险。

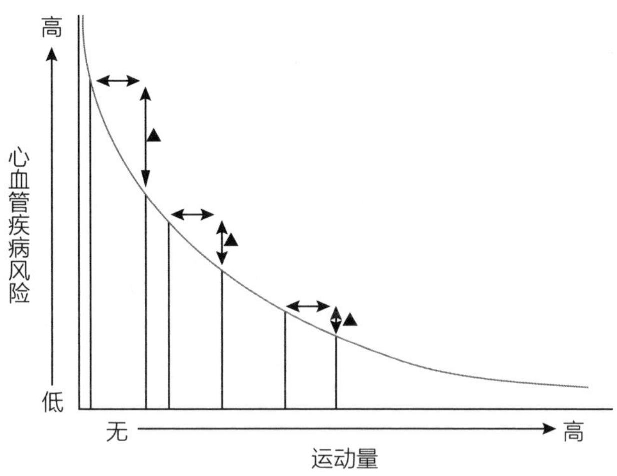

图 11-1 体育活动和心血管风险之间的关系

在不同的活动范围内，增加类似的体育活动可以产生不同程度风险降低。缺乏体育活动与最高风险相关，而高有氧运动量与最低风险相关。

缺乏锻炼：21 世纪的健康问题

为了证明保持积极的生活状态的重要性，最新的研究发现，长时间不运动，比如长时间保持一个坐姿看电视或在电脑前工作，会增加患心血管疾病、癌症（乳腺癌、子宫内膜癌、卵巢癌和直肠癌）和糖尿病的发病和死亡风险，且与肥胖程度以及一周锻炼的次数无关。

因此，为了改善我们新陈代谢的功能以及降低过早死亡的风险，我们需要尽可能多的运动、在工作时多休息并且限制坐在凳子上的时长。每周应该尽可能地进行运动锻炼，理想的状态是每天能抽出半个小时的时间运动。如果无法做到，也应该让自己每天完成几次 10 分钟左右的运动组合，这样也能促进新陈代谢和保持心理健康。额外的回报来自周末时间更长、更剧烈的有氧运动和高强度间歇训练。

我们到底需要多大的运动量

根据《2018 美国身体活动指南科学证据报告》的建议，为了获得实质性的运动益处，我们需要做到：

1. 每周进行 150 ～ 300 分钟中等强度的锻炼，或者每周进行 75 ～ 150 分钟的高强度有氧训练，或者同等强度的有氧运动组合。

2. 每周进行 2 次或 2 次以上，激活身体主要肌肉群的中等或更高强度的肌肉强化运动。

2 500 年的运动医学史

自古以来，人们就知道规律锻炼是促进健康的关键，尽管我们的祖先还不清楚其生物学的原理。公元前 600 年的印度著名临床医生苏斯鲁塔，是第一个将运动作为处方来治疗慢性疾病的人。他写道：“疾病会从一个习惯规律锻炼的人身上飞走。”他还表示：“应该每天进行运动，但是患者只能用一半的力气锻炼，否则会有生命危险。”他还补充道：“在开处方之前，医生应该考虑患者的年龄、力气、饮食和体质。”他相信，运动锻炼对保持身体的强壮、紧致、轻盈很重要，同时，它也能增强肌肉、改善面色和消化功能以及减缓衰老。

在中国的黄帝时期，医生们会开出适度运动的处方，以达到强身健体和保持健康的效果。古代医学有两条重要的戒律：“流水不腐，户枢不蠹。”清朝医生陆九芝在其著作《逸病解》中说：“逸乃逸豫，安逸之所生病，与劳相反。”就是说，人们总是觉得会因过度劳累而引发疾病，却不会想到懒惰引起的疾病更糟糕。防止过度的身心放松，是保持健康和长寿的关键。

然而在黑暗的中世纪，这种经验并不被认可。人们错误地认为运动有害健康，因为心脏在一生中跳动的次数是有限的。因此，心率加快会加速耗尽人有限的潜力和生命长度。直到 20 世纪初，现代科学开始重新发现和诠释锻炼对促进健康的重要性。然而，对运动的预防机制的研究，只能追溯到 20 世纪下半叶。

我很幸运能和世界上最杰出的运动生理学家之一的约翰・霍罗茨教授一起工作，他在运动科学以及训练对多种代谢和激素通道以及心脏健康方面的影响做出了重要贡献。

约翰告诉我，1960 年他开始从事这个领域的研究时，包括他的导师、1974 年的诺贝尔奖得主卡尔科尼（1896—1984）在内的许多科学家都认为他是在浪费时间，他们都认为运动与健康无关。但约翰坚持不懈，一直努力研究，在 20 世纪七八十年代，他设计并开展了一系列试验来阐明运动是如何带来特定的健康益处的。

在接下来的章节中，我会阐释不同的运动是如何有助于改善健康和减少患心血管疾病的风险的。理解物理事件和生物自适应之间的因果关系，对最大化提升健康的益处和减少伪科学带来的危害是至关重要的。令人惊讶的是，那些伪科学在我们的文化中仍然普遍存在着，甚至仍在被公立学校的老师、社会记者和医疗行业从业者传播。我也会在之后的文字中举一个没有任何科学依据的观念来讨论，就是人们普遍认为“努力锻炼可以补偿我们每天吃的不健康的食物”。但答案是，运动绝对不可以代替健康饮食。

第十二章　有氧运动的益处

一种能够同时提升生理和心理健康的方式，是通过一系列的有氧运动训练我们心肺系统——心脏和肺部。大多数有氧训练（心肺训练），比如快走、慢跑、骑自行车、滑雪、滑冰、跳舞、跳健美操和游泳，以及球类团队运动和循环训练，基本上就是让我们的心脏和汗腺动起来。

有氧运动的指导建议

中等强度、每周持续 150 分钟以上的有氧运动包括：

- 快步走
- 打网球（双打）
- 跳舞
- 骑行（低于 16 千米 / 小时）
- 水中有氧训练
- 打排球
- 打扫庭院

高强度、每周持续 75 分钟的有氧运动包括：

- 上坡走或竞走
- 骑行（超过 16 千米 / 小时）
- 跳动作剧烈的健身操
- 繁重的庭院劳动（挖掘或者锄地）
- 快跑或者慢跑
- 打网球（单打）
- 有氧舞蹈

那些涉及下肢大肌肉群的有节奏重复性运动，心率和呼吸频率都会随时间而加快。这会为肌肉提供营养和氧气从而产生热量，确保运动的持续，这是一种惊人的身体机制。就像汽车发动机由汽缸驱动一样，我们肌肉中的线粒体就像是燃烧室，燃料（由碳水化合物和脂肪组成，以糖原的形式储存在我们的肌肉和肝脏中，以甘油三酯的形式储存在脂肪细胞中）和肺中的氧气互相作用，产生能量来收缩肌肉和维持运动。我们运动的速度越快，线粒体内燃烧所需的氧气和能量基质就越多，因此心脏和肺部必须更快“工作”，将氧气和营养输送到肌肉中。

通过耐力运动燃烧脂肪

令人惊讶的是，如果我们保持定期运动的习惯，我们肌肉中的线粒体的数量和活跃度都会上升。这就如同汽缸的数量增加了，产生的功率也随之增加。

这是约翰·霍罗茨教授在 1967 年的研究发现，也是他最著名的发现之一。当然，气缸越多，汽车的耗油量也越大。正是因为这个原因，我们每周进行 3 ～ 5 次有氧运动，每次至少 30 分钟，将有助于燃烧储存在我们体内的脂肪，这些脂肪将通过越来越多的线粒体转化为能量。

最大摄氧量（VO_2 Max）是指人体在进行最大强度的运动时机体所能摄入的氧气含量。一个专业运动员的最大摄氧量为每分钟 5 升，1 小时中等强度的运动约能燃烧近 1 100 千卡热量，而一个久坐不动的人，最大摄氧量为每分钟 1.6 升，同样的运动只会燃烧 360 千卡热量，不到专业运动员的三分之一（图 12-1）。

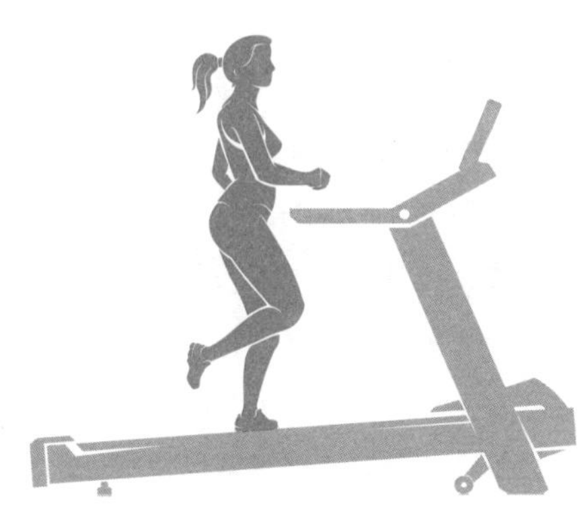

运动员

最大摄氧量 5 升 / 分钟
每分钟可轻松消耗 18 千卡或
每小时消耗 1080 千卡

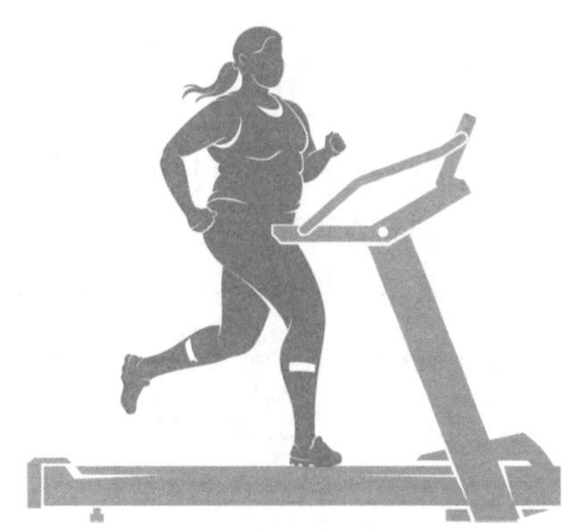

久坐不动者

最大摄氧量 1.6 升 / 分钟
每分钟只能消耗 6 千卡或
每小时消耗 360 千卡

图 12-1 优秀运动员和久坐人士的最大摄氧量和热量消耗之间的关系

然而，对于久坐不动的人来说，3 个月定期的中度至高强度的有氧锻炼，最大摄氧量通常能增加 15% ～ 25%。根据这个人的初始健身水平，2 年的时间里最大摄氧量甚至能增加 50%。这说明对于久坐不动的人群来说，摄氧量是可以稳定且迅速改善的。这种改进最终会趋于我们的基因所能达到的最大值。

更特别的是，经过 5 ～ 10 天的有氧运动，线粒体有氧酶的含量增加了 2 倍。与此同时，线粒体产生能量的能力也在增加。短短几周内，肌肉线粒体产生能量储存物质——三磷酸腺苷（ATP）的能力增加了 50%。

即使是在上了年纪的男性和女性中，一项中等强度的有氧训练也能使他们的肌肉线粒体的数量和酶活性增加 20%，从而在短短 9 个月时间内能量消耗增加 20%。这个结果非常有意义，它意味着有氧运动会令我们效率提升，使得我们燃烧热量的能力大范围提高。如果最大摄氧量从每分钟的 1.6 升增加到 2.6 升，那么你每小时通过有氧训练消耗的热量就是 590 千卡而非 360 千卡。

简单来说，消耗掉 1 千克的脂肪（约为 7 000 千卡热量）所需要的时间为 12 天而非 20 天。另外，坚持长期运动会使线粒体酶的活性增加，你因此能承受更多的有氧训练，且不会造成乳酸堆积。乳酸酸中毒带来的肌肉酸痛和灼烧感，呼吸急促，恶心胃痛，都是长时间剧烈运动会产生的身体反应。

有氧运动如何降低血糖水平

通过有氧运动降低血糖水平的机制分为两部分。

首先，腹部脂肪的减少会增加一种叫作脂联素的胰岛素增敏激素的循环水平，从而减少炎症和胰岛素抵抗。这会导致从血液流向细胞的葡萄糖数量增加，它会被用来产生能量或者转化为糖原。

其次，一次有氧运动能大幅增加肌细胞膜上的葡萄糖转运蛋白（GLUT4），有助于将葡萄糖从血液泵入线粒体中，产生能量从而降低血糖上升水平（图 12–2）。这是一种惊人的身体机制！

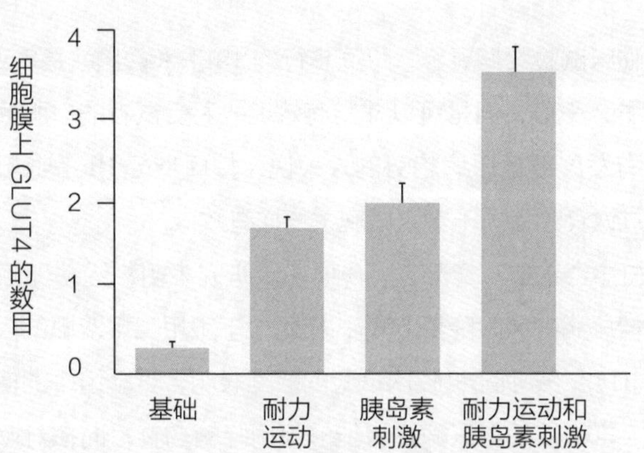

图 12-2 耐力运动显著提升了骨骼肌细胞膜上 GLUT4 的数目。胰岛素刺激和运动，在增强 GLUT4 易位方面具有相加效应。

无关于运动量的多少，半个小时的中等强度运动足以增加细胞中这些转运蛋白的数量。这就好比打开了更多的门和窗使得葡萄糖供应进入细胞中。好消息是，在总能量消耗不变的前提下，中等强度的运动比高强度的运动更能提高胰岛素的敏感性。

然而，这些影响是短暂的。在仅仅 24 ～ 48 小时不运动后，这些门窗通道就会关闭（GLUT4 在细胞中消失），即便是专业运动员也是如此。

这就是为什么如果我们想保持这个临时机制，需要至少每隔一天锻炼一次。更重要的是，降低血液中的胰岛素水平，也能降低患心血管疾病和常见癌症的风险。

有氧运动与 2 型糖尿病

有氧运动的益处不仅限于燃烧热量和控制体重，还包括预防高血糖和 2 型糖尿病。

我们的团队已经多次证明，即便是在非肥胖人群中，有氧运动也是改善胰岛素敏感度和糖耐量的最有利干预手段（两个指标都是预测 2 型糖尿病发展的重要指标）。有氧运动甚至比热量限制更有效。

一项大型临床试验数据显示，每周步行约 18 千米，也就是每天 2.5 千米，尽管体脂只减少了 2 千克，但是可以非常有效地改善受试者的口服葡萄糖耐量。数据表明，对于有发展成糖尿病趋势的人来说，每周步行 18 千米和其他更复杂的干预方式（通过饮食和运动干预来减肥）一样有效。

《新英格兰医学杂志》发表的另一项临床研究表明，运动训练和饮食的结合可以将患 2 型糖尿病的风险降低 58%，相比之下服用二甲双胍的人，患糖尿病的风险仅可降低 31%。一项随机临床试验的数据表明，试验组中的糖尿病患者每周锻炼 5 ～ 6 次，56.3% 的糖尿病患者能够停用降糖药物，而在对照静坐组中，仅有 14.7% 的糖尿病患者能够停用降糖药物。

耐力运动可增强心肺健康

散步、跑步和游泳等运动除了对血糖和胰岛素水平产生积极影响外，对其他心血管风险因素也有积极影响。例如，耐力运动与减重的结合，可以提高血浆中“好的”胆固醇（高密度脂蛋白胆固醇）的水平，降低甘油三酯的水平。

定期的耐力运动还能降低收缩压和舒张压，无论是在高强度运动中还是休息期间都有效。尤其对高血压患者，收缩压的下降幅度最大。有氧运动还能够改善我们自身对于葡萄糖的加工处理，有助于减轻体重和减少炎症标志物，对心血管的健康起到有益作用，包括改善动脉功能和副交感神经的张力。毋庸置疑的是，经常参与有氧运动的人，患心血管疾病和脑卒中的概率较低。

小贴士

越来越多的数据表明，在提高高密度脂蛋白胆固醇从动脉向血液的输送能力方面，运动强度比运动量更重要。正如我之后会详细解释的，增加高密度脂蛋白颗粒从动脉中清除胆固醇的能力（也称为胆固醇的逆向转运），患心脏病的风险会降低很多，且这与血液中高密度脂蛋白胆固醇的水平无关。

有氧运动能有效降低患癌的风险

流行病学研究发现，有氧运动至少与 13 种癌症的风险降低有关联，尤其是乳腺癌、结肠癌和子宫内膜癌。

有氧运动甚至可以帮助改善乳腺癌、结肠癌和前列腺癌治疗后的预后。患有结肠癌和乳腺癌的患者在经过治疗后保持运动，死于肿瘤复发或转移的概率更小。研究表明，乳腺癌患者每天保持 30 ～ 40 分钟的快走可以降低 50% 的死亡率。

人体机制是复杂且难以全面了解的。但腹部脂肪的减少和胰岛素水平的下降似乎发挥着重要作用。正如之前讨论的一样，腹部脂肪过多会造成胰岛素抵抗。胰岛素会抑制肝脏产生某些蛋白质，而这些蛋白质通常会与生长因子（如 IGF-1、睾酮和雌二醇）结合，增加其生物利用率和提高身体机能。

女性肥胖还会导致雌激素水平升高，这是由于一种叫作芳香化酶的活性会增加，这种酶会将睾酮转化为雌二醇，这也就是为什么绝经前和绝经后的患乳腺癌的女性的反应症状不同。

随着我们对营养、运动、癌症与身体机制的生物关联认知度不断完善，我们能够从以往的一刀切的做法转为制定科学的锻炼方式、强度和运动量，配合针对性的营养方案，根据每个人的代谢和遗传基因的不同以及癌症类型，开出个性化处方。

探索：呼吸海风或对肺癌患者有益

令人惊讶的是，锻炼可能会带来额外的好处，在海滩上散步或者跑步似乎是最优的选择。研究发现，海边潮湿的空气中含有一系列微生物群和生物分子，这些分子能抑制人类肺癌细胞中一些关键的基因途径，甚至有可能导致癌细胞的死亡。

运动能保护记忆力、预防脑雾

无论是年轻人还是老年人，运动对保护大脑健康都有重要影响，有助于保护记忆力，提高注意力、思维能力和处理信息的能力。大脑结构的退化是衰老的典型症状，但高强度的运动似乎可以减缓前额叶和颞叶皮层的灰质和白质随着年龄增长而退化的速度。前额叶和颞叶皮层是大脑负责记忆和执行工作的区域。

一组随机对照试验的数据表明，一年的有氧运动似乎可以增加海马体（大脑中与巩固记忆有关的区域）的体积，从而增加空间记忆，这种记忆形式负责记录有关人所处的环境和空间方位信息。换句话说就是，运动训练能够有效地消除随着年纪增长而产生的脑雾（大脑难以形成清晰思维和记忆的现象，就像大脑里笼罩着一层朦胧的迷雾），并有助于防止认知能力下降。

有规律的有氧运动也被证明能够缓解精神压力、焦虑和神经质，能改善抑郁、缓解情绪、提升自我认知和自信。一种叫作脑源性神经营养因子（BDNF）的因素似乎是负责带来这些效果的。运动产生的诱导激素和一些抗抑郁药物具有一样的效果，但没有副作用。

第十三章　开始进行有氧运动吧

进行耐力运动时，我们的身体反应受到很多因素的影响，包括有氧运动的初始水平、训练强度、频率和持续时间。

对于那些久坐不动的人来说有个好消息，在开始运动之前，那些最大摄氧量较低的人比高摄氧量的人改善的程度更大。比如说，对于患心脏病且久坐不动的人来说，经过正常强度的运动后，最大摄氧量能增加 50%，而正常人只能增加 10% ～ 15%。

对于长期不运动的人来说，我建议分两步走。第一步，从久坐不动改为短时间、低强度的身体活动。例如，做一些家务，在工作之余站立一会儿或者走动一下。每周爬 70 层楼梯（每天爬 10 层楼梯）似乎能将平均死亡率降低 16%。作为运动的第二步，这时你已经变得更健壮，你需要重新分配从事轻度活动的时长，并且有意识地进行中等至高强度的运动，比如快走、慢跑、骑自行车、游泳。

训练强度

超负荷的训练强度是影响我们身体对耐力运动的生理反应的关键因素。换句话说，就是我们有多努力去进行这项运动。

最大摄氧量测试是确定训练强度的黄金标准，但作为日常监测是昂贵、耗时且不切实际的。更有用的替代方案是在运动时监测我们的心率，实际上，最大心率和最大摄氧量是相关联的，预测方式无关年龄、性别、种族、健康水平或者训练模式，见表 13-1。

表 13-1　最大心率（%）与最大摄氧量（%）之间的关系

最大心率（%）	最大摄氧量（%）
50	28
60	40
70	58
80	70
90	83
100	100

小贴士

请注意，当我们用最大心率代替最大摄氧量来做估计时，大概会有8%的误差。在正常体重的健康人、肥胖人群和心脏病患者中，最大心率百分比与最大摄氧量百分比的关系大致相同，但主要使用手臂的运动会比主要使用腿部的运动的最大心率值要低。

怎样测量你的最大心率

用 220 减去你的年龄，可以简单计算出你的最大心率。例如，如果你是 50 岁，220 减去 50，你的最大心率是 170。

估算最大心率更准确的公式如下：

最大心率 =206.9-（0.67× 年龄）

例如，一个 50 岁的人，他的最大心率为 206.9-（0.67×50）=173.4

对于体脂率高于 30% 的人，修改后的公式为：

最大心率 =200-（0.5× 年龄）

对应之前例子中 50 岁的肥胖者，他的最大心率为：200-（0.5×50）=175。

如图 13-1 所示，对大多数健康的人来说，以最大心率的 55% ～ 70% 进行锻炼就足够了（即一个 50 岁的人应该保持训练心率在每分钟 100 ～ 126 次），这保证了他们在运动的同时可以说话。为了达到积极的训练效果，我们完全没有必要剧烈运动到引发呼吸急促和身体疼痛（乳酸引起）的程度。

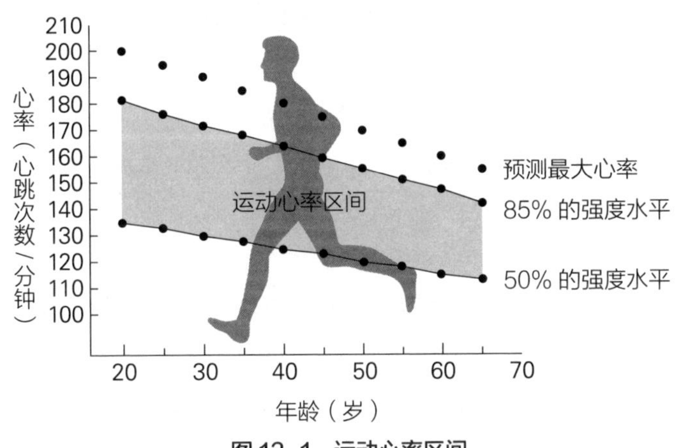

图 13-1　运动心率区间

然而，这个简单的心率估算公式并不是找到你的训练心率区间的精确准测算法，因为它只考虑了年龄因素。有一种更复杂的测试公式，名为 Karvonen，它是由一名北欧生理学家发明的。这个数学公式可以更好地帮你确定训练时需要达到的心率，因为除了年龄外，它还考虑到了你的静息心率。这道公式建议，你可以以静息心率和最大心率差的 60% 进行训练。

Karvonen 心率公式计算方法如下：

临界点心率 = 静息心率 +0.60 ×（最大心率 – 静息心率）

举个例子，如果你现在 50 岁，你的静息心率为 60，那么你在训练时的完美心率应该是 128 次 / 分钟，即 60+0.60 ×（173.4−60）。

静息心率

你首先需要测算出你的静息心率（刚醒来且还坐在床上时的心率）。一个正常成年人的静息心率在 40 ～ 100 次 / 分钟。对健康的人来说，更低的静息心率意味着更强的心脏功能和更加健壮的身体素质。比如说，一个训练有素的专业运动员的静息心率很可能会接近 40 次 / 分钟。

如何测量你当下的心率

将食指和中指并在一起放在手腕上，用手指按住关节内侧，当你找到脉搏时，数 1 分钟的心率或者 15 秒的心率再乘以 4。当然，用心率监测器和运动手表能得到更精准的心率数值，很多 App 也能够测心率。

然而，随着你的有氧适能（指人体摄取、运输和利用氧的能力）的增加，在任何给定的氧气消耗量下，你的次最大心率每分钟下降 10 ～ 20 次。因此，随着你变得更健康，有必要周期性地提高运动强度，以达到预期的训练心率。

如果你平日里都是久坐不动，那你应该从舒缓的步行训练开始起步，当你的有氧适能水平提高后，为了保持同样的相对运动强度，你可以开始尝试快走，当快步走变得轻松后，你就可以在快走的过程中加入一些慢跑。

当你的身体机能越来越好后，为了达到你的目标心率，你可以慢跑或者长跑。一旦你达到这个健身水平后，就能以 70% 的最大心率进行 20 ～ 30 分钟的持续运动，这对于绝大多数人来说已经能达到足够的训练效果。

小贴士

并非所有运动的效果都一样，在最大心率时，跑步比骑车多燃烧 21% 的脂肪。但当我们保持恒定的运动强度、运动时间和频率时，不同的运动类型对大肌肉群产生的效果是相似的。也就是说，跑步、骑自行车、划船、游泳、滑冰、跳绳、玩运动踏板和爬楼梯都能为有氧运动提供优质的“超负荷”。

运动持续时长和运动量

一般来说，较长的运动时间可以对应较低的运动强度。例如，我们可以以 60% 的最大心率慢跑 45 分钟，而不是以 70% 的最大心率运动 20 ～ 30 分钟。这两种有氧运动达到的效果被证实是相似的。

然而，运动是有限度的。超过这个限度后，增加运动时长和运动强度并不会带来更好的运动效果，甚至还会造成运动伤害。例如，在一项针对年轻游泳运动员的测试中发现，每天的运动时间从 1.5 小时增加到 3 小时，力量、耐力和速度上并没有任何显著提升。而其他的试验发现，每周长距离的跑步和高强度的训练，都会增加肌肉、骨骼和膝盖软组织的受伤风险。

哥本哈根的一项长达 12 年的针对 1 000 名 20 ～ 80 岁慢跑者的跟踪研究发现，每周 60 ～ 140 分钟的慢跑能够降低死亡率。但将锻炼时间增加到每周 2.5 ～ 4 小时，死亡率并没有持续下降。那些长时间进行高强度慢跑的人甚至与久坐不动的人拥有一样的早逝可能性。同样，库珀研究所的一项研究表明，每天 7 分钟高强度训练足以降低心血管疾病的死亡风险，而更高强度的训练并不会带来额外的好处。

运动频率

多项研究发现，在提高有氧适能方面（最大耗氧量），运动频率（多久做一次运动）不如运动强度和运动持续时间那般重要。每周锻炼 2 次或者 4 次，如果训练强度和持续运动的时长是一样的，最大摄氧量似乎并没有区别。

然而，提高有氧适能的训练要求可能与保持有氧适能不同。在一项研究中，12 名年轻男性在 10 周中每周跑步 40 分钟、进行间歇性自行车训练，最大摄氧量增加了 25%。然而，在为期 15 周的持续运动计划中，那些被随机安排每周锻炼 2 次的人和每周锻炼 4 次的人，尽管运动强度减少了三分之二，但是他们的最大摄氧量增加得一样多。

在持续运动对提高有氧适能的研究中也表现出类似的结果。在相同的试验中，将训练时间从最初的 40 分钟减少到每天 26 分钟或者 13 分钟，尽管运动时长减少了三分之二，但最大摄氧量保持在相似的水平。然而，如果运动强度同样也降低，那么有氧运动的效果也显著降低。这说明运动强度在有氧适能方面扮演着非常重要的角色。

在心脏健康方面，一些研究表明，训练频率对心脏健康有积极影响，而另外一些研究表明，每周锻炼多少次比起运动强度和持续时间来说，影响小得多。然而，如果我们决定以低强度的运动进行训练，那么为了保持对身体有益的效果，就必须增加运动的频率，从每周 2 天增加到每周 5 天。这对于增加能量消耗和改善胰岛素敏感性尤为重要。每周只训练 1 ～ 2 天，并不会对能量平衡、体重以及腹部脂肪的变化产生显著的影响。

高强度训练：怎么做以及何时做

想通过耐力训练达到明显的减重效果，我们需要在每周完成不同课时的有氧训练。例如，我们应该一周锻炼 3~4 天，用休息日把锻炼日分开。每次训练都需要持续至少 1 个小时，并且强度达到能够消耗 300 千卡热量甚至更多。

高强度间歇训练（HIIT）

如果你需要保证每次至少 1 个小时（慢步走则需要 90 分钟）、每周 3 ～ 4 次的运动，如何能够安排出这么多时间来运动着实是个挑战。对于退休人士来说没那么难，但对于上班的人来说，每天或是每隔一天安排 45 ～ 90 分钟来运动，确实有些伤脑筋。

解决这个问题的最好方法，就是在每周的训练中加入 2 次高强度间歇训练。在这种训练中，我们需要以超过 80% 的最大心率进行短时间的高强度训练（比如每次持续 4 分钟），配合 3 分钟的低心率恢复时间来交替进行。

间歇性短跑训练

另外一种高强度的训练是间歇性短跑训练。例如，在 60 秒内尽可能快完成跑步、骑车或者游泳，然后进行非常舒缓的步行、骑车和游泳。刚开始的时候可以重复 4 个回合，当身体适应这种训练后，可以增加到 5 ～ 6 个回合。这意味着整个运动过程仅持续 20 ～ 30 分钟。

高强度间歇训练和间歇性短跑的好处

值得注意的是，HIIT 和间歇性短跑，似乎具备与长时间中低强度的有氧运动相同甚至更高的代谢益处。每周 2 次间歇训练对心肺健康的帮助（最大摄氧量），和每周训练 5 天是差不多的。

甚至有研究认为，HIIT 比中等强度的耐力训练更能强化心肺功能，尤其是对于“训练能力低的人”（也就是那些运动成效小或者进步速度很慢的人）。

每周 2 ～ 3 次的 10 ～ 15 分钟 HIIT 或者间歇性短跑训练，也能帮助我们减重或者保持理想的体重，因为这种训练能让我们至少在训练结束后的 24 小时里面，身体仍然持续燃烧脂肪。

HIIT 的潜在有益影响不仅是心肺健康，还有心脏健康。HIIT 对胰岛素敏感性、血压和心脏功能的改善程度，似乎可以达到或超过中等强度、持续耐力锻炼的程度。

在一项糖尿病患者的临床试验中，连续两周每天进行 6 次 HIIT 足以降低血糖水平和血压，这些效果似乎与线粒体和 GLUT4 的数量增加有关，短时间的 HIIT 后，肌肉中的 GLUT4 数量增加了 1 倍。

研究也发现，如果运动计划安排合理，HIIT 能比长时间的中等强度训练带来更高的愉悦感。

小贴士

一天之中，每隔一段时间进行 1 次几分钟的高强度爬楼梯的运动，可以达到和骑自行车进行间歇冲刺训练一样的强化心肺功能的功效。在一项小型实验室临床研究中，久坐不动的受试者执行 3×20 秒的爬楼梯（超快速爬楼梯 20 秒，1 天 3 次）方案，每周 3 天，持续 6 周后，最大摄氧量可增加 12%。因此，如果能在早晨、午餐休息时、喝咖啡或者上厕所的间隙尽可能快地爬 3 层楼梯，就是一种有效的锻炼，无须专门去健身房锻炼，每个人都能随时随地提高体能。

要么利用它，要么失去它

多项研究的数据表明，当人们停止锻炼后，他们会很快失去运动带来的新陈代谢、生理和运动能力方面的好处。这种现象叫作“停训”现象。停止运动 7 ～ 14 天，足以显著减少运动带来的代谢和健身方面的健康益处。

例如，连续卧床 20 天会导致最大摄氧量和心输出量（每分钟左心室或右心室射入主动脉或肺动脉的血量）减少约 25%。最大摄氧量平均每天下降约 1%，几个月后就会丧失耐力训练带来的所有红利。对老年人来说，停止运动 4 个月就会丧失之前锻炼对心血管的所有改善效果。

即使是对于训练有素的运动员来说，运动带来的好处也是短暂且可逆的。这就是为什么运动员需要在赛季开始的几个月前开始运动计划，甚至是在赛季结束后仍然要保持适度的锻炼。但最重要的是，仅仅停止训练 10 天就会出现葡萄糖耐量的显著下降，以及应对葡萄糖负荷出现的胰岛素水平大幅度上升（图 13–2）。这是非常不好的现象，正如我之前所说，高胰岛素水平是癌症和衰老的重要诱因。

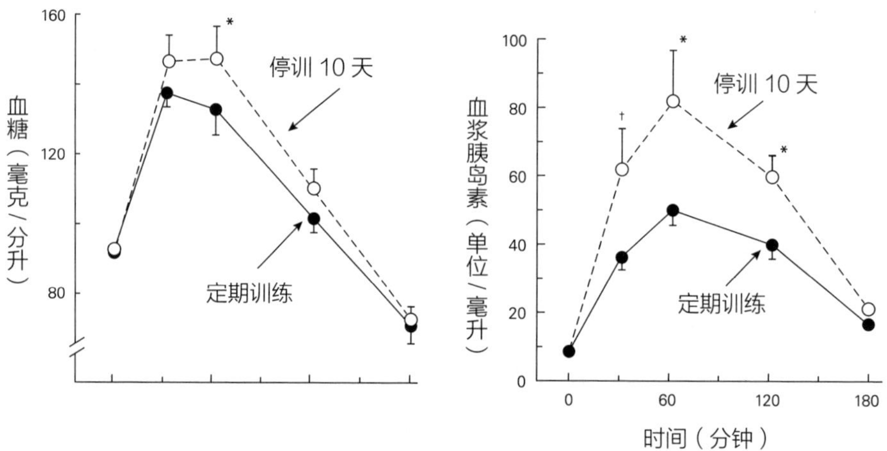

图 13–2　停训 10 天对优秀运动员的葡萄糖耐量和胰岛素敏感性的影响

14 名保持定期运动的优秀运动员在常规训练结束的 16 ～ 18 小时及停训 10 天后进行 100 克口服葡萄糖耐量试验期间的血糖和胰岛素水平。

多少运动量算过量

俗话说“过犹不及”，对大众都认可的好东西过分热情，往往适得其反。那些运动过度的人，反而违背了运动的初衷，给身体造成伤害而非带来健康。最近对六项研究结果的综合分析表明，死亡的风险会随着体力活动的增加而降低，上限是每天进行 1 ～ 2 小时的适度运动训练。而更长时间的运动或者更大的运动量，都不会带来额外的好处。很多研究还发现，过量的运动会带来潜在的不利于健康的副作用，尤其是那些马拉松运动员、铁人三项运动员、越野滑雪运动员和自行车运动员。

过量运动还会带来心脏问题，包括运动引起的心脏肌钙蛋白水平升高、运动后心脏功能障碍、加速冠状动脉钙化、心肌纤维化、心脏斑片状病变，还会增加心律不齐（心律失常）的发病率，包括房颤。特别是心肌纤维化，12% 到 50% 的耐力运动员都被检测出这个问题。心肌纤维化可能会导致致命性心率失常风险的增加，训练的年限、进行高强度运动的小时数以及完成马拉松运动的次数，都与心肌纤维化的程度有关。

我们在华盛顿大学研究室的一项与约翰·霍罗茨教授合作的对优秀运动员进行的研究中发现，在最大摄氧量测试中，许多多年来平均每周跑 50 ～ 80 千米的老运动员们出现了血压异常升高和危险性的心律不齐现象。此外，很多老运动员们抱怨有关节疼痛和膝盖问题，一些老运动员也因为退行性病变而做了膝关节或髋关节置换手术。

最有可能的是，体育锻炼和身体健康直接存在着 U 型关联，U 型曲线的一端是久坐不动的生活方式，而另一端则是高强度耐力训练，这两者都会增加心脏损伤。

根据现有数据得到的结果，进行低到中等强度的有氧运动（心率在最大心率的 55% ～ 70%）的人，健康风险最低，代谢益处更高。

简而言之，我们可以完全不限时地进行步行、低速骑行或者跳舞。当每天的休闲运动时间达到 100 分钟时，健康的益处很可能也达到了最大值。

然而，我认为在有规律的基础上进行大量长时间的剧烈耐力训练是不安全的，尤其是心率超过 80% 的剧烈运动。研究发现，通常 5 ～ 10 分钟的高强度运动就足够了，进一步延长高强度运动不会带来额外的好处，对某些人来说甚至会造成不可逆转的身体损伤。

我的团队的初步数据表明，营养摄入会影响代谢和心肺功能对于剧烈运动的反应。开展良好的临床研究来阐明，高强度和长时间的运动训练中，能量和蛋白质摄入以及饮食质量在调节炎症和促进衰老途径中的作用是很有必要的。

确定营养均衡的饮食对剧烈运动训练带来的急性和慢性伤害是否有潜在保护作用也很关键。将杂食运动员与素食者或纯素食运动员进行比较的研究发现，他们的健康状况没有差异，但我们不知道长此以往是否会存在健康差异。

第十四章　强化肌肉和骨骼：科学的力量训练

随着年纪的增长，肌肉质量下降是正常的，相应的肌肉力量也会下降。

问题是，肌肉质量和肌肉力量直接关系到骨骼的健康，对于我们的日常活动也尤为重要，比如爬楼梯、提购物袋、提重物或者推重物。如果随着年龄的增长，失去了太多的肌肉，我们就会变得虚弱并且需要依靠他人的帮助，即便是走路、穿衣和洗澡这样的日常活动。

久坐的生活方式是导致肌肉和骨质疏松的一个重要因素。当我们因为生病而被迫长时间躺在床上或者因为骨折而不得不打上数周的石膏时，我们就会流失掉相当多的肌肉和骨量。不过好在已经有研究表明，一般的体育活动，尤其是加强肌肉力量的训练，可以帮助我们抵消骨骼、肌肉质量和肌肉力量的流失。

此外，在实验室动物模型实验中，年老动物的有氧运动和阻力训练已被证明对创伤或肌肉损伤的肌肉修复有帮助。这通常是因为运动训练能有力地激活受损肌肉中的干细胞，帮助受损组织的再生。

适合增强肌肉力量的运动有：短跑、100 米跑或者跳跃。这些运动的特点是强度大且持续时间短（仅几秒钟）。然而，最著名的力量训练是举重，举重的极端版本是健美。在阻力训练中，身体肌肉被迫工作或承受外在施加的力量（抗阻运动）。不需要去健身房或请私人教练进行阻力训练，我们可以在办公室利用一些小重量哑铃、阻力带或者用自己的体重作为阻力（比如俯卧撑）来完成训练。

举重训练通过增加肌肉量、训练肌纤维同时且协调地收缩来提高力量和肌力。举重还有助于减肥，因为举重能提高静息代谢率，从而增强有氧运动时的脂肪燃烧效果。在一项为期 6 个月的随机临床试验中，对以前久坐不动的超重和肥胖青少年进行耐力和阻力相结合的训练，相较于单纯的耐力训练，更显著地缩小了腰围。这个成功的训练计划，包含了每周 4 个阶段的训练，每个阶段中的受试者进行的有氧运动，逐步从 20 分钟增加到 45 分钟，包括跑步机、踏步机、动感单车（最大心率从 65% 增加至 85%）。阻力训练包括 7 项器械运动或者举哑铃，整个过程从 2 组各 15 次重复中等强度的负重训练，发展到 2 组各 8 次的最大阻力的负重训练。

阻力训练对于预防骨质疏松（衰老导致的典型性骨质流失）和增强骨骼强度也非常重要。肌肉通过肌腱附着在骨骼上，当我们收缩它时，会产生一种强大的力量，这种力量集中在骨骼的结构上。例如，当我们做单脚平衡练习（图 14-1）时，肌肉会收缩，约产生相当于一个人重量 2.75 倍的力量，对于一个体重 70 千克的人来说，这意味着大腿骨承受的力量是 192 千克。据计算，单腿站立 1 分钟的肌肉负荷量，等同于我们步行大约 53 分钟的负荷量。这种力量会转化为强大的骨骼生长刺激，并适用于全身所有的肌肉群。

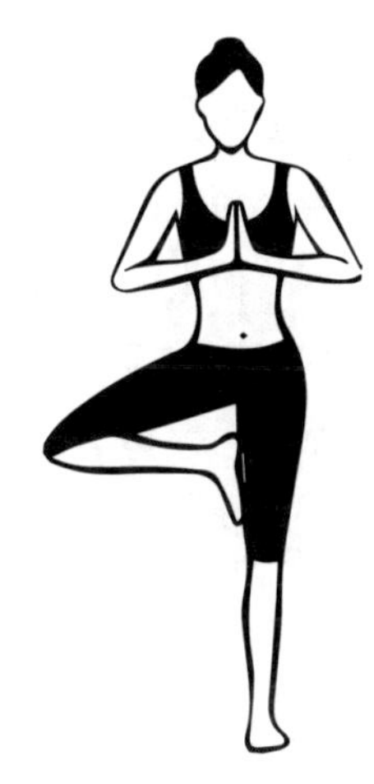

图 14-1 单脚平衡练习

可以使用哑铃、自身的重量或者在瑜伽、太极练习中锻炼肌肉和骨骼的力量。老年人和体弱的人也适合小重量的阻力训练。这些训练有助于增强腿部、肩膀、手臂、背部肌肉，从而大幅度降低老年人跌倒和住院的可能性。

运动强度、重复次数和休息时间

通常，一个精心设计的重量训练项目会让你逐渐增加：

- 强度：你能举起或推出的重量。
- 重复：你能举重或者俯卧撑的次数。
- 组数：你能重复完成的次数。

理想的情况是，每周通过 2 ～ 3 次类型不同的训练，激活身体主要的肌肉群

（腹部、胸部、背部、肩膀、手臂、臀部和腿部）。因为肌肉力量和线粒体功能在下午晚些时候会达到顶峰，如果可能的话，最好在白天晚些时候进行增强肌肉力量的训练。

刚开始的时候，最好能学会如何利用自身的重量做阻力训练。在掌握了关键的自重训练后，力量、稳定性、灵活度和肌肉控制力都会提升。当你有了进步并且力量见长后，你可以使用哑铃的重量。当然，如果是去健身房，你还能使用更多的复杂器械来进行肌肉训练。如果主要目标是增加肌肉质量，那么最好使用更重的负重，但重复的次数要减少。如果目标是增加肌肉的协调力和控制力，则需要选择较轻的负重，增加重复的次数。

比如说，对于年轻人和健康人，如果他们想增加肌肉量，每组肌肉群训练可以重复 6 ～ 8 次，负重最好能达到“最大重复力量”的 60% ～ 80%，完成 3 组甚至更多。

这里的“最大重复力量”是指一个人重复一次能举起的最大重量。对于那些想改善健康和耐力的人，建议负荷选择最大重复力量的 40% ～ 60%，每次重复 12 ～ 16 次，完成 1 ～ 3 组（同样也适合老年人）。为了燃烧脂肪，建议完成 1 ～ 3 组，每组重复 10 ～ 12 次，尽量选择你能够重复做的最大重量，两组之间的理想休息时间是 45 秒至 2 分钟。

在推举重量时（包括用自身重量作为负荷），用力的同时呼气，能防止血压过高。同时也建议你慢慢地、小心地运动，关注呼气举起和吸气落下的整个过程。尤其要注意你的姿势，不良的姿势会损害你的肌肉、脊柱和关节。训练与训练之间间隔 48 小时的休息时间也很有必要，能帮助肌肉恢复、生长和加强肌肉力量。

在家就能完成的 15 分钟力量训练

无论你多大年纪，身体是否健康，每个人都需要进行一些力量训练。理想的情况是每周训练 3 ～ 4 次，这样才能获得最大的益处。我们不需要为了获得一个结果，把几个小时耗在健身房，只需要 15 分钟就可以完成全身的力量训练。可以在家里、公园、户外、健身馆完成，有引体向上的单杠、卧推器械或双杠的地方就可以。有些训练甚至可以在办公室里完成，作为长时间对着屏幕后的休息。

以下是我经常做的训练：

平板支撑

用前臂和脚趾作为支撑，身体呈一条直线，收紧臀部肌肉来稳定身体，保持 20 秒。不要屏息。当你的力量提升后，延长保持时间。

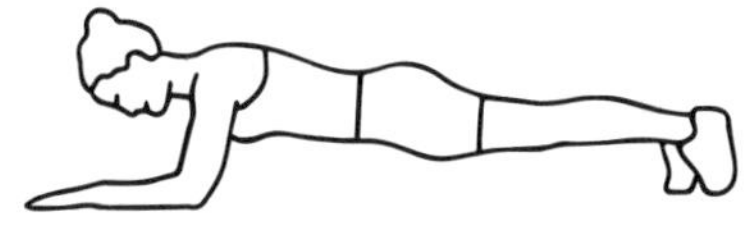

图 14-2　平板支撑

屈膝仰卧起坐

弯曲膝盖，躺在地板上。双脚用家具固定在地上，双手放在后脑勺下，慢慢呼气，同时慢慢起身。保持，接着吸气时慢慢躺下。重复这个练习。

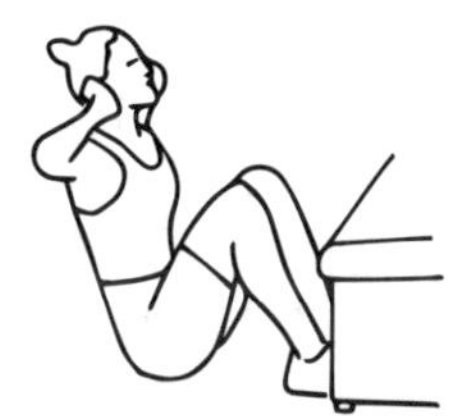

图 14-3　屈膝仰卧起坐

俯卧撑

伸直双臂支撑身体，身体和肩膀呈一条线，双脚并拢，脚趾支撑地面。吸气时，身体慢慢下落靠近地面，呼气时上推，直到手臂伸直。重复这个练习。

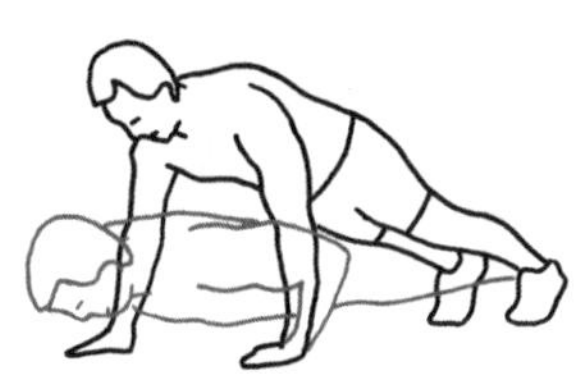

图 14-4　俯卧撑

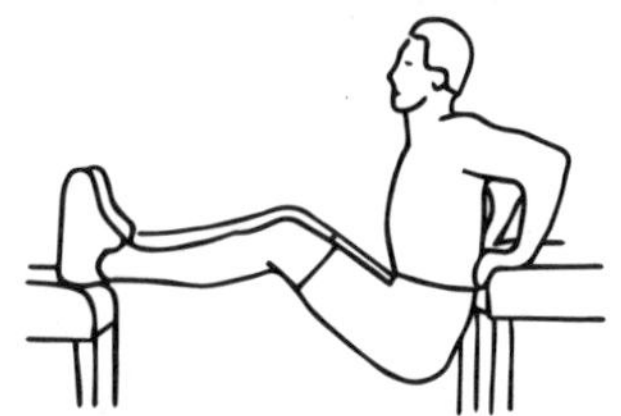

图 14-5　椅子升降操

椅子升降操

手放在椅子上，手指朝前，双腿伸直放在另一把椅子上。吸气时身体慢慢降低，直到上臂和椅子平行，并伸展你的身体。呼气，把身体推回到起始位置。重复这个练习。

引体向上

双脚放在地板上，身体躺在桌子下方，膝盖弯曲。双手握住桌子。呼气，弯曲手臂将身体向上拉，吸气将自己放回起始位置。重复这个练习。

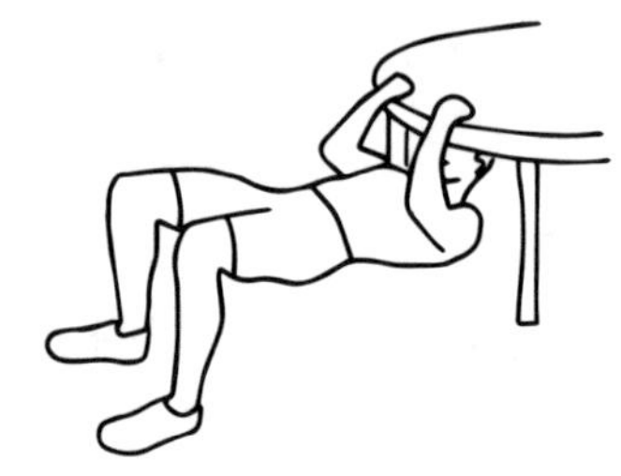

图 14-6 引体向上

耸肩

身体放在两张椅子之间，双脚放在地板上，手臂后方置于椅子上。呼气时，挤压肩胛骨，抬高胸腔。当你吸气时，慢慢地将自己放低到起始位置。重复这个练习。

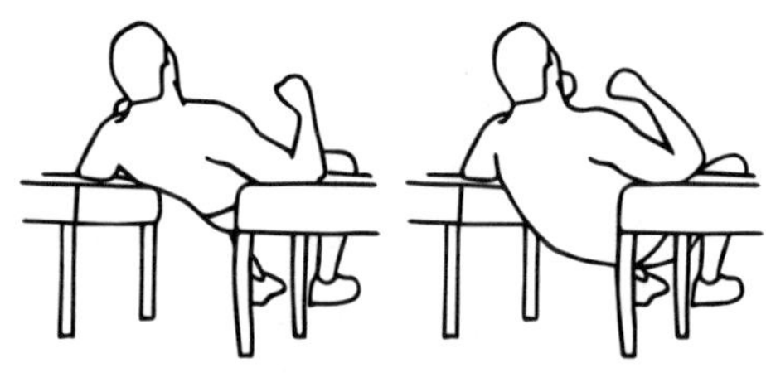

图 14-7 耸肩

深蹲

双脚分开与肩同宽，蹲坐的过程中挺直背部，不要向前倾。臀部和膝盖向下弯曲，将身体重心落在脚跟上。吸气，深蹲到尽可能的低的位置。然后回到起始位置。重复这个练习。

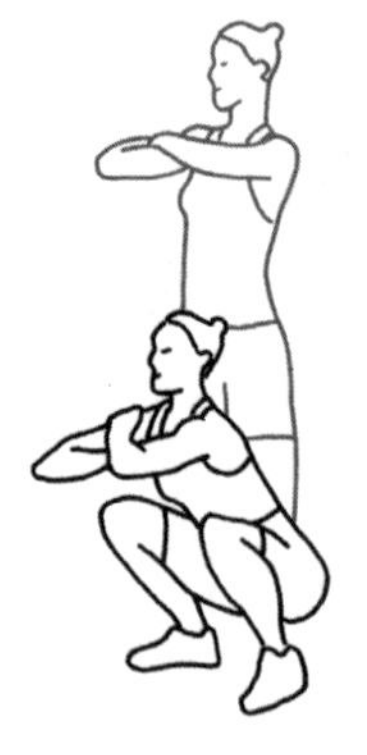

图 14-8 深蹲

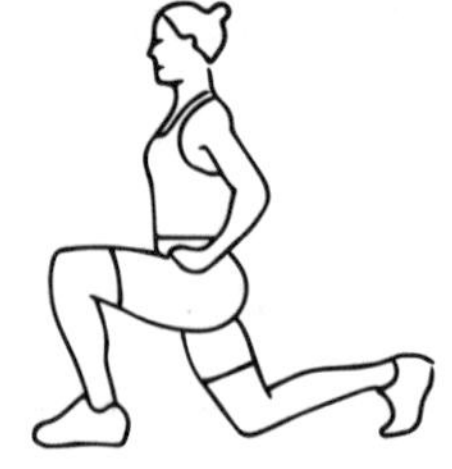

图 14-9 弓箭步

弓箭步

双脚与肩同宽站立，双手叉腰。右脚向前迈一大步，身体下降直到右大腿与地面平行，右脚后跟用力下压把自己推回至起始位置，左腿重复这个练习。

臀桥

仰卧，掌心朝下，膝盖弯曲至 90 度，配合呼气臀部慢慢向上，保持一会儿，吸气时下降至起始位置。重复这个练习。

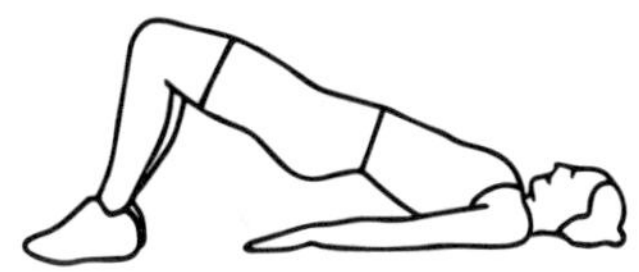

图 14-10 臀桥

小腿深蹲

手扶椅背，踮脚站立，吸气时膝盖弯曲至 90 度的蹲姿。身体下降，直到你的脚踝处感受到拉伸感。呼气，同时脚趾用力升高身体，并且保持 1 秒钟。重复这个练习。

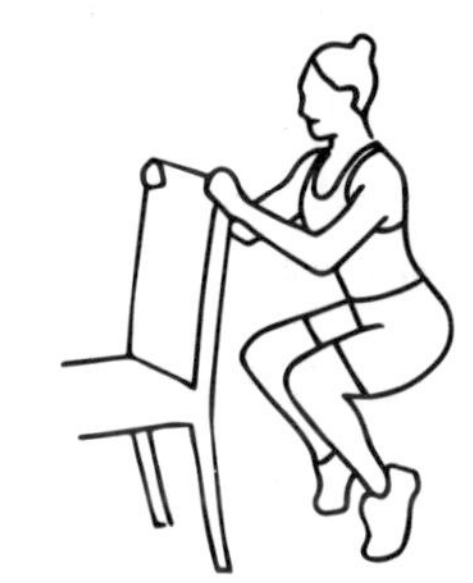

图 14-11 小腿深蹲

后抬腿

双脚与肩同宽站立，呼气的同时右腿向后延伸，确保右腿伸直与躯干平行，腰部弯曲的同时中心向后移，低头向下看。保持挺胸且确保后背部保持稳定的弧度，伸展至腿后侧拉伸的最大范围。吸气，身体回到起始位置。左腿重复相同动作。

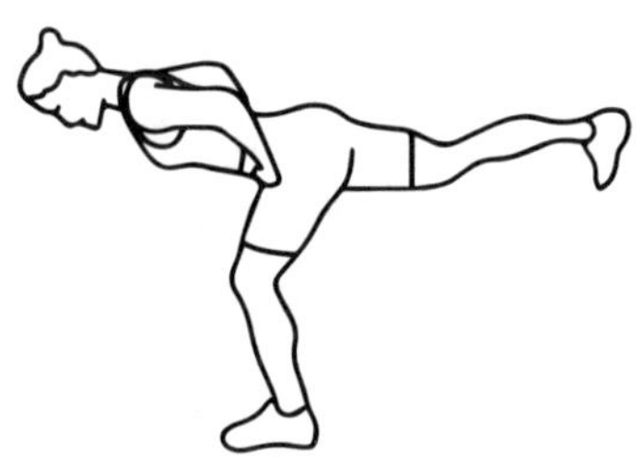

图 14-12 后抬腿

运动绝不能代替健康饮食

有一种“健身房文化”认为，体育锻炼和肌肉练习是治疗所有疾病的灵丹妙药，食物只是用来给饥饿的肌肉补充蛋白质和能量。其中的秘诀就是要吃大量的蛋白质来增强肌肉，吃碳水化合物来补充能量。这里有一道公式：在运动完后，每千克体重最多补充 2 克蛋白质（比如乳清蛋白）以及 1 ～ 1.5 克碳水化合物。

似乎每个私人教练都有自己的运动食谱。

由于对塑造大块肌肉的痴迷，一些健身爱好者在早餐、午餐和晚餐中摄入大量的鸡蛋、肉类和奶制品中的蛋白质，以及各种各样的蛋白质补充剂。

这是因为人们简单地认为，所有食物最终都会用于产生能量和肌肉。但是，通过阻力训练将膳食中的蛋白质转化为肌肉的能力是有限的。临床研究已经得出明确的结论，即每餐摄取 30 克膳食蛋白质，餐后肌肉蛋白质合成率就已经达到最高了。

具体数量与我们的年龄以及体重有关，18 ～ 37 岁的年轻人每千克体重需要 0.25 克蛋白质，55 岁以上人群每千克体重每餐需要 0.4 克蛋白质，超过这个量的蛋白质将不被肌肉吸收，而是被氧化掉了。初步的研究表明，过量的蛋白质摄入会刺激 IGF/mTOR 通路，进而加速癌症的发生和衰老的过程。

记住：我们的身体不是火炉。我们吃的食物的质量给我们提供了建立和维护细胞、器官、大脑、心脏和肌肉的那块砖，但我们不能用廉价劣质的材料造赛车，还指望它经得住时间的考验。在我和华盛顿大学的约翰教授共同进行的且尚未发表的研究中发现，进行剧烈运动且实施类似现代长寿饮食这种饮食方式的人，比起遵循西方饮食的人来说，心脏代谢的表现更好。

越来越多的数据表明，我们所吃食物的数量和质量深深影响着新陈代谢对运动的反应。一项小型但设计良好的临床试验的数据表明，富含高升糖指数食物的饮食，会增加血液中游离脂肪酸浓度，抑制耐力运动对葡萄糖有效性的促进作用。葡萄糖有效性是指葡萄糖本身刺激其自身进入骨骼肌并抑制其自身肝脏合成的能力，是 2 型糖尿病发展进程的明显标志。无论热量消耗如何，高升糖指数的食物都会抑制运动对脂肪的氧化和利用率。

相比之下，在训练期间吃低升糖指数饮食的人，最大摄氧量更高，血压更低，胰岛素水平更低，锻炼期间的脂肪利用率更高。很多有益数据的变化，都会在开始运动的 7 天后出现。为了改善身体代谢的效果，运动期间对碳水化合物质量的选择非常重要。

越来越多的数据表明，运动期间服用氨基酸补充剂似乎会对身体造成不利影响。高剂量支链氨基酸和含硫氨基酸，会刺激诱导胰岛素抵抗的信号通路，加速衰老过程和诱发癌症。此外，很多运动员都在服用的补充剂左旋肉碱，会增加血液中的氧化三甲胺（TMAO）的浓度，在不考虑其他传统心脏病发病因素的前提下，或会增加心脏病发作和脑卒中的风险。

第十五章　运动三大要素：姿势、平衡和灵活度

当人们讨论运动时，运动的姿势、平衡和身体灵活度往往会被忽视。然而，不良体姿、缺乏平衡力、关节错位或者僵硬会影响到我们日常生活的方方面面，甚至会造成许多疾病甚至是残疾。

疼痛和关节退化

不良姿势的首个并发症是颈部疼痛，并伴随肩膀和背部疼痛。如果长期姿态不良，久而久之就会对关节和肌肉产生压力，最终引发炎症和慢性疾病。持续性压力会造成关节周围组织的疼痛性退化，包括软骨退化、椎间盘突出和神经炎。

比如说，如果我们有圆肩现象（长时间坐在桌子前造成的），颈部曲度便会发生变化。为了保证能直视前方，我们会被迫过度伸长颈部，收缩颈椎（颈部区域）和肩膀附近的肌肉群。当肌肉持续收缩一段时间，慢性颈部疼痛会发展为肌肉紧张性疼痛，有时会伴有恶心、头晕和手部刺痛。这和在交通事故中颈椎扭伤后的症状类似。

此外，由不良姿势引发的脊柱弯曲（脊柱侧弯）、下背部变平（背部平直综合征）或过度弯曲（脊柱前凸），会导致横膈膜张力减弱、下腰部疼痛、脊柱和椎间盘损伤，极端情况是出现腰间盘突出并伴随压迫坐骨神经和出现坐骨神经痛。

髋关节位置的改变和关节错位，也会影响膝盖、腿筋和大腿后侧的腘绳肌。随着时间推移，这些非正常姿势会造成结构性损伤，骨骼肌力量下降或出现炎症，急性腰疼会转变为慢性腰疼。

慢性腰痛是使人衰弱的严重疾病。据估计，12% ～ 15% 的医疗保障都用于治疗腰背疼痛，仅在美国，治疗腰背疼痛的医疗成本预估在 850 亿美元。如果考

虑到生产效率上的损耗，这一数字甚至可以达到 1 000 亿～ 2 000 亿美元。

注意：超重和肥胖是慢性腰疼和其他活动障碍的主要诱因，最终会诱发身体残疾。

为什么良好的姿势很重要

当我们保持一种姿势久坐时，很多“坏事”会发生，包括背部平直（背部生理曲线丧失）、驼背（脊柱后突）、髋关节和膝盖活动范围缩小，还有以下一些可能面临的问题：

呼吸受限

不良姿态的主要并发症就是呼吸受限。当你的后背部肌肉很弱，肩膀向前弯曲，胸腔活动范围和呼吸能力都会受损。呼吸变浅且频繁，你的新陈代谢、心血管和心理健康都会出现严重的问题。

这些姿态改变增加了呼吸功能异常的风险（肺部氧合作用不良）让心脏泵血效率降低，这会导致血液和淋巴在下半身的循环减慢。

与此同时，由于工作或者因为懒惰、虚弱、疾病需要长期保持静止姿势的人，椎间盘退变的风险更高。这是因为用于保护背部的椎间盘取决于我们经常改变姿势，椎间盘的营养依靠海绵或是泵机制（即通过改变姿态产生的压力波动）。这便很容易解释为什么保持良好的姿态对我们很重要，且需要尽可能频繁地改变日常姿态。

增加骨折风险

姿势会影响到身体平衡，因此增加跌倒和骨折的风险，超过 90% 的髋骨骨折是由于缺乏平衡而摔倒造成的，髋部骨折会让一年内的死亡风险增加 30%。

生活质量下降

慢性且持续的颈部、背部、臀部及膝盖疼痛会严重影响到你的生活质量。疼痛会限制你的活动范围，甚至导致严重的心理后果。

我们仔细想想，体态很大程度上反映了一个人在这个世界上的生存方式。丹尼尔·拉吉博士曾说："体态反映了我们的个人经历包括受教育水平、文化背景，生理和心理上经历的记忆创伤，我们的生活方式和压力水平，以及我们长期承受的工作性质。体态是我们的呼吸方式，我们的认知立场，我们如何对待他人和自己。我们的体态是对我们过去的表达。"

我们的体态（即我们在时间和空间中出现的方式）以及我们的动态存在（即我们展现自我和占据空间的方式），都是我们个人魅力或者个人力量的重要组成部分（姿态这个词源自希腊语"恩赐"）。它吸引别人注意我们，并影响着我们周围的人。好的仪态和体态都是好的心态的体现。

正确的体态是什么

当上半身和下半身与人体中心的重心完全对齐，颈部在肩膀的正中间，肩膀松弛且下沉，胸腔打开，腹部平坦，骨盆、大腿和小腿牢牢扎根在地面，整个身体的重量不应该在脚跟或脚掌上，而应该均匀地分布在双脚上，这就算作理想的姿态。

试着保持笔直状态，在走路和坐着时保持挺拔感和轻盈感，学习保持挺拔向上的体态以及在活动中保持平衡的艺术，对身体有着巨大的好处。

如何判断不良体态

首先检查你的鞋底，如果前部、后部或者两边的磨损不一致，很可能就是体态问题造成的。然后，背靠墙壁，双脚与肩同宽，让你的臀部和肩膀（保持沉肩坠肘）靠在墙上以打开胸腔。现在检查你的头部是否能碰触墙壁，如果不能就说明颈椎弧度有偏差。现在，试着纠正你的姿势，用你的头触墙，伸长颈部后侧，下巴微微前倾，不要过分用力。很有效的办法是想象一根电线从脖子的底部把你抬起来，脖子向后方拉长，下巴向前下垂，用横膈膜呼吸。此刻便是正确的姿态。

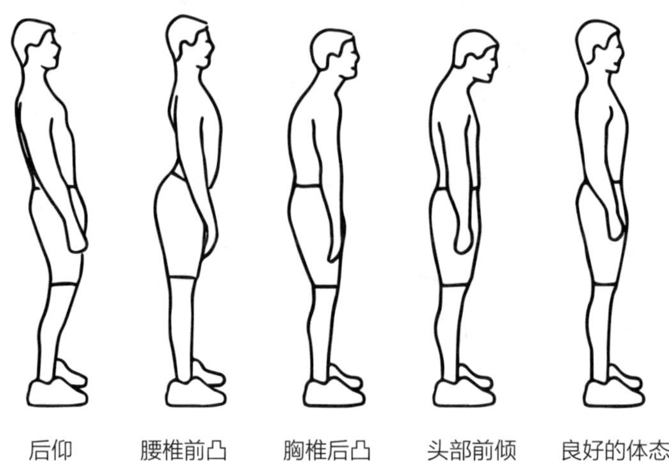

图 15-1 好的体态和不好的体态

应该如何改善体态

有许多干预措施比如运动，都可以帮你改善体姿。之后的章节中，讲到瑜伽体式时，我会重新提到体态的话题。练习瑜伽的众多好处之一就是强健身体，协调肌肉群以改善平衡和纠正体姿。

不要奢望仅通过瑜伽就达到拉伸和其他柔韧度训练带来的效果。研究表明，在每次有氧和高强度训练前后，拉伸训练可以迅速增加肌肉的氧合能力，增加身体的流动性、敏感度和轻松感。这需要持续 5 周、每周 60 分钟的多阶段拉伸训练，来帮助改善姿态，增加平衡感和灵活度。无论是对儿童还是成年人，即便是长时间坐着，肌肉伸展也都是有益健康的。下图中有一系列简单拉伸的例子。

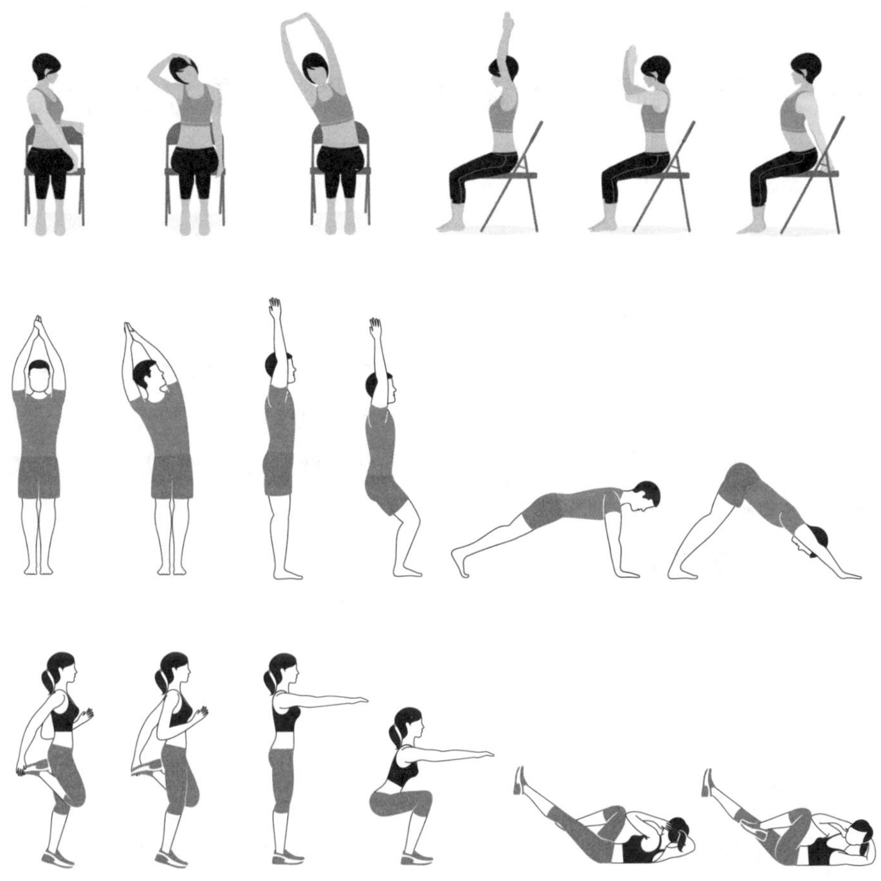

图 15-2 简单的拉伸运动

拉伸小贴士

- 在你感到舒适的拉伸范围类做拉伸，不要拉伸到疼痛的程度。
- 慢慢来完成，长时间的拉伸练习能舒缓肌肉紧张。
- 坚持经常做拉伸，你会感觉更好。
- 每个拉伸动作至少保持 15 秒钟。
- 拉伸时呼吸正常，不要屏息。
- 拉伸动作有利于增加背部和颈部肌肉群力量，以支撑良好的姿态。
- 拉伸可以增加关节的灵活度和活动范围。

第十六章　瑜伽、太极拳和武术：当东方遇到西方

哈他瑜伽、太极拳以及跆拳道、合气道、柔道、空手道等武术形式，都是从东方发展出的古老学科，旨在整合和改善练习者的身心健康。

瑜伽和武术类似，精妙的提示编排以锻炼身体的每一块肌肉和肌腱，以提高协调性、平衡和改善姿态，并增加身体的敏捷度和灵活性。与此同时，还提供一些强化肌肉和强度较轻的有氧训练。这些运动不需要任何器材，因为身体提供了自重和平衡。正如我之后会展示的，它的好处是训练到精神意识层面，特别是当我们把某些冥想和呼吸技巧和体式结合起来的时候。

太极拳

中国的古老武术之一——太极拳基于道教思想中的“阴阳”和“太极”理论，即对立的永恒结合。几个世纪以来，它已演变为一种精致的冥想和呼吸练习形式，结合了大幅度、缓慢和循环的训练形式，类似于无声的舞蹈。在跳舞的同时，你需要清除大脑中的杂念，专注于表现轻柔、和谐的动作，并与深呼吸相结合。呼吸和动作的同步能够增强你的内在意识，从而提升倾听和回应身体向大脑和灵魂发出信号的能力。

仔细和有规律地练习这些太极动作能够使得身体更加灵活、平衡、协调。有利于促进血液循环、减少内心的压力负担。最新的一些研究发现，经常练习太极能够改善体态和增加平衡感，因此有助于降低跌倒和骨折的风险。另外一项研究发现，仅需要在 3 个月内每 2 周练习一次太极拳，纤维肌痛就会明显降低。纤维肌痛是一种广泛的全身疼痛和压痛疾病。

瑜伽

瑜伽这个词的意思是团结、联系、压制、疏导和专注，瑜伽有不同的分类，我这里讨论的是哈他瑜伽或者叫传统瑜伽。哈他瑜伽的主要目的是改善健康、强化训练身体和心灵，从而提高我们的冥想能力。世界上领导这个戒律的重要人物艾扬格大师曾说过：“冥想需要从身体出发，哈他瑜伽帮助慵懒的身体变得活跃和充满活力。改变了心灵，使其变得和谐，并帮助身心灵三者的融合统一。我们的身体是自我的载体，如果自我不受欲望的约束，就会成为走向真正冥想境界的阻碍。”

根据印度诗人、哲学家和神秘主义者斯瓦米所说：“我们的身体就像一艘船，能帮我们旅行到生命海洋的另一边。因此，身心都要照顾好。”

从纯粹身体的角度看，哈他瑜伽一系列的体式练习旨在训练到身体的每一块肌肉，并平衡主动肌和拮抗肌的互相作用。从而帮助身体变得更强壮、更有弹性和更平衡。

对照临床试验研究，经过 6 个月练习一套特定的体式，可以减少慢性腰疼，提高关节灵活性、平衡力和活力。其他临床试验也证实了，定期练习瑜伽能减少一些炎症的生物标记物并改善动脉功能，这是心血管健康的一个众所周知的标志物。

当你练习瑜伽并有一个好老师，这些被精心设计过的体式便能很好地加强和平衡你所有的肌肉，并迅速改善你的体姿，增加你身体的灵活度、敏捷性、协调性和身心平衡。动作应当在具有控制力的前提下缓慢、柔和且协调。这有助于想象你的身体在三维空间中流畅地移动。头脑保持警觉、专注，注重你的动作与呼吸节奏的同步。这样的话你就能很好地排除外在干扰，专注于当下。

然而，这些体式不应该被认为是体操动作，而是一个倾听自己的身体，感知身体的紧张和疼痛点并意识到自己的局限的机会。瑜伽练习也包括放松体式。当你进行放松和冥想体式（如莲花坐、平躺休息式、俯卧休息式、金刚坐、至善坐），你需要将意识集中在呼吸上，试图让呼吸速度和腹部活动同步，腹部需要像风箱一般平稳地移动。特别是在瑜伽的放松体式中，训练你大脑的注意力集中，控制你的呼吸频率和形式，应该采用深且有节奏的呼吸。当你吸气时，空气通过鼻腔进入身体——非常舒缓的——腹部向外膨胀，当你呼气时，腹部因释放掉空气而变得扁平。规律的瑜伽练习被证明对心理的有益作用，比如帮助减少压力和焦虑；提高睡眠质量；增强情绪和精神健康等。一项小型的临床试验初步数据表明，在没有任何认知障碍的健康老年人中，8 周的瑜伽练习能够显著提高老年人在需要更多的认知工作记忆能力的压力条件下，保持注意力和准确从工作记忆中检索信息的能力。

以下是我常常练习的瑜伽体式：

半犁式

平躺在地板上，双臂放身体两侧。运动腹肌力量，慢慢抬起右腿直到垂直于地板，保持一会后慢慢落下。左腿重复一样的练习。然后慢慢抬起双腿，再慢慢放回地板上。

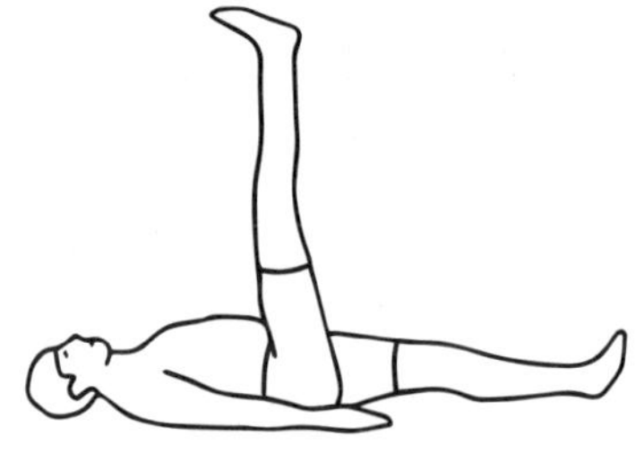

图 16-1　半犁式

犁式

仰卧，双臂放在身旁，手心向下。吸气时，双脚离地，抬双腿至与地面垂直。保持正常呼吸，用双手支撑臀部和背部，将它们抬离地面。让你的腿扫过你的头，直到你的脚趾碰到地板。保持这个姿势，让身体放松。几秒钟后，轻轻地把你的腿放下，同时呼气。

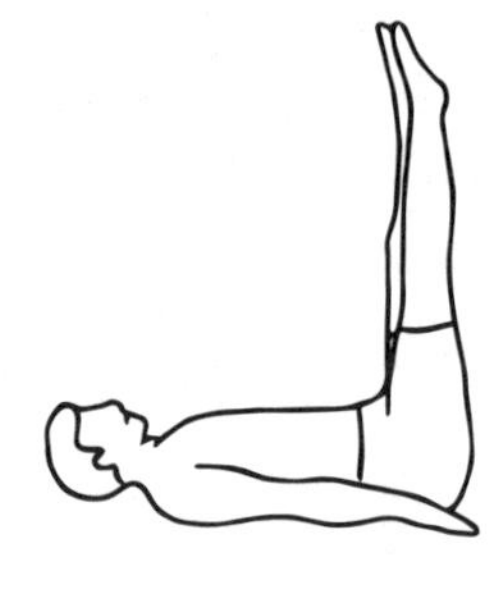

图 16-2　犁式

平躺休息式

平躺在地板上，放松身心。闭上眼睛，专注于自然呼吸，学习如何消除身体的紧张。

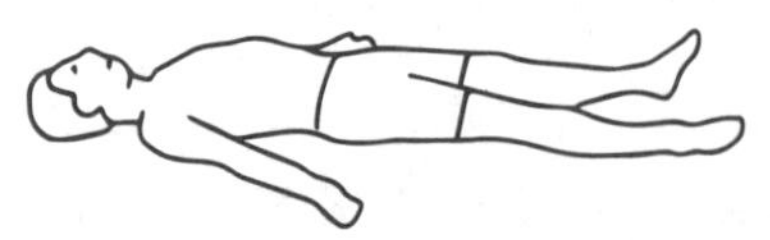

图 16-3　平躺休息式

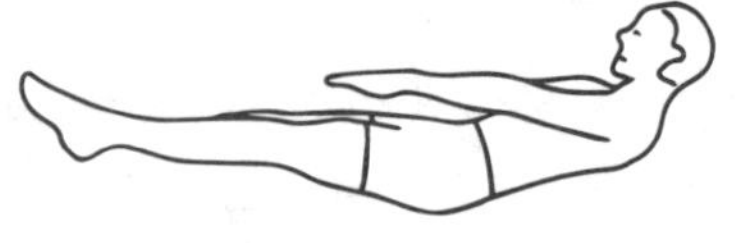

图 16-4　船式

船式

平躺在地板上，双脚并拢，双臂放在身体两侧。保持手臂伸直，手指向脚趾方向伸展。吸气和呼气一样，保持挺胸，双脚离地，双臂向双脚伸展。保持一会儿再慢慢回到起始位置。

眼镜蛇式

俯卧，额头放在地板上。双脚分开与臀部同宽，脚趾顶压地面。双手放在肩下，双肘紧贴身体。当你抬起上半身时呼气，保持不动，然后当你放下上半身时吸气。

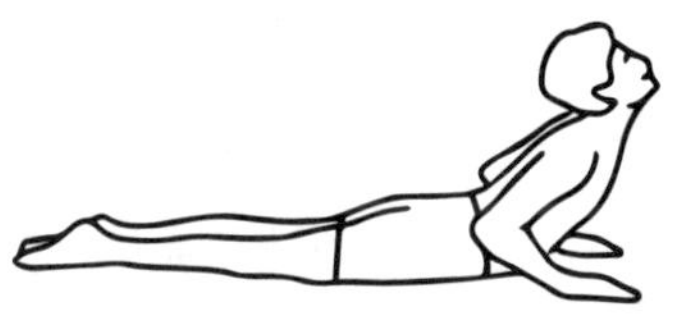

图 16-5 眼镜蛇式

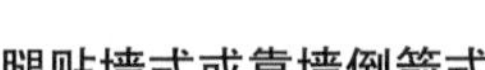

腿贴墙式或靠墙倒箭式

仰卧，两脚并拢，双手放在身体两侧。呼气，慢慢抬起与地面垂直的腿。将双手支撑在臀部下方，用肘部作为支点，撑高下半身。保持躯干倾斜，双腿直立，背部和颈部充分放在地板上。

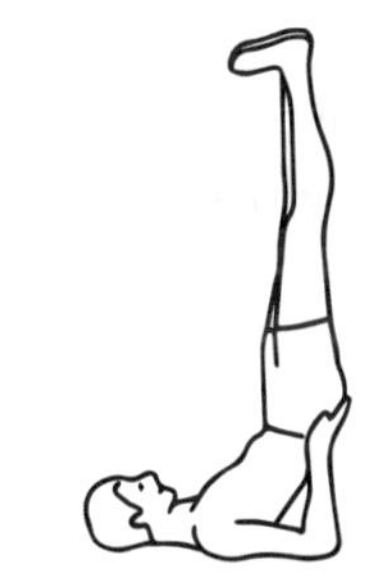

图 16-6 腿贴墙式

肩倒立式

在这个体式中，遵循脚贴墙式相同的步骤，但要挺直背部。用手支撑背部。抬起你的躯干，同时你的手尽可能去到靠近头部的位置。你的腿应该垂直地面。保持 5 分钟。跟进入体式的步骤一致，慢慢地放低身体出体式。

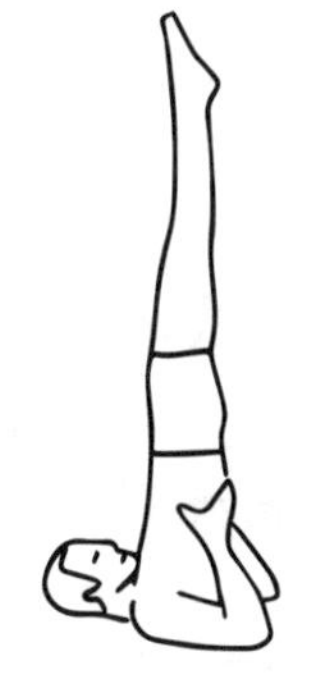

图 16-7 肩倒立式

头倒立式

用折叠的毯子做成垫子。跪在地板上，双手合十，前臂放在地板上，肘部与肩同宽。把你的头顶放在地板上。将你的后脑勺紧贴在紧握的双手上。吸气，膝盖抬离地面。把你的脚靠近肘部走。呼气，双脚离开地板，双脚向上。当你的双腿垂直上升时，保持 10 秒。逐渐增加到 3 分钟，然后是 5 分钟。

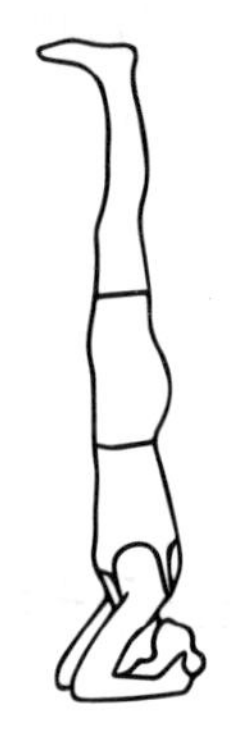

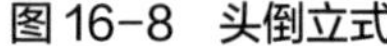

图 16-8　头倒立式

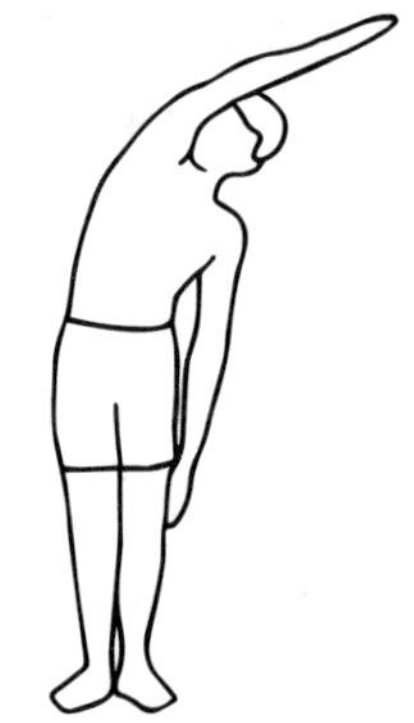

图 16-9 腰转动式

腰转动式

站直，两脚并拢，把你的右手举过头顶。吸气，想象你的手被拉起来。从你的腰部开始向左弯曲，你的左手顺着身体向下滑。保持几次呼吸，然后放松。用左手重复。

蝗虫式

俯卧，双臂放在身体两侧。吸气，抬起腿。保持几次呼吸后，放松。

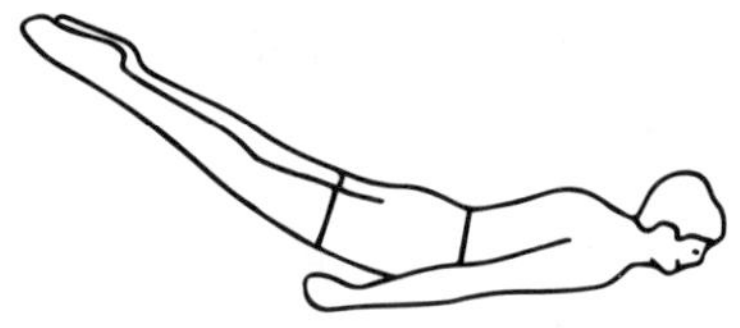

图 16-10　蝗虫式

弓式

俯卧，双臂放在身体两侧。弯曲膝盖时呼气，用你的手向后伸展，抓住你的脚踝。当你吸气时，抬起你的大腿，抬起头和胸部，臀部离开地板。保持，然后放松回到俯卧位。

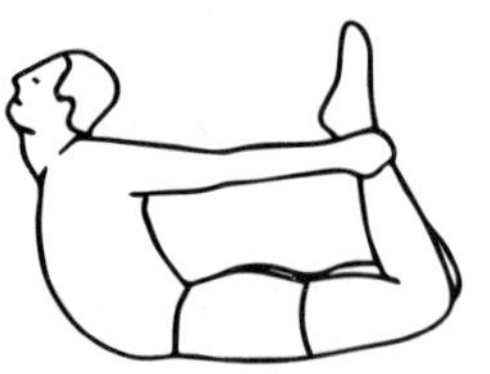

图 16-11　弓式

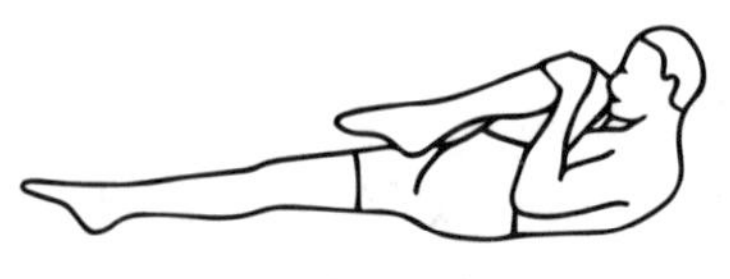

图 16-12　锁腿式

锁腿式

仰卧，双腿伸直。弯曲右膝，用手握住右腿并向腹部挤压。呼气，抬起头，用下巴碰膝盖。吸气，然后再次伸直双腿。左腿重复。然后用双腿完成这个练习。

莲花坐

坐在地板上，双腿向前伸直。弯曲左膝，抱在胸前。稍微向后倾斜，右腿弯曲，左腿放置在右腿上方。

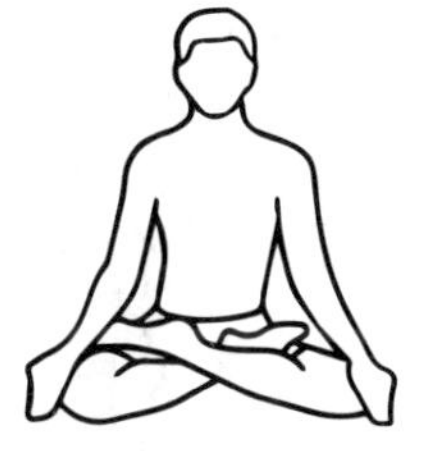

图 16-13 莲花坐

脊柱扭转式

坐姿，弯曲左膝，左脚跟靠近臀部。左手和右手放在右大腿两边的地面。吸气，呼气时将躯干和颈部向右扭转，保持脊柱挺直，向后看。保持呼吸正常。原路返回到坐姿。另一边重复一样的动作。

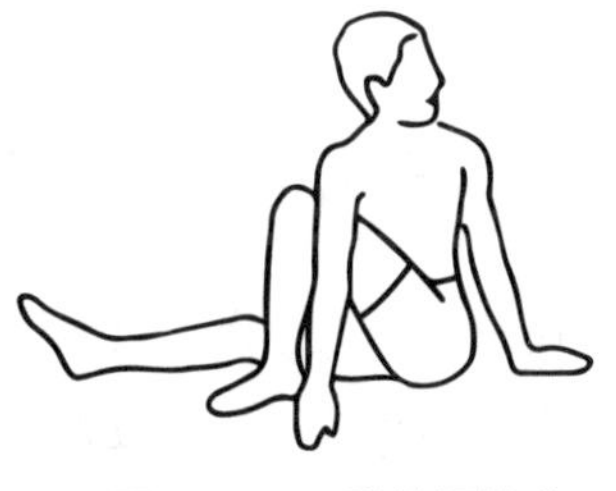

图 16-14 脊柱扭转式

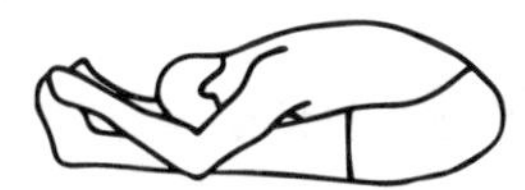

图 16-15 坐姿前屈

坐姿前屈

平躺，两腿并拢。慢慢抬起你的头、胸腔和躯干，直到你坐起来。慢慢呼气，向前弯曲，直到你抓住你的脚趾。保持这个姿势 10 秒钟，然后慢慢恢复到直立坐姿。吸气，慢慢躺下来放松。

梵天契印

保持良好的坐姿。面向前方，慢慢吸气，头转向右侧。慢慢呼气，再把头慢慢转向左边。恢复面向前方。当你慢慢呼气时，将你的头向下，将你的下巴靠近你的胸部。恢复面向前方。慢慢地将头向后仰，头再慢慢回到前方。重复以上四个步骤。

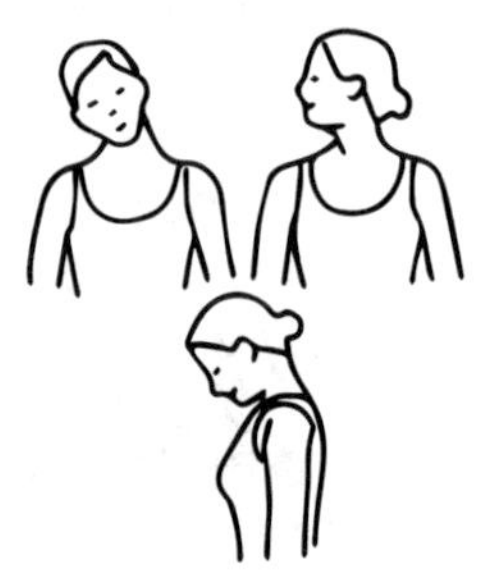

图 16-16 梵天契印

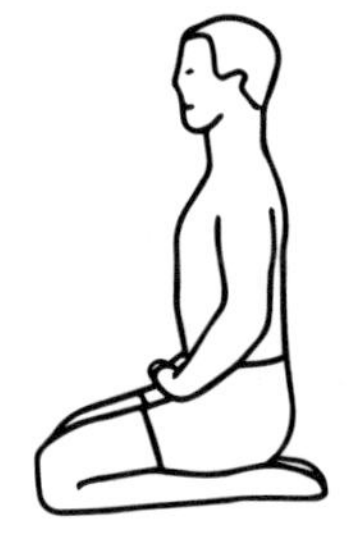

图 16-17 金刚坐

金刚坐

跪坐，小腿向后伸展，双腿并拢，轻轻地放下你的身体，让你的大腿放在小腿肌肉上。双手放在膝盖上，直视前方。注意你的呼吸。保持 5 分钟。

缓慢的深呼吸：对抗压力和焦虑的有效武器

急性应激是一种重要的生存机制。如果我们在路上遇到一只狂吠的狗，甚至不用思考，我们的大脑就会无意识地检测到它，“战或逃”的应激反应就会不由自主的出现。这实际上是我们的交感神经系统被调动起来，能量迅速转化为心跳加速和血压升高，因此向肌肉输送更多的血液和氧气，以便我们能尽快战斗或逃跑。在“战或逃”的反应中，免疫系统被激活，以确保我们在受伤时更好地抵御感染。

暂时和短期的压力是好事，甚至可能挽救生命。但持续的压力和焦虑，对我们是非常有害的。焦虑是一种对未来的不安和恐惧（在没有危险或危险的情况下），并配有一种高度警醒和警觉性的状态。如果高压的工作、经济困难、具有挑战性的人际关系和日复一日的神经紧张，使得我们长期处于高度警惕状态，会导致交感神经和皮质醇系统慢性激活，从而导致高血压、炎症、免疫抑制和心血管疾病。临床前研究发现，交感神经系统的慢性激活会加速衰老。

一般来说，健康的人可以处理反复的急性压力，只要有足够长的无压力期，比如当人在休息的时候。在这些平静的时刻，我们的副交感神经系统会抑制“战斗或逃跑”的应激反应，从而节省能量。自主神经系统的激活会减缓我们的脉搏，降低我们的血压，促进我们的消化功能。这被称为“休息和消化”反应。

瑜伽或深度冥想中呼吸技巧的练习和使用可以帮助增加副交感神经系统的活动。一系列研究表明，将呼吸频率从典型的每分钟 12 ～ 18 次降低到每分钟 5 ～ 6 次，便可以显著降低健康人、高血压患者和慢性心力衰竭患者的血压。

通过缓慢呼吸来刺激副交感神经系统，有助于防止血压短期内大幅度波动。来自实验研究和临床试验的数据也表明，这种类型的刺激可以抑制肿瘤坏死因子 - α（一种强大的促炎细胞因子）的产生，并改善炎性疾病患者（如类风湿性关节炎和克罗恩病）的疾病严重度。对我们许多人来说，深呼吸（或横膈膜呼吸）似乎不自然。然而，这是一个我们可以随时使用的重要技能——学会深而慢地呼吸。

刚开始，尝试慢速深呼吸 5 ～ 10 分钟，然后逐渐增加至 15 分钟。每天找时间练习深而慢地呼吸是很重要的，这样它就会成为你每天生活的一部分。

深呼吸练习

以下步骤能帮助你开启缓慢的横膈膜呼吸：

1. 仰面平躺在地板上，胸腔打开，双手置于两侧，双脚分开。通过轻微的调整找到舒适平衡的位置。开始时，将左手放在腹部。这样有助于你感受呼吸时横膈膜的活动。

2. 从观察呼吸开始，注意吸气和呼气的质量、对称、吸气与呼气过程的长度以及鼻孔进气和出气时发出的声音的强度。几分钟后，你的呼吸会变得更慢更深。

3. 到达这个阶段，你需要开始主动控制空气进出身体的速度。让空气缓慢且活跃地充斥肺部的最低端同时感受腹部向外突，对抗位于腹部的左手掌心。

4. 在深长的吸气后，腹部完全饱和扩张后用你的腹部肌肉来把气呼出去，用鼻子缓慢呼气并让腹肌向内收缩，在呼气的尽头，你应该轻轻展开肋骨，开始下一次缓慢柔和的吸气。

5. 继续深深地吸气、呼气。感觉你的胃部上升和下降，缓慢流畅没有停顿。你的腹部器官因为腹肌和膈肌的收缩获得按摩。腹部活动和你的呼吸应做到平和舒缓，像在画一个圆一样。如果你感受到太阳穴或喉咙的紧张，这说明你太过用力，应当先回到正常呼吸直到恢复至平和状态。

6. 当你结束呼吸控制练习后，你需要慢慢回到坐姿，闭上眼睛，意识平静。这样能助你维持这种平和且有力的练习所带给你的好处。

在东方传统中，深呼吸的最后一次呼气后，要念曼陀罗“AUM”或者“OM”，你也可以试试这样做。微闭双眼，在这个呼气的全过程中重复念 AUM 这个词。操作正确的情况下，声音应该是一种甜美且强烈的振动，从喉咙充斥到大脑。当你重新睁开双眼时，你应该能感到自己从深度睡眠中醒来，头脑清晰且放松。最新的初步研究发现，通过磁共振成像看出，“AUM”这个词会发出能抑制大脑中边缘系统的活动，而边缘系统对控制我们的情绪至关重要。

一旦我们掌握了这个相对简单的呼吸练习，并享受练习带给我们的好处，你甚至可以考虑学习瑜伽中更复杂的呼吸控制艺术，或叫“调息法”。调息法呼吸控制中需要掌握三个阶段的呼吸：有意识、有节奏且深长的吸气、屏息和呼气。

根据《瑜伽经》的撰写者、瑜伽系统化的造就者、公元前 2 世纪的印度哲学家帕坦伽利所说，调息练习是实现情绪控制的关键，能带来精神上的稳定平静。瑜伽经典著作《哈他瑜伽之光》中曾写道：“呼吸术是自我认知的关键。当瑜伽者能正确使用呼吸术时，他们便能越过纯粹的体式提升去到精神层面，实现自我个体与宇宙灵魂的融合。”

经常练习调息能够获得巨大的意志力，这对掌握自我至关重要。然而，现代瑜伽之父帕坦伽利认为，在我们尝试调息之前，要刻苦练习关键的瑜伽体式来控制我们的身体和心灵。他还建议，当我们在练习呼吸控制时，如果感到太阳穴周围有紧张感，应该立刻恢复至正常呼吸。

第五部分

预防比治疗更重要

请重视疾病预防和早期筛查

第十七章　启动预防机制以保障我们的健康

吸烟、酒精、阳光甚至牙龈疾病都会影响你的健康长寿。避免接触香烟等有害物质是众人皆知的，但是对于阳光和酒精这些因素，如何平衡好对于人体的利害是个难题。

吸烟不仅会要了你的命，也会伤害你爱的人

讨论吸烟的危害似乎已经过时了，但遗憾的是，吸烟的人仍然数不胜数。吸烟不仅会伤害他们自己，也会伤害与他们生活在一起的亲人。因为被动吸烟和主动吸烟的伤害是一样的，这点已经得到了证实。被动吸烟对儿童的伤害尤其严重。

产前或是产后暴露在尼古丁和烟草烟雾环境下的婴儿，他们的肺部功能会受到永久性的损害。随着年纪增长，他们在冬季更容易出现呼吸道感染，因此他们不得不向学校请假以至于耽误宝贵的上学时间，并服用大量抗生素，而这些抗生素会影响他们的肠道菌群的健康。他们患哮喘的概率也更高。毋庸置疑的科学数据表明，吸烟者的死亡率是不吸烟者的 3 倍，吸烟者的平均寿命比从不吸烟者少 11 ～ 12 年（图 17-1），这是一个巨大的差异！

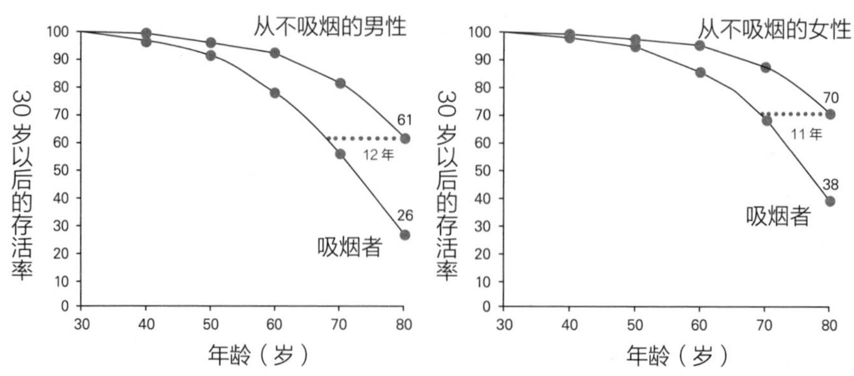

图 17-1　当前吸烟者与从未吸烟者的死亡率对比

吸烟者不仅活得更短，而且几乎肯定会患上由吸烟引起的多种疾病之一。这与买彩票一样，没人知道哪种病会先到：肺癌（患肺癌的概率是非吸烟者的 25 倍）、心脏病、脑卒中、慢性阻塞性肺疾病。进入血液循环的致癌物质也会增加患口腔癌、咽喉癌、食道癌、胃癌、结肠癌、胰腺癌、膀胱癌、肾癌、子宫内膜癌和乳腺癌的风险。

和吸烟相关的疾病还远不止这些，它还在继续增加。最近的一项针对 100 万吸烟者长达 11 年的跟踪调查结果显示，吸烟者死于肾衰竭、高血压性心脏病、感染以及其他呼吸道疾病的风险增加了 2 倍，肠出血症造成的死亡率（血液无法到达肠道导致的慢性死亡）增加了 6 倍。

许多“社交”吸烟者认为，每天吸食一两根香烟是相对安全的。但最近一项发表在《英国医学杂志》的研究表明，每天吸食一根香烟的人，患冠状动脉性心脏病和脑卒中的风险约为每天吸食 20 根香烟的人群的一半。对于心脏病和脑卒中并没有所谓的吸烟安全限值。吸烟者需要彻底改掉这种不健康的习惯，而不是减少吸烟。因为吸烟导致疾病和死亡的诱导机制是多样且复杂的。我认为在这本书中详细解释人们吸入香烟后发生的机制是不合时宜的，但这本书中的某些概念也许有助于吸烟者理解对自己造成的损害类型。

1. 吸烟会激活产生炎症分子（也称为细胞因子）的免疫细胞，这种分子会增加动脉粥样硬化斑块、癌细胞和痴呆症的形成风险。这种慢性炎症还会加速衰老过程，并导致几乎所有组织的纤维化。

2. 吸烟会增加氧化应激反应，这与炎症反应是一致的，会改变动脉和心脏的功能，使血小板更有可能聚集形成血凝块。如果血凝块阻塞了向心脏或大脑供血的动脉，下肢组织就会死亡。

3. 吸烟会大大增加患癌症的风险。香烟烟雾至少含有 250 种已知有毒或致癌的化学物质，这些化学物质不仅会作用于局部，而且它们可以被血液快速吸收，扩散到全身各处。不幸的是，在那些被动接触烟草烟雾的人的尿液中，这些与吸烟有关的致突变物质的浓度也在增加。

但如果吸烟真的有害——在许多国家，每包香烟上都用大写字母写着“吸烟有害健康”——为什么人们还在继续吸烟？其中有社会因素和模仿因素，尤其是青少年；但也有生理原因，尼古丁是一种能使人上瘾并抑制食欲的药物。尼古丁能与一些下丘脑神经元上的特定受体结合，这些受体被激活后会降低饥饿感。

然而，但凡是聪明且有意识的人，都应该知道减轻 2 千克或 3 千克体重与患上前面提及的那些毁灭性疾病孰轻孰重。正如本书中所广泛讨论的，还有其他更健康的减肥方法！

最后，请记住，戒烟永远都不晚。已有证据表明，即使是在 50 岁时戒烟，也比继续吸烟的人多活 6 年。然而，大约需要 20 年才能将吸烟相关的风险降低至接近非吸烟者的正常风险。

晒太阳和维生素 D 的关系

美国癌症协会和其他医疗组织的建议是：避免在上午 10 点到下午 4 点暴露在阳光下。如果你在阳光明媚的日子去海滩或公园散步，要记得涂防晒霜，穿防晒服。如此强烈建议大家防晒的主要原因是：紫外线会增加患皮肤癌的风险。

几十年暴露在阳光下是最常见的患皮肤癌原因，尤其是水手和户外工人。皮肤白皙的人，尤其是儿童，暴露在强烈的太阳光下造成严重晒伤，会引发相对罕见但更恶性的黑色素瘤。

然而，这些严格的建议没有考虑到，皮肤暴露在阳光下会产生非常重要的维生素 D，紫外线辐射穿透皮肤，能将胆固醇转化为维生素 D_3。

肝脏和肾脏将惰性的维生素 D，转化为一种被称为 1,25- 二羟基维生素 D 的活性分子，人体可以利用它来促进钙的吸收、骨骼健康和其他重要的健康功能。

如果我们按照指南的要求避免晒太阳，那么，唯一的选择就是每天服用维生素 D 补充剂，或者食用天然富含维生素 D 的食物，比如鱼肝油，虽然我不爱吃！

然而有大量数据表明，晒太阳不仅可以促成维生素 D 的合成，还有许多积极影响。越来越多的证据表明，阳光可能会在提高免疫力和降低一系列炎症和自身免疫性疾病的发病风险上发挥着至关重要的作用，例如牛皮癣、多发性硬化症和哮喘。日晒雨淋通过增加内啡肽的产生，对心理健康也有着积极的影响。内啡肽与吗啡含有相似的活性基团，能增加快感和欣快感。

最近在瑞典进行的一项发人深省的研究甚至表明，总是避免晒太阳的人，死亡率几乎是经常晒太阳的人的 2 倍。

肤色、黑色素、维生素 D 以及日晒的关系

几个世纪以来，世界各地的人们都生活在户外，每天在烈日下工作几个小时，也不涂防晒霜。人们一生中大部分时间都生活在和祖先一样的纬度上。肤色是进化的结果。祖先生活在热带或亚热带地区的人，肤色比生活在北纬 35 度以上的人要深。

皮肤颜色取决于一种叫作黑色素的色素水平，这是一种天然的防晒霜，可以保护细胞免受过度暴露在紫外线下的伤害。非洲人黝黑的皮肤中富含黑色素，能够有效地吸收 UVB 射线，从而减少 93% ～ 97% 的维生素 D_3 的生成，与 SPF15 ～ 30 的防晒霜的效果相同。

然而，对于生活在日照少的地区的人来说，皮肤苍白的好处恰恰是允许更多的紫外线穿透皮肤，从而产生更多的维生素 D_3，这对钙吸收和骨骼健康等都是必要的。事实上，一些研究已经证明，维生素 D 在预防骨质疏松症中起着关键作用。维生素 D 缺乏也与慢性疼痛有关，缺乏维生素 D 的疼痛患者相较于正常患者需要加倍的止痛药才行。

越来越多的数据表明，维生素 D 或能在预防癌症、多发性硬化症、1 型糖尿病、类风湿关节炎和克罗恩病等方面发挥作用。例如，血液中维生素 D 的浓度低，就会增加患结肠癌的风险，特别是同时钙的摄入减少的情况下，尽管目前试验还没有找到原因。维生素 D 的缺乏对大脑发育和心理健康也有着重要影响。一项研究发现，维生素 D 水平低的老鼠，大脑皮层发育明显较差。

迈克尔·霍利克教授是世界上研究维生素 D 的顶尖专家之一。他认为日晒不足已经成为一个公共健康问题，目前的公共健康指南中避免日晒需要立即得到修正。他认为（我也同意他的观点），我们应该得到足够的阳光照射（或者在没有阳光的时候补充维生素 D），以保持血清 25- 羟维生素 D 的水平至少达到 30 纳克 / 毫升。

为了达到这个水平，我们应该将我们的胳膊和腿暴露在阳光下。如果可能的话，也应该暴露腹部和背部，每周晒 2 ～ 3 次太阳，直到皮肤变得有点红。这轻微的发红足以提高我们血液的中维生素 D 的浓度，获取 15 000 ～ 20 000 单位的维生素 D。**暴露在阳光下多久才能产生足够的维生素 D？这视时间、季节、纬度、云量、肤质、肤色而定。**

初夏的时候，一个住在美国纽约皮肤白皙的人，应该让胳膊和腿（脸和手是

不够的）暴露在正午的太阳下 5 ～ 15 分钟，每周 2 ～ 3 次，以满足每周维生素 D 的需求。15 分钟后，如果我们想继续待在阳光下，我们应该在暴露的皮肤上涂上 SPF 值大于 15 的防晒霜，以防止皮肤过早老化，降低患皮肤癌的风险。无论如何都要避免晒伤！

在冬季和夏季的清晨和傍晚，UVB 射线几乎被大气的臭氧层完全吸收。除非我们生活在赤道附近，否则我们就需要服用维生素 D 补充剂，以避免在漫长的冬季里缺乏维生素 D。要达到至少 30 纳克 / 毫升的血清水平，需要每天摄入 2 000 国际单位的维生素 D，这相当于每周 2 ～ 3 次将皮肤面积的 25% 暴露在温和的阳光下直至产生微红的剂量。为了安全起见，建议你每年测量一次血清中 25- 羟维生素 D 的水平。例如在夏末时，血液中 25- 羟维生素 D 的水平应该达到峰值。

我们不能轻易地通过食物摄入来满足对维生素 D 的需求。富含脂肪的鱼类，如鲑鱼和晒干的蘑菇都含有少量的维生素 D。但是，即使我们食用富含维生素 D 的食物（例如强化牛奶或果汁），我们仍无法满足每日所需维生素 D 的 10% ～ 40%。

营养与皮肤癌

我们吃什么对预防皮肤癌很重要。最近的一项研究发表在《新英格兰医学杂志》上的研究显示，每日补充烟酰胺（维生素 B_3）可使在过去 5 年中患过两种皮肤鳞状细胞癌的高危患者的皮肤癌复发风险降低 23%。维生素 B_3 在鱼类、糙米、豌豆和牛油果中的含量很高。

大量研究表明，患黑色素瘤的风险也受到饮食习惯的影响，即患黑色素瘤在那些吃很多蔬菜、水果、鱼和富含维生素 A、维生素 C、维生素 D 和维生素 E 的食物的人中很低。由此可见，无关日晒，我们的饮食似乎在保护或增加某些皮肤细胞发生致癌性转化的方面起着至关重要的作用，这需要进一步的研究。

酒精：有好也有坏

酗酒与健康状况不佳有关，这是不争的事实。它也是导致交通事故、暴力犯罪、伤害、抑郁和自杀的主要原因。酗酒者（一个月内有5天及以上在同一场合喝5杯及以上酒的人）患肝硬化、胰腺炎、心脏病、脑卒中、痴呆、口腔癌、喉癌、食道癌和肝癌的风险更高。他们也会出现生育问题，包括精子数量减少和慢性睡眠障碍。

适度饮酒的定义是：**健康女性每天喝1杯酒，健康男性每天喝1～2杯酒（65岁以上的男性每天喝酒不超过1杯）**。

一杯酒的定义：

- 120毫升的葡萄酒。
- 360毫升的啤酒。
- 45毫升的40度的高度酒。
- 30毫升的50度的高度酒。

一些流行病学数据表明，适度饮酒可能会降低心脏病发作的死亡率。发表在《柳叶刀》上的一项研究分析了来自19个高收入国家的83项研究的数据，这些研究涉及近60万名目前没有心血管疾病的饮酒者。研究结果表明，每周饮酒约100克或以下（相当于5～6杯葡萄酒或品脱啤酒）的人，因患心脏病（心肌梗死）而死亡的概率最低。然而，对于其他心血管疾病，包括脑卒中、心力衰竭、致命性高血压病和致命性主动脉瘤，饮酒没有安全阈值。

事实上，每天少量饮用红酒和适量饮用红酒与降低心脏病发病率相关的科学证据主要是基于流行病学数据。一些随机临床试验表明，适量饮用红酒或酒精对增加高密度脂蛋白胆固醇、降低空腹胰岛素、甘油三酯、低密度脂蛋白胆固醇和总胆固醇与高密度脂蛋白胆固醇的比值有微小但显著的作用。

然而，严谨的研究表明，即使是适度的酒精摄入（每周8～21杯）也是心脏左心房扩大和功能障碍的独立预测因子，而左心房扩大和功能障碍会导致房颤，房颤是脑卒中的主要危险因素。

血压升高和饮酒之间存在直接关系，而且没有下限阈值：即使少量饮酒似乎也会升高血压。随机试验的数据显示，减少酒精摄入量可以降低3.3和2毫米汞柱的收缩压和舒张压。血压正常和高血压患者的血压下降幅度似乎相似。在其他随机试验中，无论男性还是女性每天喝200～300毫升的红酒都会导致血压显著升高。

定期饮酒，即使是适量饮酒，对心脏的有害影响也不限于此。国际癌症研究机构（AIRC）已经将酒精饮料归类为人类致癌物（第一类）。新的研究表明，每天有规律地喝一两杯酒会增加患癌症的风险，特别是乳腺癌和结直肠癌。发表在《自然》杂志上的一项研究表明，酒精的关键代谢物乙醛，会损害染色体并使肝细胞发生突变。酒精还会提高血液中的睾酮和雌激素浓度，这可能会进一步增加患前列腺癌、乳腺癌和子宫内膜癌的风险。

总而言之，酒精被视作毒药还是良药，取决于饮酒的剂量和频率。我的建议是，不要经常喝含酒精的饮料，而是间歇性地少量饮用，这可能会带来良好的效果。我喜欢喝一杯上好的红酒——我最喜欢的是酒体醇厚、如天鹅绒般圆润、带有甜美的单宁以及水果香气的设拉子（Shiraz）——或者在吃饭时喝一杯冰镇的德国小麦啤酒，每周 2 ～ 3 次，尤其是和朋友一起聚会的时候。

常常刷牙：牙龈问题会引发全身炎症

糟糕的口腔卫生不仅会影响美观，也会造成慢性炎症和心脏病。这不仅仅是预防蛀牙那么简单，最重要的是预防牙龈发炎。牙周或牙龈疾病是造成长期口腔异味的原因，而且导致至少三分之一的成年人牙齿缺失。

如果你不经常刷牙（至少每 24 小时刷 1 次牙），牙菌斑就会积聚。因为细菌产生的破坏性毒素，牙龈沿线的细菌和唾液膜的累积会引起刺激和炎症。如果你刷牙时牙龈出血，这意味着你有牙龈炎，除非牙医手动清除你牙齿上的牙垢，否则会变得更糟。

一开始，你只会注意到牙龈的某些部分肿胀，但随着时间的推移情况会恶化，可逆的牙龈炎会变成牙周炎，可能会失去牙齿。牙周炎的临床表现如下：

- 牙龈边缘萎缩并与牙齿分离，形成牙龈袋，细菌在那里堆积，破坏你的牙齿和牙齿下面的骨头。
- 牙龈萎缩（牙齿看起来更长）。
- 牙齿松动，在最极端的情况下会开始移动，并可能脱落。

真正的问题是，慢性牙龈炎是由激活的免疫细胞产生炎症物质引起的，这些分子可以渗透到血管中，引起全身炎症，这是动脉粥样硬化斑块的一个重要的危险因素，从而导致动脉粥样硬化和变窄。

最近的一项研究表明，牙周炎会增加 50% 心肌梗死的风险，这与吸烟和糖尿病等其他风险因素无关。机械清除牙垢显著降低了血液中 C- 反应蛋白水平（炎症的标志），表明了牙龈问题与身体炎症的因果关系。

虽然牙龈炎和牙周炎在成年人中更常见，但也会影响到儿童，所以教育儿童每天刷牙和使用牙线是十分重要的。

如何刷牙也很重要。许多人只是在早晨离家前快速地刷洗一下牙齿，或者在晚上倒在床上之前匆匆地刷洗一下。然而，这并不足以降低你患蛀牙或牙龈炎的风险。为了真正看到实质性的效果，你应该在早上和晚上睡觉前各刷牙两分钟。从前面刷到后面，从嘴的右边向左刷，反之亦然。不仅要清洁外表面，还要清洁内表面，最后是咀嚼面。

使用电动牙刷比普通的手动牙刷更有利于口腔健康。我儿子洛伦佐喜欢用他的电动牙刷刷牙，这样他就能看到自己在刷牙的哪个部位，并调整牙刷的刷法，使其不会错过任何一个部位。内置的 2 分钟计时器，还可以帮助他刷够总时长，并合理分配口腔中每一个区域的时长。

每天用牙线清洁一次牙齿，清除牙缝中的食物也同样重要。尽管如此，我们仍然需要每年去看两次牙医，去除那些难以接触到的牙垢和我们漏刷的牙垢。

第十八章　健康筛查的重要性

定期进行健康检查和筛查是很有必要的，即便是那些看起来健康状况良好、没有任何疾病前兆或症状的人也是如此。

定期的健康检查和血液检测可以及早发现代谢的变化，如果不及时治疗，可能会演变成致命的慢性疾病。检测可以发现疾病的前兆（例如宫颈癌前病变、结肠息肉、小的乳腺癌肿块），并通过早期微创治疗来解决。通常情况下，定期健康检查可以明显降低严重并发症和死亡的风险。

除了我们的生活方式（比如我们的饮食、活动量、是否吸烟），定期体检、血液检测和预防筛查对于最大限度地延长健康寿命也很重要。表 18–1 中显示了不同年龄段需要进行的健康检查及频率。

我们的年龄、生活方式、基本健康情况、家族病史和其他重要因素都可能会对我们进行的健康检查以及频率产生很大影响。

定期要求医生对我们的一些心脏代谢指标，如 BMI、血压、胆固醇、葡萄糖、白细胞计数、C- 反应蛋白和甘油三酯进行监测很有必要，因为这些指标已被证明能够预测心脏病和脑卒中的风险。

表 18–1　不同年龄段需进行的健康检查及频率

指标	19 ～ 26 岁	27 ～ 45 岁	45 ～ 59 岁	60 ～ 64 岁	65 岁及以上
身体质量指数（BMI）和腰围	成年人的常规检测项				
血压	血压（BP）低于 120/80 毫米汞柱者每 2 年 1 次，收缩压 120 ～ 139 毫米汞柱或舒张压 80 ～ 89 毫米汞柱者每年 1 次				
胆固醇	35 岁以上的男性和 45 岁以上的女性应进行定期检查； 高危男性和女性应从 20 岁开始检查				

续表 18-1

指标	19 ～ 26 岁	27 ～ 45 岁	45 ～ 59 岁	60 ～ 64 岁	65 岁及以上
空腹血糖	成年人的常规检查项，特别是血压高于 135/80 毫米汞柱的人				
白细胞总数与 C- 反应蛋白	成年人的常规检查项				
颈动脉内膜厚度	对于高危人群，从 35 岁开始检测				
主动脉瘤				65 ～ 75 岁的男性测试一次，特别是吸烟者	
眼睛检查	根据症状和风险而定（小于 59 岁的人群）			每 1 ～ 2 年 1 次（60 岁及以上人群）	
结直肠癌	仅对高危人群（小于 45 岁）		45 岁时做结肠镜检查，之后每 10 年检查 1 次；或每年进行粪便潜血检查或每 5 年做 1 次结肠 CT 检查		
乳腺癌（女性）	从 30 岁开始，高危女性应开始进行乳房 X 光检查和磁共振检查		45 ～ 55 岁人群每年 1 次乳房 X 光检测，大于 55 岁每 2 年一次		
前列腺癌			根据风险，45 ～ 50 岁开始进行 PSA 筛查		
睾丸癌	每次就诊时进行睾丸临床检查				
肺癌	对 55 ～ 74 岁、健康状况良好且每年至少吸 30 包烟的吸烟者或既往吸烟者进行低剂量螺旋 CT 扫描				
宫颈癌	21 ～ 29岁的女性：每3年做一次子宫颈抹片检查；30 ～ 65岁的女性：每 5 年进行宫颈涂片及 HPV 检测				
皮肤癌和黑色素瘤	45 岁前每 3 年做 1 次全面皮肤检查		45 岁后每年进行 1 次全面皮肤检查		
骨密度测试（女性）	对 65 岁以下但骨折风险高的女性进行骨密度（BMD）检测		提供骨密度测试		
艾滋病检测	16 ～ 65 岁筛查 1 次；高危人群每 3 ～ 5 年筛查 1 次；如果风险很高，每年 1 次；所有孕妇筛查				

建议对健康成人进行预防筛查检查

应要求进行的其他简单且实惠的体检项目有：血红蛋白检查来排除贫血；转氨酶检查来排除肝病；血液尿素氮（BUN）和肌酐检查来排除肾病。定期进行颈动脉内膜中层厚度（IMI）和超声心动图检测，特别是当你的心血管代谢危险因素异常时。

颈动脉内膜中层厚度作为早期动脉粥样硬化的监测指标，属于非侵入性超声参数。在普通人群中，颈动脉内膜中层厚度与日后发生心血管疾病的风险之间存在正相关，独立于所有主要的心脏代谢危险因素之外。超声心动图可以反映出心壁硬化（舒张功能障碍）和心脏瓣膜问题的早期病变。

癌症筛查

癌症是许多工业化国家第二大致死原因。但在 40 ～ 79 岁的女性和 60 ～ 79 岁的男性中，癌症却是位居致死原因的首位。

据估计，大约有 38% 的美国女性和 46% 的美国男性一生中会患上癌症，其中 60% 的癌症患者会因该种癌症死亡（表 18–2）。

癌症越早被诊断出，癌症患者的存活率就越高。通过健康饮食和定期锻炼进行初步地预防至关重要，但是定期筛查也必不可少。

表 18–2　癌症确诊后的 5 年生存率（美国，2009–2015）

（单位：%）

癌症类型	所有阶段	早期	中期	晚期	癌症类型	所有阶段	早期	中期	晚期
乳腺癌（女性）	90	99	85	27	口腔和咽癌	65	84	65	39
结直肠癌	65	90	71	14	卵巢癌	47	92	75	29
结肠癌	64	90	71	14	胰腺癌	9	34	12	3
直肠癌	67	89	70	15	前列腺癌	98	＞99	＞99	30
食管癌	19	45	24	5	胃癌	31	68	31	5
肾癌	75	93	68	12	睾丸癌	95	99	96	74
咽喉癌	61	78	46	34	甲状腺癌	98	＞99	98	56
肝癌	18	31	11	2	膀胱癌	77	69	35	5
肺支气管癌	19	56	30	5	宫颈癌	66	92	56	17
皮肤黑色素瘤	92	98	64	23	子宫内膜癌	81	95	69	16

宫颈癌筛查

宫颈癌筛查是一个可以证明筛查在有效预防死亡方面的重要实例。19 世纪 50 年代，宫颈癌被认为是西欧最常见的恶性肿瘤。但在过去的 50 年里，有组织的巴氏涂片法筛查的普及使得宫颈癌的发病率和死亡率急剧下降。

宫颈癌是由某些类型的人乳头瘤病毒（HPV）感染导致的，这种病毒会导致宫颈细胞发生变化，最终发展为恶性宫颈肿瘤。因此“性活跃”的女性从 21 岁开始进行宫颈癌筛查是很有必要的，这有助于发现潜在的早期宫颈癌前病变。美国预防服务工作组建议，21 ～ 29 岁的女性应该每 3 年接受一次细胞学检查，但 HPV 检测不适用于这个年龄组。30 ～ 65 岁的女性，最好每 5 年进行一次细胞学检查和 HPV 检测的联合筛查。但无论如何，接受过 HPV 疫苗接种的妇女仍当继续进行宫颈癌筛查。

65 岁以后，如果细胞学检查连续 3 次呈阴性，或者在停止检查前的 10 年里连续 2 次细胞学检查和 HPV 检测联合筛查的结果呈阴性，就可以停止筛查。一旦停止筛查，就不用再恢复进行了，哪怕是有了新的性伴侣。其他国家，例如澳大利亚，采用了略微不同的筛查方案：以往对 18 ～ 69 岁人群进行的每 2 年一次的巴氏涂片法检测，更改为对 25 ～ 74 岁人群进行每 5 年 1 次的 HPV 检测。

然而，宫颈癌并不是西方国家中最常见的癌症类型。西方国家中，男性最常见的 5 种癌症是前列腺癌、肺癌、结直肠癌、膀胱癌和皮肤黑色素瘤，而女性最常见的发生癌症的部位则是乳房、肺、结直肠、子宫和甲状腺。

结肠直肠癌筛查

无论男性还是女性，结肠直肠癌都是第二高发的癌症，通常是由直肠或结肠的癌前息肉发展而来。我们可以通过结肠镜检查来发现这些癌前息肉，消化科医生可以在它们转化为具有侵袭性和致命性的癌症之前将其切除。

粪便隐血试验和结肠镜检查有助于在癌细胞扩散侵袭其他组织甚至是转移到其他器官之前，发现早期的结直肠癌。如果肿瘤未转移，5 年内摆脱该种疾病的存活率为 90%，但如果在诊断时肿瘤已经转移到其他器官，则存活率只有 14%。据估计，进行结直肠癌筛查可减少每 1 000 人中 20 ～ 25 人的死亡。

乳腺癌筛查

乳腺癌是当今全球女性发病率最高的癌症之一，也是女性患癌症死亡的主要原因之一。定期筛查可以让更多的女性尽早发现是否患有乳腺癌，这使得早期诊断出乳腺癌的患者的存活率高于乳腺癌诊断不及时的晚期乳腺癌患者。未在诊断时发现乳腺肿瘤转移的患者，其 5 年无病生存率为 99%，对于诊断时已经出现乳腺肿瘤转移的患者，其 5 年无病生存率仅为 27%。

这就是为什么中等风险的女性必须从 45 岁开始定期进行乳房 X 光检查，这有助于尽早发现潜在的恶性病变。45 ～ 54 岁的女性应该每年进行一次筛查，而 55 岁以上的女性可以转为两年进行一次筛查，这是因为绝经后乳腺癌的生长速度往往变慢。事实上，40 多岁女性的“假性时间”（即通过乳房 X 光检测出临床无症状的乳腺癌的预估发病时间）比 50 ～ 59 岁的女性（3.3 年）或 60 ～ 69 岁的女性（3.8 年）要短。

携带乳腺癌易感基因突变的女性（或有一级亲属携带乳腺癌易感基因突变）和其他更罕见、高风险遗传综合征的女性，或曾因霍奇金淋巴瘤接受胸部放射治疗的女性，应从 30 岁开始每年接受乳房 X 光检查和磁共振成像检查。在 50 ～ 75 岁的女性中，每两年进行一次乳腺癌筛查，可减少每 1 000 名接受筛查的女性中约 7 人的死亡。如果从 40 岁开始筛查，可减少每 1 000 名接受筛查的女性中约 8 人的死亡。

这就是为什么 40 ～ 44 岁的女性，应该抓住 45 岁之前开始检查的机会。我还建议：老年女性只要总体的健康状况良好且预计寿命在 10 年以上，就应该继续进行乳房 X 光检查。

前列腺癌和前列腺特异性抗原（PSA）筛查试验

对于广大男性来说，前列腺癌是需要重点关注的健康问题之一。在美国以及许多其他的工业化国家，前列腺癌是男性最常见的癌症类型之一，约占癌症新病例的 20%，癌症死亡病例的 10%。

虽然关于前列腺特异性抗原筛查（一种测量血液中前列腺特异性抗原水平的测试）存在一些争议，但统计数据表明，筛查是有价值的。在 70 岁以上的男性中进行 PSA 筛查可能已经没有意义了。但在 55 ～ 69 岁的男性群体中，PSA 筛查在 13 年中减少了每 1 000 名被筛查的男性中约 1.3 人因前列腺癌而导致的死亡以及预防了 3 例转移性癌症的发生，但总死亡率没有下降。

简单来说：在 1 000 名 55 ～ 69 岁的男性中，只有大约 240 人的 PSA 筛查的结果为阳性，这意味着他们可能患有前列腺癌。在这 240 人中，大约有 100 人活检呈阳性，被诊断为恶性肿瘤。在前列腺癌发病率较低的一些国家，比如瑞典和澳大利亚，往往会建议采取积极的监测方法，看看肿瘤是否生长缓慢，再来决定是否干预。平均而言，100 名男性中有 80 人决定接受手术或放疗（其中 50 人会出现勃起功能障碍，15 人会出现尿失禁）。在这些人中，只有 3 人能避免癌细胞扩散到其他器官，而 5 人即使接受手术或放疗也会死于前列腺癌。总而言之，在 1 000 名做了 PSA 筛查的男性中，只有 1.3 名男性避免死于前列腺癌。

PSA 检测的潜在危害有：

- 假阳性结果会带来相应的心理影响。
- 经直肠前列腺穿刺活检引起的损伤，包括出血和感染。
- 手术或放疗的过度诊断和过度治疗导致重大副作用，包括勃起功能障碍、大小便失禁，并可能导致死亡。
- 放疗和化疗导致的继发性癌症。

几项临床试验的数据显示，在通过筛查诊断的前列腺癌病例中，20% ～ 50% 的人可能被过度诊断了。

问题在于，我们无法预测哪些男性（通过筛查确诊患有前列腺癌的男性）能够从癌症治疗中受益，因为我们无法区分那些不生长或生长缓慢的肿瘤和那些具有侵袭性和致命性肿瘤。事实上，一些接受治疗的男性确实通过筛查避免了因前列腺癌而残疾或是死亡，但其他人可能会在癌症恶化之前便因为不确定因素而死亡，或因不必要的干预而缩短寿命。

鉴于以上因素，美国预防服务工作组决定，50 ～ 69 岁的男性是否要进行 PSA 筛查，应该根据个体不同区别选择，应该对筛查的好处和潜在危害进行讨论。那些选择筛查的男性（在与医生讨论后）应该在 45 ～ 50 岁（取决于是否有前列腺癌家族史）接受 PSA 检测，并选择是否进行直肠指检。PSA < 2.5 纳克 /

毫升的男性应每两年进行一次复查，PSA ≥ 2.5 纳克 / 毫升的男性应每年进行一次复查。对于 PSA 水平≥ 4.0 纳克 / 毫升的男性，建议进行活检。

我们应该怎么做?

假设你决定进行筛查，你的 PSA 值为 2.5 ～ 4 纳克 / 毫升甚至更高，活检材料的结果是一个体积小、生长缓慢（低分级，例如 Gleason 评分 < 6 和 PSA < 20）的肿瘤。你应该怎么做呢?

在许多国家，积极监测虽然是一种选择但也确实成为治疗低级别或高分化前列腺癌的主要方法。

例如，在瑞典和澳大利亚，患有低级别前列腺癌的男性中选择积极监测的分别为 74% 和 50%。积极监测需要对患者进行密切跟踪，比如每 3 ～ 6 个月进行 1 次 PSA 测试；每 6 个月进行 1 次直肠指检、磁共振扫描和 1 ～ 3 年进行 1 次活检，且只有当癌症出现恶化后，才会让病人接受手术或放化疗。

我们是否还能做些什么来降低被诊断为癌症的风险，或者减缓从低级别肿瘤变为侵袭性更强的肿瘤以致于迫使我们接受手术或放疗呢?

答案是肯定的。正如我在这本书的前几章所阐述的，**改变饮食和锻炼模式**，通过控制代谢、激素和免疫改变的一系列反应，减少细胞增殖和突变，从而干预癌症的进展和预后，增强特定免疫细胞识别和杀死癌细胞的能力。

观照内心世界

提高情绪力、直觉力和
创造力的方法

第十九章　滋养你的心灵，锻炼你的大脑

古代医学体系中，促进健康的核心一直都是“心灵的滋养”。

《黄帝内经》中说：“恬淡虚无，真气从之，精神内守，病安从来？”也就是说，人只有情志平和舒畅，心情不烦躁，精气旺盛，疾病才不会萌发。只有达到“志闲而少欲，心安而不惧，形劳而不倦”的境界，才能“气从以顺，各从其欲，皆得所愿”。无独有偶，欧洲中世纪最著名的医学中心萨勒诺医学院也流传着一句话：“要消除极端的忧虑，不向愤怒屈服，保持快乐、平和的心态。”

现代科学已经发现，我们的大脑是一个神奇的器官，充满活力和可塑性，能够持续不断地学习新的技能，经过整合和储存，让新技能和新认知成为长期记忆。科学证明，利用新的任务来刺激大脑时，可以改善大脑功能并防止认知能力下降，就像体育锻炼可以防止骨骼和肌肉流失一样。而近年来，越来越多的证据表明，我们的思想和情绪同样也可以塑造大脑的功能和结构。消极的情绪和持续的心理压力，也会对代谢以及包括免疫系统在内的所有器官的功能产生负面影响。实验发现，那些在频密的认知刺激环境中生活的小老鼠们，不仅不会出现脑萎缩和认知障碍，而且寿命也惊人地延长了。

同样，社会关系、亲朋好友之间的情感联系，以及社会归属感，都对维持健康、促进长寿意义重大。据说，孤独、寂寞、抑郁和愤怒可能引发一系列的代谢和炎症的异变，从而导致疾病的形成，衰老的加速。

此外，还有一个更高层次的精神和意识的发展，目前还不能用简单直接的还原科学分析来探索。这不只是一个简单的智力启发的问题，它不像学习一门外语、一种新的乐器又或是解决一个复杂的数学问题那么简单，还关乎一些更深层次的东西。古印度教、佛教以及道家的哲学教义告诉我们，我们可以在我们的精神世界里，不断地探索我们自己，在意识世界深处遨游。

印度著名诗人、哲学家，1913 年诺贝尔文学奖得主泰戈尔曾这样写道：“离

我们最近的地方，路程却最遥远。我们最谦卑时，才最接近伟大。”

早在 2 000 多年以前，西方最杰出的哲学家苏格拉底就曾告诫过我们：“人们应该自我反省，在反省中超越自我，摆脱肉体束缚。”

尽管还没有科学证据能支持我的论点（或许永远也不会有），我始终相信，发生在我们身上的一切事物的根源都是我们的内心世界，这些事物只是我们内心深处某些东西的反映。作为印度奥妙学和哲学造诣巅峰代表的《奥义书》中记载道：“自我就是内心的无限追求。你的追求决定你的目标，你的目标决定你的行为，你的行为决定你的命运。”

正如我想要说的，控制我们的饮食和行为是很有必要的。因为这些事情会影响我们的思想和情感。如果我们想要掌握自己的命运，那么去塑造一个“完整的人”就很重要。我们应该学会发展的不仅仅是我们的智慧，还有我们的情感、直觉力和创造力，我们的同理心和人际、社会关系，我们的身体、心理和精神上的感悟能力。

提高大脑功能：认知训练

清代养生家曹庭栋在其著作《老老恒言》中写道：“心不可无所用，非必如槁木、如死灰，方为养生之道。”

他建议我们多用脑，使得充分的信息和血液抵达大脑皮层，让大脑不断运行，认知能力就不会随着年龄的增长而消退。他认为，老人永远不应该停止学习新的事物，更不必有“自己已经老到没法做任何事”的想法，相反，老年人更应该不断地学习新东西，比如写诗、画画或者学习一门新的乐器。

现在我们已经知道，新的认知启发、新的体验（比如学习乐器演奏）能够让我们的神经细胞和大脑皮层之间的结构重新建立起联系、重新排列。简单来说，这意味着我们的每一次经历，只要通过不断的重复，都会促进新的神经突起（树突棘）和新的神经元连接（突触）的生长，而这些又会形成一个网络，将更多的神经元连接起来，形成记忆的痕迹。一些试验已经证明，即使是这些树突棘上微小的改变，也能够提升我们学习和存储复杂的运动和感受任务的能力。

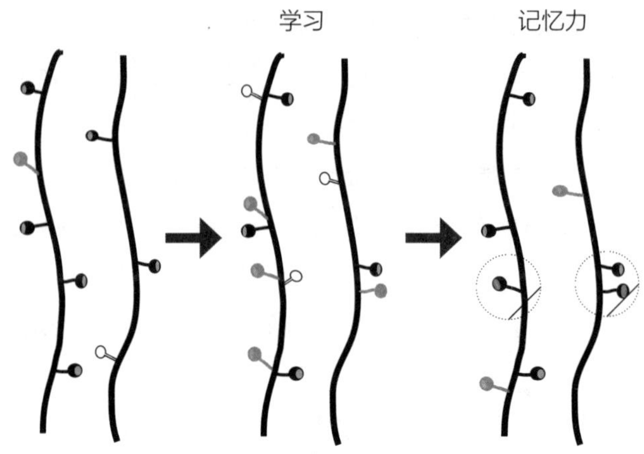

图 19-1 突触的形成

然而，这些新突触的形成和消失是在不断进行的。这是一种非常具有可塑性的现象，意味着大脑在人的一生中都有被改变的可能。在实验室的实验中，把小鼠暴露在复杂多变的环境中时，它们大脑的这些突触会迅速地增加和转变，而相反，若把它们暴露在单调和缺乏刺激的环境中，则会抑制新突触的转换和形成。

年龄并不会阻碍大脑可塑性的增强

大脑的可塑性在孩童时期是最强的，但之后就会随着年龄的增长而减弱。尤其是当我们的大脑没有再受到新思想、新观念和新经历的刺激时，大脑的可塑性就会逐渐减弱。正是出于这样的原因，清代养生家曹庭栋提出的“心不可无所用”，才显得尤为重要。

例如，科学家已经证实，一些类似数独、猜谜或电子游戏（认知训练类）的训练活动，能够有效提高认知功能和记忆力，即便是上了年纪的人，也可以通过这种训练强化原有的大脑突触回路。包含更复杂的试验、脑电图和功能性磁共振成像的复杂试验表明，新的任务和新的认知压力，会改变神经元的脑电活动和代谢，而这些变化即使在认知训练结束之后的很长时间里依然会存在。最近的临床试验研究显示，认知训练会提高我们的大脑可塑性，哪怕是早期的痴呆病患者。这表明，健康的大脑区域能够弥补受损的大脑区域的活动功能。例如，一项针对

2 832 名老年男女的临床试验表明，仅仅 10 个训练疗程就能显著提升他们的认知能力，例如推理和更快处理数据的能力。

重要的是，我们应该通过不断学习新的知识、技能来刺激我们的大脑。我们应该通过完成那些需要大脑多区域共同协作的任务来提升我们的智力，学习一门新的语言或一种新的乐器，都不失为一个好的开始。

你不必成为莫扎特或贝多芬，只要同时运用大脑的不同区域，就能提高你的大脑可塑性。例如，当你在弹钢琴的时候，大脑皮层中控制听觉、视觉、手脚的精细运动以及推理功能的区域都会受到控制。舞蹈、瑜伽、太极拳或者下棋也有类似的功效。即便是学习绘画和雕刻，也能促进大脑在许多不同于区域形成新的神经回路，并且能提升我们的敏捷性和手脑协调性，尤其是会促进创造力的发展。

断食和耐力训练可以增强认知训练的效果

我们的神经和我们身体的其他部分一样，当我们摄入过多热量的时候，它们就会感到不适，会不受控制地兴奋，而这会损害大脑的多种功能。试验数据表明，减少热量的摄入，尤其是通过断食和进行间歇性剧烈有氧运动，可以显著提高我们的抗压能力和认知功能，并减轻大脑的炎性反应。

断食和运动都会对我们的大脑产生刺激，大脑通过调整应激反应途径，增加了某些大脑蛋白质（即神经营养因子）的产生，而这些蛋白质反过来又会刺激海马体中来自干细胞的新神经细胞的生长，以及突触的形成和强化。断食能够帮助我们的大脑启动防御机制，这有助于癫痫患者抵消大脑中经常出现的过度兴奋的信号。

断食还可以促进 DNA 的修复机制，促进酮类的产生，而酮类是神经元的主要热量来源。酮类已经被证明可以有效降低身体的炎症反应、氧化应激反应，并提高神经细胞内线粒体的活性。我们细胞内的线粒体对于维持和生成神经元之间的连接至关重要，而这种连接会提高我们的学习和记忆能力。

防止认知能力下降

没有什么比失去记忆更糟糕的了，慢慢地忘记一切，甚至是孩子的名字，最终也忘记了自己是谁，这和痴呆症的症状一样。

记忆力丧失和认知障碍的发生机制还不明确，但更为重要的是，我们目前还没有任何药物或治疗方法可以应对痴呆症。痴呆症始于对近期事件的记忆衰退、性格改变（或孤立）、组织或表达思想出现问题，并进一步发展成频密的混乱感，或缺乏判断力，以及更严重的记忆缺失现象。在后期阶段，人们会丧失与他人交流的能力，即便是吃饭、穿衣和洗澡这种事情，都需要有人一刻不停地在一旁照料。

《柳叶刀》痴呆症预防、干预和护理委员会得出结论，超过三分之一的痴呆症患者是可以通过生活方式的干预来进行预防的，这些干预措施包括营养、运动和预防肥胖等关键因素。一些前瞻性试验已经表明，包括各种健康饮食和体育锻炼在内的干预措施，都对认知能力的提升有很好的帮助。我个人则坚信，受益的人绝对大于三分之一，因为至少有 30% 的痴呆案例是由于血管性痴呆（动脉阻塞导致流向大脑的血液受损）所致，其他的则是阿尔茨海默病。

让我们牢牢记住，任何对心脏不利的事物，对我们的大脑也没有任何好处，因为一些导致心脏病的危险因素（例如血压升高、动脉粥样硬化、高胆固醇、胰岛素抵抗、2 型糖尿病、炎症、氧化应激和吸烟等）也同样会增加我们罹患阿尔茨海默病的风险。

还有一件事是可以避免的，就是防止一次或多次脑震荡。因为脑震荡会增加我们出现记忆丧失和罹患痴呆症的风险。也就是说，**为了保护我们的大脑免受损伤，在任何危险运动（比如骑单车、骑马、滑旱冰、玩滑板车等）中，我们都应戴好头盔。**

健康的饮食有利于预防认知衰退

越来越多的数据表明，健康的生活习惯可能对认知功能有积极的影响，即使是在遗传学上被认为容易患痴呆症的老年人。

例如，健康的地中海饮食已被证明可以降低患痴呆症的风险，尤其是同时减少热量的摄入。

中年时期的痴肥、2 型糖尿病和胰岛素抵抗都是继发性胰岛素抵抗的重要风险因素，继发性胰岛素抵抗患者相较于没有 2 型糖尿病的人罹患阿尔茨海默病的风险高40%，2型糖尿病的患者罹患阿尔茨海默病的风险相较于没有2型糖尿病的人高一倍。胰岛素抵抗会抑制脑血流量，破坏神经元对葡萄糖的吸收，并增加大脑中有毒物质的积累。痴肥相关的炎症则会加重胰岛素抵抗所产生的有害影响。

对人类来说，热量限制可以显著改善那些与阿尔茨海默病的产生与进展密切相关的影响因子，包括胰岛素敏感度、炎症和氧化应激、低密度脂蛋白胆固醇、血压和动脉粥样硬化。间歇性轻断食是一种简单有效的限制热量摄入的初步入门方法，也被证明能成功地预防患有阿尔茨海默病的小鼠和大鼠出现认知缺陷。而适量地减少蛋白质的摄入，还能够有效改善因年龄导致的大脑和认知能力上的改变。

越来越多的试验对人类的认知能力和食物的摄入之间的关系进行了研究，其中被研究得最广泛的是地中海饮食的影响。已经有大量的观察性研究和至少5项随机临床试验对地中海饮食与年龄相关的认知以及阿尔茨海默病之间的关联进行了研究。总的来说，这些试验表明了地中海饮食的膳食模式能在一定程度上改善认知能力，而且严格执行地中海饮食的受试者，胰岛素抵抗和罹患2型糖尿病的风险明显降低了。

运动有助于预防痴呆

运动对大脑有多种好处，包括能缓解压力、增加神经性营养因子、改善炎症和血管形成等问题。来自两项随机临床试验数据显示，6个月的体育运动会让有痴呆症患病风险的老年人的认知能力产生显著的改善，尤其是在结合健康饮食的情况下。最近人们发现，阻力运动可以改善那些患有轻微认知障碍的老年人的认知功能。

好消息是，规律的体育运动对大脑健康的效益性，可以在短时间内（短至6个月）开始积累，即使是晚年才开始运动也不迟，这些有益作用可以通过适度的运动来获得。

例如，一项为期6个月的随机性临床试验中，受试者为60～70岁的男性和女性，试验显示，有氧运动训练能够显著增加他们的前额皮质的灰质和白质的体积。这一试验和其他人类研究试验表明，有氧运动训练可以提升执行控制网络的功能，这样，我们的大脑会变得更高效，可塑性和适应性也更强，从而转化为能够更好地表现和学习。

一项发表在《美国国家科学院院刊》上的随机性临床试验表明，为期 7 年的有氧运动试验，使得海马体增加了 2%，成功地将与年龄有关的大脑的体积损失逆转了 1 ～ 2 年。海马体是大脑中非文字记忆以及学习的关键区域，这也解释了为什么在这项研究中，受试者的空间记忆也得到了显著提升。与之相符的观察数据也表明了，身材保持得匀称且健康的老年人，他们的海马体体积也更大一些。

虽然，通过体育活动来保护大脑以及降低认知障碍的风险的具体机制尚不明确，但运动确实可以增加我们流向大脑，尤其是流向海马体的血液流量。有试验证明，以较快的速度连续步行 50 分钟，每周坚持 3 次，持续 6 个月后，即使有轻度认知功能障碍的患者，大脑神经的可塑性和认知功能也得到了改善。不难发现，当我们运动的时候，收缩的肌肉会产生一种叫作组织蛋白酶 B 的激素，这种激素会通过体内血液循环进入我们的大脑，在大脑中刺激 BDNF 的产生。

什么是 BDNF 呢？这是一种强大的神经营养激素，有助于促进树突棘的生长，并从我们大脑某些区域的干细胞中催生出新的神经细胞，使得认知功能的改善和记忆力的提升。

高质量的睡眠降低痴呆症风险

越来越多的证据表明，充足且连续的睡眠有助于大脑的自我修复。夜间良好的休息能减少大脑炎症，并提高脑细胞的功能。事实上，睡眠在许多生理功能中都扮演着核心角色，包括生长发育、储存热量、清除大脑废物、调节免疫反应、认知功能以及表现行为和警觉性等。

众所周知，阿尔茨海默病患者普遍存在睡眠不安稳的问题且易导致认知障碍。同样，睡眠障碍也与肥胖、心脏病和脑卒中及认知功能障碍有关。这里的睡眠障碍包括不正常的睡眠时间、碎片化的睡眠、睡眠质量差、失眠和阻塞性睡眠呼吸暂停。更重要的是，越来越多的证据显示，睡眠障碍会影响血糖水平。充分的研究表明，较短的睡眠与葡萄糖耐量降低有关，还会减少胰岛素分泌，使胰岛素敏感度降低。即使是健康的人，持续一周，每天只睡 5 个小时，胰岛素敏感度也会明显降低。

令人担忧的是，随着年龄的增长，出现睡眠障碍的可能性急剧上升。65 岁以上的人群中，超过 75% 的人患有阻塞性睡眠呼吸暂停症，30% 的人患有失眠症。因此，我们一定要记住，高质量的睡眠对预防痴呆症至关重要。

强社会关系的重要性

积极学习以及建立强社会关系，是对抗认知功能下降的关键武器。正如我们之前讨论的，研究表明，那些保持社交、经常用脑且愿意学习新事物的人们，在处理信息和记忆力方面都表现得更优异。对很多事物都保有好奇心和兴趣的人们，比那些孤立的、无所事事的且拒绝尝试新事物的人，变老的速度慢很多。

最新的数据还表明，参与社会性活动，包括文化、艺术和体育运动等，对大脑功能有积极的影响，并可以降低患痴呆症的风险。

第二十章　如何提高休息和睡眠的质量

虽然保持思维的活跃度和参与度，对大脑健康很重要，但我们也要避免过度刺激。

过度和过长时间的脑力工作，和过度的体力活动一样，对我们的身体有害。中医的原则之一就是要平衡“活动和休息”。《古今医统大全》中有个为了保持健康、避免生病和促进长寿的说法：“故君子养其形而爱其神，敬其人而重其生，莫不禀于自然，从于自本，不过劳其形，不妄役其神。”

一旦我们察觉到自己有精神疲劳的迹象（比如很难保持专注力，感到困倦或视线模糊等），我们就需要停下来休息或打个盹儿，然后出去散个步。脑力劳动和体力劳动的交替进行是非常重要的。

我们每个人一生中都会用大约三分之一的时间来睡觉，休息对我们的健康真的很重要。清代的医学家李渔曾写道：“养生之诀，当以睡眠居先。睡能还精，睡能养气，睡能健脾益胃，睡能坚骨强筋。”

只需要几个月的睡眠剥夺，就可以杀死一个人。有一种罕见病叫“致命性家族性失眠症”，这种病的患者会逐渐发展成完全无法睡眠，最终在 9 个月后死亡。每晚睡个好觉对我们的健康和生存至关重要，就像我们每天都要喝水吃饭一样。

当我们睡觉时发生了什么

我们可以通过脑电图来测量大脑内的脑电活动（图 20–1）。例如，当我们清醒着进行脑力活动的时候，通常会检测到一种低幅高频（每秒 13.5 ～ 30 赫兹）的 β 波（8 ～ 30 微伏）。而当我们熟睡的时候，脑内电活动的频率则会下降。

第一阶段（NREM1）

进入睡眠后的第一阶段（也称非快速眼动第一期，NREM1），通常持续时间仅有几分钟（一般不超过10分钟），在这一阶段，β 波被频率为8-13赫兹的频率稍高稍慢的 α 脑电波所取代，接着是被频率为4～7赫兹/秒的 θ 脑电波取代。这个阶段的睡眠是非常浅的，很容易被打扰。尽管处于睡着的状态，但是肌肉仍然相当活跃。眼睛仍会慢慢地转动，有时甚至会睁开和闭上，但呼吸和心率都开始变缓。

第二阶段（NREM2）

然后，我们会迅速进入第二阶段（也称非快速眼动第二期，NREM2），在这个阶段肌肉会进一步放松，而我们对外部世界的意识会完全消失。NREM2 中的神经元电活动相对较低，频率参差，但更接近于 θ 波（3～7赫兹），偶尔出现持续0.5～1秒的尖峰电压（也称 σ 波）和K复合波。

第三阶段（NERM3）

最后，我们会进入睡眠的第三阶段（也称非快速眼动第三期，NERM3），这个阶段也被称为“δ 波”或慢波睡眠。在NREM3中，我们对外界的反应更少，基本上对此时周围发出的任何声音或任何刺激都没有意识。在这个阶段里，δ 脑电波是有韵律的，以非常慢的速度（0.5～4赫兹）逐渐达到最大振幅。这时，大脑的运行活动和温度、呼吸、心率以及血压都会明显地降低。如果此时我们突然惊醒，就会在好几分钟内都处于晕眩的状态，至少要花上半个小时，大脑才能恢复到正常的运行状态。

快速眼动睡眠（REM sleep）

第三阶段之后，在我们入睡后的70～90分钟里，我们会进入快速眼动睡眠状态（也称REM sleep）。这个时候，我们开始做梦。事实上，这个时候的脑电波是混合的，但大多数是 α 波和 β 波，宛如清醒状态。在一晚上7～10小时的睡眠中，我们基本上会经历4～6轮的快速眼动睡眠状态，每次间隔80～100分钟。随着夜晚渐深，我们在快速眼动睡眠态的时间也会逐渐延长，而慢波睡眠时间则逐渐缩短。正常情况下，大多数第三阶段的深度睡眠发生在夜晚的最初几小时，而快速眼动睡眠则主宰后半夜，直至我们醒来。这就会对某些睡眠障碍发生的事件有所影响。例如，梦游就发生在慢波睡眠期间，因此通常会在我们睡觉的前半段中表现出来。

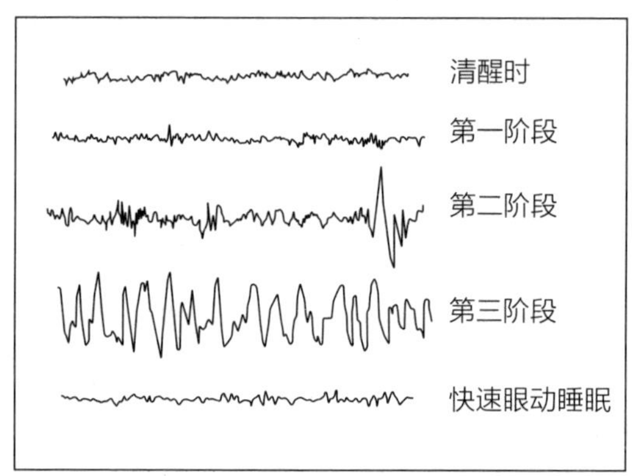

图 20-1　睡眠不同阶段的脑电波

睡眠的好处

现代科学已经证实，睡眠对大脑细胞再生的重要性，并已经开始解释其中的机制。例如，在深度慢波睡眠期间，会产生一种激活功能，帮助神经元清除白天积累的毒素代谢物。除此之外，睡眠似乎还具有抗炎的功能，并提升免疫系统的效率，帮助我们降低感染的风险。

信息的处理和记忆的巩固（尤其是对数据和事件之类的），也是发生在深度慢波睡眠期间。深度睡眠有助于我们巩固记忆中白天所学习到的关键信息。如果白天发生了什么重要的事情（往往和情绪有关），我们的大脑就会在夜间休息的时候对这段经历进行强化。

在我们入睡后的最初几个小时里，大脑里会有一种激活机制来增加大脑的可塑性和新突触突起的形成。一项新的研究表明，δ 慢波睡眠可以通过抑制神经元多巴胺的活动，来改善和巩固大脑的长期记忆。相反，我们清醒的时候（β 波）神经元的过度兴奋，会激活多巴胺，导致我们加速遗忘新掌握的信息。

睡眠不足，特别是深度睡眠被打扰，都会对新记忆的编码和巩固的能力产生破坏，从而削弱我们学习的质量和能力。在一项研究中，受试者被要求解决一些数学问题，但这些问题的解决公式中都隐藏着一条规律。大约 23% 的受试者发现了这条，然而，在那些被允许先睡上 8 小时的受试者中，成功解决问题并发现规律的比例则飙升至 59%，这说明了睡眠为顿悟答案奠定了基础。

简单来说，如果我们不能好好睡觉，就无法巩固大脑中那些我们在白天已经掌握的知识。那些被储存在大脑海马体（类似于电脑的随机存储器）短暂记忆中转区域的感知觉和概念都将被删除，无法保存在我们大脑的“硬盘”上。

在睡眠，也包括深度冥想的状态下，我们大脑的行为更类似于我们的电脑，也就是说，它可以同时运行多个程序。一般来说，我们的意识一次只会专注在一个实体上。我们大概都经历过，当我们非常努力地去回想某个人的名字却怎么也想不出来，50 分钟后，这个名字突然就浮现在了大脑里。但是，这种神奇的时刻也并非偶然。只有在深度睡眠或是冥想的状态下，我们才能克服这种只能处理一事一物的限制，而只有突破了这种限制，我们的想象力才会爆发。也只有在深度睡眠或冥想的状态下，我们的前额叶皮层（这个通常扮演交通控制器的角色，干扰思想和概念，决定哪些想法和概念是适合的，哪些是被禁止的）才处于真正的睡眠状态。

芝加哥大学的神经学家霍华德·纳斯巴姆对这一概念有一个很好的解释，他说：“如果在白天，我们要寻求解决一个复杂问题或任务的新思路，一般我们都会苦思冥想，直到最后，我们通常会以最常使用的那个方案为答案；但如果我们小憩一下，一个更好的解决思路就会在我们的脑海中具象化。”

至于激发创意，感官体验每天都会刺激我们的神经——色彩、嗅觉、声音、味觉和感觉。这些体验如果能巩固在我们的长期记忆中（通过慢波睡眠），就能够在需要的时候突然以灵光乍现和创造灵感的形式出现。直觉（我们后面还会讨论）是一种不使用理性推理或感性信息的即时知识，是一种艺术家和天才人士的典型能力。

小贴士

一些新的数据表明，睡眠，哪怕是打个盹儿，也有利于帮助我们巩固记忆。当你在白天忙于工作的间隙，能够留出 10 ～ 15 分钟打盹儿的时间，哪怕什么都不想，只是安静地坐在那里放松下来，都有助于提升你的思维表现，提高你掌握新信息的能力。

慢波睡眠障碍会导致痴呆症

常言道："晚上睡个好觉能让头脑清醒，身体强壮，晚上睡不好则会适得其反。"正如前面提到的，已经有越来越多的研究开始支持这一老话，并表明睡眠不足和睡眠碎片化不仅会损害记忆巩固的过程，而且会增加罹患阿尔茨海默病的风险。

在实验小老鼠身上，睡眠剥夺会让它们血液循环中的 β－淀粉样蛋白急剧增加，而长期的睡眠剥夺会导致淀粉样斑块和 Tau 蛋白持续缠结。而科学家很早以前就已经证明了，淀粉样斑块和 Tau 蛋白的缠结与阿尔茨海默病及其他痴呆症的发展密切相关。

有研究显示，一个晚上睡眠完全被剥夺，会导致人体内可溶性淀粉样蛋白升高。最近的一项针对 17 名没有睡眠障碍的健康中年人的临床研究表明，慢波睡眠的中断会导致大脑内 β－淀粉样蛋白的急剧上升。在这项研究中，慢波活动的中断是通过耳机向受试者传递逐渐增大的音量，从而使他们的慢波睡眠被迫中断。在同样的试验中，数据表明，睡眠质量（而非睡眠时间）受到更长期的干扰，与另一种有害大脑的蛋白质——Tau 蛋白的激增有关，Tau 蛋白与大脑损伤有关。

越来越多的人睡眠不足

- 大约 35% 的成年人每天睡眠时间少于 7 小时。
- 大约 48% 的人，一周有超过一天的时间入睡困难，或者难以保持睡眠状态。
- 大约 38% 的人，每个月至少有一次，会在白天不自觉地陷入睡眠状态。
- 睡眠时间少于推荐的时长，会增加罹患多种慢性临床疾病的风险。例如，睡眠不足与肥胖、糖尿病、高血压和心血管疾病的高风险有关。睡眠不足还会对心理健康造成严重影响，因为它是压力、抑郁、倦怠和焦虑症的主要危险因素。最后，长期睡眠不足会显著增加工伤和意外的风险，会对判断力、生产力和创造力都产生负面影响。

我们应该睡多长时间

每个人所需的睡眠时间都不一样，没有一个神奇的数字适用于每一个人。最近的研究发现，人类对睡眠的需求是受到基因控制的。最重要的是，睡眠应该深且沉。好的睡眠，会使我们在早晨醒来时精神焕发、充满活力。

我们都知道婴儿需要长时间的睡眠，通常一天里有 16 ～ 17 小时都在睡觉，快速眼动睡眠时间的比例很高，这被认为有助于婴儿大脑的发育。到了 4 岁的时候，婴儿的睡眠时间减少到了 12 个小时；10 岁以上儿童的睡眠时间为 8 ～ 10 个小时；青少年的日均睡眠在 7 ～ 8 个小时，其中 20% ～ 28% 处于快速眼动睡眠时间，4% ～ 5% 处于 NREM1 睡眠时间，46% ～ 50% 处于 NREM2 睡眠时间，16% ～ 24% 处于 NREM3 睡眠时间。

快速眼动睡眠和 NREM3 睡眠的时间会随着年龄的增长而缩短。例如，3 岁孩子的夜间睡眠中 17% 处于 NREM3 阶段，而这个比例到了 70 岁就会减少到 4.5%。一些研究甚至显示，在一些处于 NREM3 睡眠的老年人中，其 δ 波的活动会完全消失。人们也逐渐认识到，这种慢波睡眠的过早减少，很可能是大脑过早衰老的一个生物性标志。

有趣的是，那些睡得很少的年轻人（每天少于 6 小时），则和那些睡得多的人（每天 9 小时以上）处于第 3 阶段睡眠的时间是一样的。但相应的，睡得少的人他们会通过减少 NREM1 和 NREM2 的时间来弥补，而那些长时间睡眠者则花更多的时间在 NREM2 和快速眼动睡眠阶段。针对那些年过七旬的人们的研究显示，睡得比较少的人通常都更高效，工作起来也更努力，而睡得比较多的人则更容易焦虑、抑郁且孤独。

如何提升睡眠质量

前面我们提到，我们在 NREM3 停留的睡眠时间，是记忆力巩固、大脑健康和大脑细胞重生的预测标志。因此在这里我给出一些有助于提升睡眠质量的小贴士：

避免在夜间使用发出蓝光的电子设备

大量证据显示，LED 屏幕和其他电子设备发出的蓝光会导致睡眠障碍和失眠，因为它会扰乱大脑的昼夜节律。来自一项随机临床试验的数据表明，夜晚使用蓝光智能手机（19:30 ～ 22:00）会对睡眠质量产生负面影响。在这项研究中，使用 LED 显示屏的受试者，体温和皮质醇水平都更高，需要更长的时间才能达到昏暗光线下的褪黑激素水平。

一项发表在《柳叶刀－精神病学》上的研究表明，昼夜节律紊乱的人一生中患上重度抑郁症和双相情感障碍的风险更高，情绪更不稳定，容易神经质和不快乐。我建议你在睡觉前至少一个小时就关掉所有的电子设备，如果可能的话，最好每天都能确保在差不多的时间上床。

体育运动

一些研究已经表明，体育运动会增加我们停留在深度睡眠的时间，以及增强我们的记忆力。

在一项针对 12 岁男孩的研究中发现，两次高强度运动（最大心率在 85% ～ 90%）即可增加受试者 NREM3 的时间，减少 NREM2 和入睡所需要的时间。在另一项研究中，让一组 18 岁的男孩进行为期 3 周每天早上 30 分钟的运动训练可以显著增加了他们 NREM3 的睡眠时长。另一项对居住在养老院的老年人进行的研究也发现了这些运动对深度睡眠的类似益处。

运动时间似乎也很重要。人们发现，**在夜晚进行高强度运动会损害睡眠质量，早晨运动会提高当天夜晚的睡眠质量。**

冥想和瑜伽

有越来越多的证据表明，哈他瑜伽和冥想都能够显著提高睡眠质量。在一项对 410 名遭受过睡眠中断的癌症康复者进行的大型随机性临床试验中发现，4 周的瑜伽项目，包含每周 2 次长达 75 分钟课时的哈他瑜伽、呼吸训练（调息法）和冥想，使得受试者睡眠质量得到了明显提升，睡眠药物的使用率降低了 21%。瑜伽提高睡眠质量的机制尚不清楚，但初步的科学研究显示，每天练习 2 次哈他瑜伽，如在一连串瑜伽姿势中加入一些放松的动作，每次 30 分钟，可以显著增加 δ 慢波睡眠时间，减少快速眼动睡眠时间。

学习

最近我们发现，NREM3 的 δ 波的持续时间的长短和强度是每日大脑刺激量的一个非常优秀的标志。已经有研究显示，学习一项新的视觉运动任务，会导致先前学习中刺激的大脑区域的 δ 波的代偿性增加。而这一增加，会导致记忆力相应提升。换句话说，一种提升睡眠质量的方法就是，通过掌握新的技能和知识，从而刺激新突触突起的生长，来使我们在白天保持大脑的警觉和活跃。

听粉红噪声

用与自然界中声音非常相似的粉色噪声脉冲进行声觉刺激，可以增加慢波深度睡眠活动，提高年轻人和老年人对单词的记忆力。粉色噪声的频率分布（即每个音阶有同等量噪声热量）具有与各种自然现象相同的波动，包括瀑布、心跳、神经元放射，甚至是类星体。

在一项对 40 名受试者进行的临床研究中发现，暴露在粉色噪声下，可显著降低人们脑电波的复杂性，同时带来更稳定的睡眠时间、更高的睡眠质量。

第二十一章　正念冥想：学会活在当下

在我们生活的这个世界上，有很多事物在持续不断地吸引着我们的注意力。在这样的环境中我们很容易分心和失去专注力。如果想要成功，就必须时刻忙碌，着手尽可能多的项目和工作，而不是去找时间休息，沉迷于那些简单事物的美丽。

“正念”这个词在当下十分流行，它其实只是一种古老理念的翻译，这一古老的理念来源于禅宗的哲学思想。它的意思是，保持觉知、专注和意识。德国有一位高僧叫向智长老（1901—1994），他将正念定义为：“在感知之后对我们的内心和周围实际究竟发生的事情的清楚而坚定的意识状态。”

根据一行禅师（一位诗人，同时也是一名和平主义者、现存世界上最重要的禅宗大师之一）的说法：“正念，即是对当下的觉知和觉醒……正念是一个奇妙的功能，通过它，我们能够主宰自己，恢复自我；可以迅速地找回我们散乱的心，使它恢复完整，这样，我们便能安享每一个当下。”

伟大的古罗马皇帝马可·奥勒留，同时也是一位斯多葛派哲学家，在他的书《沉思录》中曾推荐道：“当你发现自己被周遭的事物或现实裹挟，被迫陷入某种困惑或干扰中时，尽快逃回你的内心世界；而与我们的灵魂真正和谐的分离，绝非不可避免的。你应当经常依赖这种内在的和谐，从而使自己掌握保留这种和谐的伟大力量。”

即使是古代的中医也知道拥有觉知和专注的重要性。曹庭栋在《老老恒言》中写道：“至于用时戒杂，杂则分，分则劳，惟专则虽用不劳，志定神凝故也。”就是不分心，专注，避免精神衰竭，达到精神内守。

第一个在西方医学实践中使用这些哲学概念的人是乔·卡巴金，美国马萨诸塞大学医学院的一名教授，他在 1979 年创立了一家针对心理压力管理的诊所，并开发了一门叫“正念减压”的课程，融合一些禅宗原则，强调了每时每刻都要用心观察事件呈现的状态，不要通过头脑的“过滤”，也不要给事件贴上“积极”

或“消极”的标签，只是去还原事物本来的样子。冥想是正念的关键部分。

正念练习：当下的艺术

正念练习主要有两部分：

1. 把注意力集中在当下时刻（对每时每刻都保持觉知）。

2. 对一切新的体验拥有好奇心和开放的思想，不加以评判，也不试图改变其意义，即使它们给你的感受是不愉快的。

正念练习的目的是习惯仔细地观察，且不介入我们的情感和思考，也不去评判，不用好或坏对事物进行分类。通过练习，我们将掌握如何通过专注于当下展现自己的每一个行为，既不徘徊在过去，也不焦虑未来。每当我们对新的形象或想法的到来感到分心的时候，我们就重新将注意力集中在我们的呼吸上，并观察我们的呼吸，这样我们就能完全活在当下。

用正念战胜“停不下来的思考症”

很多人都没有认识到，压力或焦虑在他们的大脑中是如何发生的。他们不停地思考，即使是在躺在床上准备休息的时候也在思考。他们的思绪不停地“运行”，有时候，这种过度的思考会把他们带入一种消极的循环，那是一个无底的深渊。他们害怕任何可能的负面影响，对他们而言，任何事都可能导致失败和伤害，他们活着的每一天都不会关注自己的内在和外在究竟发生了什么。

正念有助于克服那些有害的心理过程。试验表明，学会观察我们的思维，而不是被它们牵着鼻子走，可以提高我们的感悟能力和主观幸福感。负面情绪、喜怒无常、焦虑和压力都会减少，而自信感和对生活的满足感则会增加。

正念的练习对预防和治疗一些较为严重的精神疾病也有积极的影响。由卡巴特·津恩和其他实验心理学家主导的科学研究显示，正念的练习对治疗慢性压力、恐慌症、陌生环境恐惧症、抑郁症等疾病都有显著且积极的疗效。这些冥想练习对治疗失眠、暴食症以及纤维肌痛综合征等疾病也有潜在的效果。

内在的宁静时间

如果你想要达到一种内心平静、思想平和的状态，开始进行有规律的正念练习是非常重要的。学会自我觉知，可以加强自我关爱，提高我们的自信感，教会我们善待自己，更重要的让我们意识到，“我们”不只是我们的思想。我们要做到从一个更广阔的角度去观察发生在我们生命中的任何事情。这样会改变我们生活的方式。

能拥有这种状态的人们在面临紧张、悲伤或是沮丧的经历时，就能够更有毅力，也不会那么容易受打击。

培养我们的情绪和心理的健康，和改善我们的代谢和身体健康同样重要。这可以让我们远离那些不健康的行为和嗜好，比如酗酒和暴饮暴食。如果我们的代谢功能正常，我们就能更好地抵抗感染和其他疾病。同样的，如果我们的心理平衡且有韧性，我们就不会被逆境和消极的经历拖垮。

冥想可以通过多种代谢途径，包括 BDNF（一种脑源性神经营养因子）等神经营养因子，与饮食或运动训练相互作用，积极作用于情绪稳定和情绪恢复。身体和精神是相互影响的。

正念，任何人都可以学习，任何人都可以练习，哪怕是个孩子。一项针对幼儿园孩子的研究显示，正念能显著提升儿童的社交能力，减少他们的攻击性和自私行为，增加他们的感恩之情，以及激发出他们善良的天性。而在此项研究中受益的学生，在学术上也达到了较高的成就，情感受压抑的经历也更少。

让孩子们在学习阅读和算术的同时也让他们懂得如何处理自己的情绪，这一点非常重要，这对我们自己来说也同样重要。

正念练习产生作用的机制尚不清楚，但并不是如一些批评者所说，仅仅是因为放松。在一项让 40 名学生进行一系列正念练习的训练（一周时间，每天练习 20 分钟）的研究中发现，正念练习对受试学生而言不只是简单的放松，而且显著增加了他们专注力的广度以及减少了矛盾、焦虑以及抑郁和疲劳等症状。

一些初步的数据表明，正念练习可能也会改变大脑某些领域的可塑性，增强大脑处理和存储数据的能力。我们还需要更多的研究，但就现在来说，我们相信，正念练习可以通过增加自我反省、自我控制、自我理解和自我接纳来调整我们的心理过程的“组织结构”。

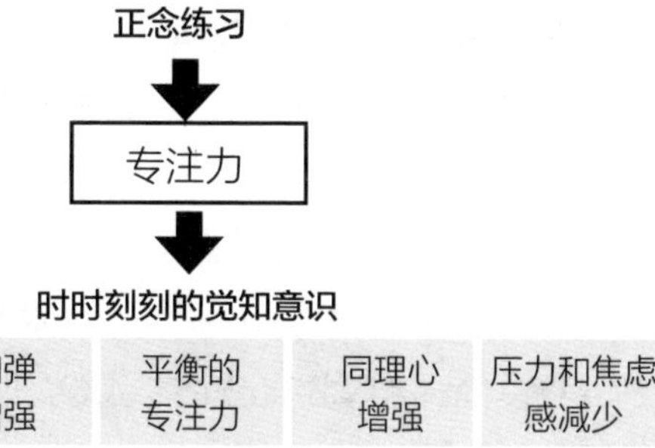

图 21–1 正念练习的结果

正念冥想的好处

关于正念冥想，有 10 个有科学依据的好处：

1. **增强专注力**。大多数人都缺少一种只专注于重要事情，不去理会任何与任务无关的内在或是外在干扰的能力。正念的练习可以帮助你提升这一能力。一项研究表明，有经验的冥想者能够在所有需要注意力的方面表现得更好，也有更快的处理信息的速度。在另一项研究中也发现，3 个月的冥想训练，确实提高了受试者的专注持久力。

2. **减少压力和焦虑感**。压力是一种面对威胁时产生的生理反应，而焦虑则是对压力情况的反应。长期的压力和焦虑会使人易怒、肌肉紧张、头痛、专注力分散、夜里睡不好觉，也会通过升高血压、加快心率而影响人的健康，还会有较高的罹患心脏病的风险。有规律的有氧运动对减少压力和焦虑非常有效。此外，研究也表明，正念冥想有助于降低紧张和焦虑的整体水平，舒缓和稳定我们的情绪，改善我们的睡眠质量。

3. **减少消极的想法**。认知反刍是指反复思考消极情绪的原因、后果和症状，却找不到解决办法。当人处于抑郁状态时，反刍式思考都是关于自我不足与无能。这种重复且无能的感受只会增加焦虑感，从而对问题的有效解决产生干扰。一项发表在著名杂志《科学》上的研究表明，那些花时间去反思过去或展望未来的人，通常都活得比那些活在当下，并能将注意力专注于眼前之事情的人更不快乐。另一些研究发现，那些做正念冥想的人很少进行反刍式思考，而且通过正念冥想产生的效果甚至在冥想结束一个月后依然在发挥作用。

4. 减少情绪性反应。从情绪的“挑战”中快速恢复，对悲伤、愤怒、厌恶、内疚和恐惧等负面情绪有更好的容忍度，是健康心理的象征。正念练习已经被证明能够改善这些负面情绪，增强我们情绪的稳定性。有正念的人，能更好地控制自己的情绪。例如，在一项研究中，通过 8 周正念冥想的练习，可以帮助人们洞察自己的情绪，减少因观看悲情电影而引起的身体上的痛苦、焦虑和抑郁感。正念练习教会我们观察、面对和掌控自己的情绪，帮助我们更好地处理焦虑、恐惧、愤怒和其他一些危害我们健康的情绪。

5. 增加认知的灵活性。认知的灵活性是指，我们的大脑能够迅速地，成功地适应新的未知环境的能力。我们可以把认知灵活性想象成汽车的挡位，思想的流动想象成换挡，然后把我们的大脑想象成汽车。当你卡在一个档位没办法换挡的时候，这就是你的思想不够灵活的表现，此时你的思想无法升级或改变。然而，如果你能迅速地按照当下的需求“换挡”，就表明你拥有很好的认知灵活性了。正念冥想的练习，有助于减少我们的情绪性反应（我们对事件的过度反应），也能帮助我们摆脱过往的自身习气，使我们能够以全新的方式进行思考，从而增加了我们应对各种情况的灵活性。

6. 强化工作记忆。工作记忆类似于电脑的内存，能够让我们的大脑在进行注入式学习、逻辑推理和理解等复杂的思考任务的同时暂时存储和处理新的信息。工作记忆力的提高显然成了正念冥想的另一个有利之处。这种提升是见效迅速的，有证明显示，只需要 4 天的冥想训练，就足以提升我们的空间处理、工作记忆以及执行任务的能力。

7. 提升人际关系满意度。所谓的关系满意度，是指够很好地适应关系中的压力的能力，这是一种能够和我们的伴侣、亲朋好友自如的分享我们的想法，交流我们情绪的能力。正念冥想能够帮助我们用一种更为坦率的方式，自由地表达我们的情感。定期进行正念的练习，一定程度上能提高夫妻之间关系的满意度、亲密度、对彼此的接受度和自主权，同时减少交往中的痛苦和冲突。在某一天进行正念练习的人，接下来的几天都能体验到人际关系幸福感的改善和压力感的减少。而这也会引领我们与家人和朋友建立更深层、更有意义的情感关系。

8. 增强同理心。我们可以将“同理心”定义为一种“无私的”理解他人想法和感受并以更仁慈的方式行事的一种能力。几项科学研究表明，正念冥想通过增强无条件的、积极的热情和同情的情绪状态来提高我们的共情理解能力。神经成像研究表明，冥想可以加强对大脑中控制情绪处理和同理心的特定区域的刺激。

9. 增强自我同情能力。正念训练也会增强自我同情能力，或者称为自爱能力。通过有规律的正念练习，我们可以学会在遭遇痛苦或是发现自身被局限的时候，对自己表现得更友善一些，而不是忽略自己的感受，或者用过度的自我批判来伤害自己。拥有自我同情能力的人往往更健康，社会连接性，情商和幸福指数都更高，也很少会焦虑、羞赧或者惧怕失败。

10. 提高生活质量。有正念的人们往往都会拥有更好的直觉和自我观察力，而这些都是提高幸福感和改善生活质量的因素。在一项针对初级保健医生的临床研究中发现，一个简短的正念练习课程就能提高受试者们的工作满意度、生活质量和幸福度，同时减少他们的压力以及人员流失和工作倦怠的风险。

消极的情绪是如何影响我们的健康的

从古至今，人们都清楚地知道，长期的负面情绪会对健康产生有害的影响。著名中医学家孙思邈在他的《备急千金要方》中写道："莫忧思，莫大怒，莫悲愁，莫大惧，莫跳踉，莫多言，莫大笑。勿汲汲于所欲，勿怀忿恨，皆损寿命。"

意思是说，我们应该避免被焦虑、愤怒、悲伤、恐惧等情绪所控制，也不要说太多话不雅过度的大笑，不要对欲望过于执着，避免心怀不满和敌意，这些都是有损健康。

现代科学已经证实，持续的负面情绪和心理压力，如工作和婚姻压力或照顾生病的亲戚，会对心血管健康造成不利的影响。

愤怒和敌对的情绪，也会对血压以及动脉和心脏的功能产生负面影响。在动物试验中发现，长期慢性压力会导致心脏纤维化和增加冠状动脉斑块的形成。来源于动脉粥样硬化风险（ARIC）的前瞻性研究数据表明，不包括其他经典心血管风险因素，容易生气的人死于心血管疾病的风险更高。而在另一项大型观察性研究INTERHEART（52 个国家饮食模式与急性心肌梗死的风险研究）中，心理因素（如感知压力、抑郁）是心脏病发作的第三大危险因素，仅次于吸烟和胆固醇升高。

我们的消极情绪，例如生气、伤心、悲恸，绝不应该被忽视或者压抑。压抑情绪只会令情绪放大，会让消极的情绪变得越来越强。因此，非常重要的一点就是，我们要学会用正念的方法来控制自己的消极情绪。

当某些事情让我们生气或焦虑的时候，我们应该先休整一下，进行冥想。我们应当观察自己的情绪，描述情绪的轮廓，然后问问我们自己，什么更重要？是令我们生气、紧张的事情重要，还是我们的健康更重要？如果我们足够聪明，立马就能化解掉这些情绪。

中国宋代的一名医生刘延世曾讲述了这样一个故事：一名叫林英的军官，大约70岁了，但看上去仍然像四十几岁的样子。当有人问他保持年轻的秘诀时，他回答道："我从不为任何事担忧，即便明天就会弹尽粮绝，我也不会担心。不管发生什么，我都能轻而易举地把它们从我的思想中抛开来，从不让事情渗透进心里去，因此我总是感到安宁。"

作为公元2世纪世界上最有权力的人之一，斯多葛派哲学家、古罗马帝国的皇帝马可·奥勒留，在《沉思录》中写道："做事不可迟缓，言谈不可杂乱，思想不可游移，灵魂不可完全倾注于自身，或者过分焦躁不安，生活中不可始终忙碌不止。"

持续的负面情绪和心理压力，会对我们的代谢和免疫健康造成巨大的影响。突然出现的精神压力会导致应激激素皮质醇的分泌增加，使得交感神经系统被强烈激活，伴随着血液中儿茶酚胺类的含量增加2～6倍。高浓度的皮质醇和儿茶酚胺类会导致血压升高，身体的炎症和氧化应激反应增加，以及免疫系统的功能的损害。

一些研究表明，压力和负面情绪会对身体中的诸多代谢途径产生严重的影响，而这些代谢途径往往控制着我们身体中的葡萄糖和能量水平，也直接影响寿命。例如，缺失了AC5基因的小老鼠，对茶多酚的应激效应急剧削弱，这不仅可以使他们免受心脏衰竭和癌症的侵害，而且它们的寿命延长了30%左右。

培养乐观的态度

毋庸置疑，每个人都经历过消极、愤怒、嫉妒、憎恶或挫败感等情绪。"负面情绪"在我们的生活中也占领着一席之地。老子在《道德经》这本堪称道家圣经的书中写道："天下皆知美之为美，斯恶已，皆知善之为善，斯不善已。故有无相生，难易相成，长短相形，高下相倾，音声相和，前后相随。"

然而，负面情绪不应被允许成为我们生活的主导。我们应当试着用"积极的情绪"去平衡它们，例如积极的、热情的、善意的和富有同情心的情绪。预防疾病、促进健康和长寿的关键就在于，要保持一个良好的心情，以积极的视角去审视人生。

一项发表在《循环》杂志上的研究显示，乐观能够降低人们罹患心血管疾病、肿瘤以及早逝的风险。而相反，愤世嫉俗和充满敌意的人死亡率更高，尤其是患癌症的人。

但值得注意的是，积极文化往往会助长一种“伪乐观主义”，这种文化鼓吹极度乐观是幸福生活的关键，并建议我们抛开自己的感情和情绪。这是不健康的。乐观主义应该是建立在处理现实世界的能力之上，而不是我们以一种不切实际的痴心妄想来对待事物。我们不能用错误或虚假的积极态度去忽视我们生活中真实发生的事情。

你的正念水平是几级

你拥有正念吗？你活在当下吗？你可以用正念意识注意量表（MAAS）来测量自己的正念水平，这是 2003 年由弗吉尼亚联邦大学的柯克・W. 布朗联合罗切斯特大学的理查德・M. 瑞恩一起设计的，是一个衡量正念、注意力和意识的量表（表 21–1）。

表 21–1 正念意识注意量表（MAAS）问卷

你的意识有多强？ 从 1 到 6，1 是几乎总是，6 则是几乎从不，给出自己的状态值。						
我可能正在经历一些情绪但自己意识不到，直到过去了一段时间之后才会发觉。	1	2	3	4	5	6
我会因为心不在焉，在想别的事情的时候，不小心打翻东西或让东西洒出来。	1	2	3	4	5	6
我发现自己很难专注在当下正在发生的事情上。	1	2	3	4	5	6
我经常健步如飞地直达目的地，不会去留意路途上经历了什么。	1	2	3	4	5	6
我通常不太会注意到身体上的紧绷或不适感，直到这种不适感引起了我的注意。	1	2	3	4	5	6
我记不住人名，几乎第一次见面被告知姓名的那刻就忘记了。	1	2	3	4	5	6
我似乎总是在自发地做一些事，常常不是很清楚自己究竟在做什么。	1	2	3	4	5	6

续表 21-1

你的意识有多强？ 从 1 到 6，1 是几乎总是，6 则是几乎从不，给出自己的状态值。						
我匆忙地完成任务，并没有真正关注其中的过程。	1	2	3	4	5	6
我过于专注自己的目标，以至于忘记了当下我的行动和达到目标的关系。	1	2	3	4	5	6
我总是自动自发地工作或执行任务，并没有关注自己究竟在做什么。	1	2	3	4	5	6
我发现自己会一边听人说话，一边同时做着别的事情。	1	2	3	4	5	6
我开着车到达某个地方，但想不起我为什么要来这里。	1	2	3	4	5	6
我发现自己会被未来或过去所困住。	1	2	3	4	5	6
我发现自己做事心不在焉。	1	2	3	4	5	6
我常常不知不觉地就在吃零食。	1	2	3	4	5	6

通常，1代表几乎总是，2代表十分经常，3代表有些时候，4代表不太经常，5代表非常少，6表示几乎从不。

以上这 15 个问题涉及每个人的日常经历，用 1（几乎总是）到 6（几乎从不）来衡量你对每一个经历的频率，是经常还是不经常。尝试着按照你真实的体验来回应，而不是用头脑思索“最佳答案”。测试的最后，计算出 15 道题所得的平均分值。

平均分值越高，代表你的专注力越高，你能够很好地觉知当下发生的事情。而分值越低，则意味着你缺乏专注力，对当下正在发生的事情也缺少关注。

每个人都可以从正念的练习中获利，从而改善自己的专注力和觉知水平，减少或是动且麻木体验生活的趋势。

正念的练习步骤

开始一场改变你人生的冥想练习，比你想象的要简单得多。首先，我们可以选择在任何时候进行正念练习。例如，我曾试着在走路上班时或是在公园里遛弯的时候练习正念，又或是做家务或修剪草坪的时候也进行正念练习，这样，保持专注力和觉知就会越来越成为我们生活的一种常态，“一种存在的模式”。

刚开始的时候，最好选择一个相对安静的地方来进行这些简单的练习，坐在一张椅子上，或是躺在床上都可以。如果可能的话，每天给自己设定一段专门的练习时间，例如，早晨起床后的第一件事，就是进行正念冥想的练习。

你应该从观察自己的呼吸开始。用3分钟的时间，将你的全部注意力集中在从鼻子进入的空气、胸腔的扩张和收缩以及在你体内近处的空气。不做出任何评判，只是做自己呼吸的观察者。你无须改变节奏，只需记得，你的目的仅仅是观察，而不是要介入其中。

如果在练习中，你发现自己的大脑开始不集中了，就只是注意就好，试着轻轻地将你的思绪拉回来，重新集中到自己的呼吸上面。意识到你的意识在游离是一个很好的元意识的例子，所谓元意识，即很清醒地觉知自己每时每刻的意识。

另一个我很喜欢的正念练习的方法是观察大自然。如果你身处花园或是公园里，寻找周围的一些景物能让你关注，例如一只鸟、一些随风摇曳的树叶，或是一朵在天空轻盈游动的云。仔细地关注你选择的景物2～3分钟，什么都不做，只是看着它们；然后放松，试着将你的意识与你此时关注的景物合二为一。这就好比一盏灯突然照进了黑暗的房间，你的关注可以从一个物体转移到另一个物体，你的意识可以集中在内部，也可以在外部。

第三种练习是留意你的觉知体验，留意你喝酒或吃水果之类东西时的感觉。比如当你吃草莓的时候，仔细地观察一颗草莓，想一想它是如何生长的，它的形状和颜色如何。用手指去感受它的纹理，再用鼻子嗅它的气味。记下此时，在你触摸和闻这个水果时所唤起的想法。然后把它放在你的唇边，想象接下来的感受。舔一舔它，然后慢慢且轻轻地吃下去，品尝和体会这颗水果所有的滋味。同样的练习也可以在你喝一杯绿茶、薄荷茶或者迷迭香饮品时去进行。尝试去分析不同的感觉，包括这些不同种类的草本茶中的芬芳唤起的不同的感受。

这些简单的练习可以让你意识到，诸如呼吸、散步、吃东西喝东西这样简单的行为是如何在平时，在你没有任何觉知和关注下自发进行的。

学会“把生活中的每个时刻都活得有意识”或者“有正念”，使我们得以用一种充满活力的方式去体验生命中发生的一切，宛如一切都是第一次，带着孩童般的好奇心，不把任何事当成理所当然，是一种重新体验世界的神奇方式。

在每一次正念练习的最后，我总是会用 3 ～ 5 分钟的时间来做腹式呼吸。试验数据显示，深呼吸有着普遍的令人平静的效果。

祖母们终归是对的，当我们感到沮丧的时候，她们告诉我们要深呼吸。从科学角度来说，深呼吸帮助抑制了一小群与呼吸相关的神经元，这些神经元与大脑的唤醒中枢进行了连接，而对唤醒区域的抑制会让大脑中负责警觉和焦虑的其他部分的信号也受到抑制。

正念是激发创造力的源泉

学习通过注意力观察和感知发生在我们周围的事物——诸如一株玫瑰的形状、纹理、气味和颜色，或是感受空气无意中拂过我们的皮肤——可以刺激我们大脑中新的突触的连接，整合并储存新的多感官体验，从而加强了我们大脑的可塑性。

当我们游历这个世界，用心去观察，对旅程中我们所遭遇的一切充满好奇心，我们就会在大脑中积累海量的经验、概念、颜色、声音和味道。所有信息都会被深深存储在我们的大脑中，形成我们创造性智力的基础，在适当的时候被“召唤”出来，帮助我们创造出独一无二的东西。

苹果公司的创始人，史蒂夫·乔布斯就曾说过，创意就是对不同事物的连接。当你问那些有创意的人，他们是怎么想出来的，他们通常会觉得有点抱歉，因为他们不知道如何回答这个问题，他们仅仅只是“看到了”一些东西而已。但是因为他们能够将所有有过的经验化为点连接起来，一段时间后就可以以此来合成新的东西。而那些经验比较少的人，就没有足够的点去连接，因此他们对事物的解决方案就只能是平淡而教条的。这是因为他们缺乏更广泛的认知。我们对人生经验的认知和理解越深刻，产生的结果就会越好。

那些容易分心又没有觉知的人，错过了和我们这个奇妙世界相连的重要机会，也因此而只能忍受别人强加于自己的选择，不管“这个别人”是控制着信息的既得利益组织，还是仅仅利用我们的欲望和恐惧而心怀不轨的人。

通过注意力、意识和认知的锻炼，我们在选择如何能让自己过上更健康且快乐的生活方式上，在选择与谁建立友谊、共享积极价值观上，以及和我们宝贵的生态环境和伟大的地球的连接上，都变得更加明智了。

第二十二章　社会联系：家庭、朋友和社区的重要性

人是群居动物，喜欢聚居在一起。

印度圣者帕坦伽利认为，寻求洞察力和开悟的智者必须学会作为一个快乐和对社会有贡献的人才能够净化和控制自己的思想。

有证据表明，积极的社会关系和良好的友谊，在促进一个人的代谢、情绪和精神健康方面起着关键性作用。

对大多数人来说，群体归属感是最基本的心理需求。相反，被社会孤立、缺乏与外界其他人的联系，被认为是一种痛苦的体验。总而言之，那些有着丰富的社会联系，有着诸多亲朋好友的人，通常焦虑和抑郁的程度更低，也更健康，死亡率比那些“与世隔绝”的人要低得多。还有一些研究也表明，社会联系强的人对他人有更好的同理心，信用更好，为人更可靠。

生活在冲绳和撒丁岛上的百岁老人们的一个共同特质就是，他们对家庭和自己广泛的社交圈有强烈的归属感，这是支持他们产生积极的想法和目标的动力。这就不难解释，为什么婚姻幸福的人，过早死亡率比未婚人士要低。

社会关系有利于我们的代谢健康。这背后的科学机制有很多，例如，当我们感受到被爱时，我们心理上所感受到的愉悦会抑制身体的炎症，并积极作用于我们对抗感染的免疫反应。

多项研究表明，社会孤立和孤独与心脏病死亡风险增加有关。在一项针对 1 290 名刚做过冠状动脉搭桥手术的患者的研究分析中发现，其中对于“你孤独吗”这个问题，给出孤独回答的人，在不考虑其他心脏代谢方面的危险因素的情况下，术后 30 天和术后 5 年生存率比给出孤独回答的人低得多。与社会孤立有关的部分不良影响似乎与心理压力和抑郁也有关系，这也是导致心脏病和脑卒中的潜在风险因素。这两种状态都会使我们的身体容易产生炎症，导致血压升高，心率上升。

另一方面，虽然有很多朋友、让自己成为社会团体的一分子很重要，但是我们和朋友之间的友好及知心程度也很重要。《易经》中写道："姤，遇也，柔遇刚也。' 勿用取女，不可与长也。天地相遇，品物咸章也。刚遇中正，天下大行也。"意思就是，人们必须谨慎挑选自己的友情和选择与何人建立亲密关系。一个人身边围绕的，要么是好的，要么就是坏的，不可能同时兼具。如果把自己完全托付于不值得深交的朋友，就会失去和那些能带领自己走得更远的好朋友的联系。

作为社会动物，我们发现积极的友谊是我们幸福的关键。

了解自己：存在即合理

单纯的活得久对我来说并不重要。我遇到过许多人，他们对自己的体像和肉体不朽非常着迷。一部分人甚至购买了昂贵的人寿保险，以支付他们全身或是"神经"（仅头部）冷冻保存的费用，希望在未来，科学能够让他们从"冬眠"中苏醒，从而让他们获得再生。

我们最终的目的是什么？生命的意义是什么？

我们是谁？我们为什么在这里，我们又要去哪里？

我们从哪里来？死后会发生什么？

天堂和地狱真的存在吗？

又或者，我们只是进化得更好的动物，生来只是为了繁衍，将我们的基因传给未来的世世代代，却受制于世事、情感、激情和本能的摆布？

我认为，一些人完全误解了人类存在的真正意义，不能理解宇宙中所有生命的永恒法则。生命，如果生活得当，完全可以成为自我实现、内在自由和意识的大门。

生命之流

我们每个人都出生在一个精确的地点和时间，与错综复杂的生物、文化、社会和宗教的世界观交织在一起。我们一出生，专属于我们自己小世界的旅程就开始了。

"认识你自己！"德尔斐的阿波罗神庙的大门上写着这句话。

德尔斐是古希腊最重要的宗教中心之一，始建于公元前 7 世纪。凡是进入神庙求得阿波罗神谕的朝圣者，都被邀请反思一个问题：**“内心探索”对于最终发现真理和自由的重要性**。这些概念也是苏格拉底哲学的基石：“未经审视的人生，不值得一过。”他一边走在广场上，一边对他的门徒重复道。

要清楚地了解我们自己，就要明白我们到底是谁，我们的局限性、优势、先天技能、动机和潜力是什么。更深入地了解我们的“真实自我”，可以提高自我意识、自尊、自我接纳和内心自由。相反，对现实和我们自己生活的扭曲看法是造成痛苦、焦虑和不适的主要原因，会严重影响人们的日常生活和福祉。

最大限度地发挥潜能：依照本心而活

了解我们自己，了解我们的天赋和兴趣，专注于我们是谁，并充分利用它们，这就已经是一个很好的开始了。道家学派的代表人物庄子曾说过，当人们开始遵从本心生活的时候，就会得到真正的快乐。如果我们遵从本心，一切就会变得简单且明朗，但如果我们与本心相对抗，生活就会变得痛苦而疲惫，就像是一个人在逆流中划船一样。

《庄子》中有这样一段话：“长者不为有余，短者不为不足。是故凫胫虽短，续之则忧；鹤胫虽长，断之则悲。”野鸭腿短，鹤的腿长，但如果我们截断鹤的长腿去接续野鸭的短腿，野鸭会很痛苦，鹤也会觉得格外痛苦。就是说，我们做事不能违反自然规律。

依照本心而活，需要我们接受自己的局限和缺点，去除内心的矛盾。阿尔伯特·爱因斯坦曾说过：“每个人都是天才！但是如果你以爬树的本事来判断一条鱼的能力，那它终其一生都会以为自己是个笨蛋。”如果有人试图建立不属于自己的人设，或是努力去做完全超越自己能力或控制范围的事情，他们的下场肯定很悲哀。

问题在于，“孰好孰坏”的信念，大多数都不是我们自己的选择，而是与生俱来的。当我们踏入这个世界，甚至可能在表观遗传之前，一个由生物学和文化信仰组成的复杂网络就已经对我们的人生进行了塑造和影响。我们每个人都是某两个特定的人的孩子，这两个人有着不同的人生故事、行为、语言、社会阶层、教育背景、职业、技能、宗教信仰和政治态度。这些因素都对促进我们信念和价值观的发展产生了深刻的影响，它们人为地创造出各种层次的理念，而这些理念也深深地影响着我们的身份认同和行为模式。

例如，受美国消费主义的影响，如今越来越多的人都拥护一些类似于个人主义、竞争性、物质主义或是自我满足的价值观。这种以自我为中心的人生观念，增强了人们的脆弱性和不安感，因为当人们过分重视物质的时候，就会很容易产生挫败感和失落感。

超越感官：摆脱文化幻想

了解我们是谁、我们的内在品质和本性是什么，绝非易事。我们的大脑是一台可以去判断分析我们周围世界的强大的机器。但是，通过感官去理解的世界往往会出现偏差。

浸入水中的筷子往往看起来是弯曲且折断的，这是因为光线从空气射入水中经过了不同介质的反射，产生的一种视觉上的错觉。

当月亮接近地平线的时候，会显得特别大，而当月亮到达我们头顶上空时，又显得很小。这不是一种视觉错觉，而是一种认知错觉。

如果我们交叉一只手的食指和中指，闭上眼睛，用指尖摩擦我们的鼻尖，几秒钟后，我们会以为有两个鼻尖。这些，以及其他无数的错觉现象都表明，人类对现实的理解本质上都是解释性的，因此很容易出错。我们所看到的、摸到的、闻到的、尝到的可能都不是真实的，而是我们的大脑通过感官所得资料对外界提供的数据的一种解释。

很多错觉常常是由情绪、社会和文化因素所导致的。对一个印度人或巴基斯坦人来说，一盘菜如果不是重辣口味的，就很可能被认为是淡而无味的。但同样一盘菜，对很多美国人或欧洲北部的人来说，可能就是辣得不能吃了。在某些文化里，被认为是“正常”的饮酒量，在另一些文化中则会被认为是一种犯罪。

我们对那些不同肤色的人或外国人的恐惧或憎恶，也是由偏见产生的。一般来说，在我们自己的文化里被视为禁忌的东西，可能只是因为不属于我们文化的一部分，因而被人们所忽略。人们更倾向于夸大那些被社会成员及社会团体认为有积极价值的事物的特征。时尚潮流和名人的媒体营销传播就是这一现象最好的例子。

直觉：智慧的最高形式

但如果我们的大脑无法从感官体验中去获取对四周环境的真实认知，我们要如何才能找到自己在这个世界的正确道路，如何才能找到在这个世界扮演的角色。

“直觉”这个词，本来是源自拉丁语 intueor，是由 in“洞见”和 tueor“观察”这两个词组合而成的，意思是“深入你的内心去观察”，或者也能解释为“不需要推理就能立刻理解事物”。凭直觉了解某事并不是指快速或粗心的观察。那些艺术上最美丽的作品，最优美的交响乐和具有革命性的科学发现，都来源于直觉。

爱因斯坦，这位发现了诸多复杂的数学公式和相对论的物理学家，对直觉的重要性坚信不疑，并说：“一切伟大的科学成就都源于直观知识，也就是说，从不言自明的公理出发，才能加以推演……而直觉是发现这些推论的必要条件。”

要想加强我们的直觉力，让我们能够自己掌控大脑，所遵循的训练准则是一样的。对这种能力锻炼的越多，这种能力也就会变得越强大。唯一的不同是，当我们开始训练自己大脑的脑思维的时候，我们自我开发潜能的是无限制的。这种训练可以带来更深层的自尊和自信感，而这种自信绝不是那种完成了某项事业、累积了多少财富和找到了多么好的新伙伴的那种，而是一种开启了我们内在力量和直觉思维的坚毅与自信。

一些科学家的研究发现，那些经常练习武术或瑜伽的孩子，会更警觉和自觉，更有主见、有纪律性且不好斗，而自信感也比那些只参与传统体育运动的孩子更强。观察还发现，练习瑜伽和武术，而不是一般的体育训练（如跑步、骑车等），也能提高人们的身体执行功能。而身体的执行功能的提高也会使得我们诸多能力的提升，其中包括：

- 把我们的行动设计成一系列需要完成的目标。
- 主动抑制冲动和无关的信息，迅速将注意力集中在重要的信息上
- 进行一项任务或事件上能够坚持相当一段时间的关注，不让其他内在或外在的刺激干扰任务进行。
- 根据条件和任务的需要，随时改变我们的行为。

执行功能是解决问题的关键，从深奥的理论性问题（如数学分析或对哲学文

本的理解）甚至到性问题（关系等）都至关重要。掌握了这些技能的人能更明确地知道自己的生活目标，并以更充沛的精力和更敏锐的专注力实现这些目标。

更重要的是，我们应当对自己的身心是如何工作的有深刻的理解，从而培养出觉知、警惕、心理能量、敏感度和专注力，这些都是能帮助我们深入观察内在自我的能力。这些能力还能帮助我们去消除生活产生的不利的影响，从而给积极的思想和行动腾出空间来。通过对这些纪律原则的培养，我们还能学会优雅和自制，适度的忍耐，敏捷和耐心，坚毅和影响力。

当我还是一名医学生时，我每周都会花好几个小时的时间去练习哈他瑜伽和合气道，我从中获得了一种对自己情绪的非凡自控力，以及能够专注于细节、抓住本质的独特能力。这些品质不仅对我通过考试起到了极大的作用，而且帮助我成为一名医生和科学家。这就好比我掌握了某种宝贵的“内在罗盘”，它给了我如何生活的信心和内在指引。

顺应生命的自然流动：毫不费力的行动的艺术

“无为”是道家之道的根本，字面意思是“什么都不做”。应用到现实中，我认为它真正伟大的意义在于“让我们的思想和行动与生命的流动保持一致”。我个人始终认为，重要的是能够让我们获得了一种神秘的能力，有些人称之为“智慧”，它能让我们甚至可以从一个偶然的情况中直观地了解到我们的需求，然后甚至不需要努力或奋斗只需要跟随命运的指示。

我们所遭遇的事情，任何一种偶发情况都会对我们产生需求，而这种需求会给予我们对自我内在直觉性的理解，让我们能够毫不费力地遵循命运的暗示，按图索骥地寻找真正的自我。

但理解当下的情况，以及这个情况中对我们的需求，并非易事。生活处处令人兴奋的事，但是每个人也都需要面临无处不在的抉择、挑战和逆境。然而，我们应当学会保持集中，足够专注，摆脱心灵的枷锁，让事情引领我们，顺其自然地发展。只有通过每日的冥想、训练和自我更新，我们才能继续保持内在的力量。

习惯的力量能帮我们在平和状态下保持自己的节奏，但在能量积累的时期，一切都依赖于我们的人格的力量。一个人只有足够坚毅才能扼住命运的咽喉，因为只有内在足够安稳，他才能坚持到最后。生活也是如此，当命运出现的时候，我们不要焦虑，在时机尚未成熟之前不要试图去强行扭转它，而应当默默地强身健体，多吃健康的食物，好好地锻炼我们的体魄，以更好的状态去承受压力，并用快乐、愉悦和积极的心情来陶冶情操。

“待命运来临时，我们要做好万全的准备。”

智者心如止水，宛若明镜

聪明的人会利用任何方式来使自己变得更强大，学会通过直觉力，用“无意识的大脑”来应对发生在自己周遭的任何处境。他总会遵循最小努力的原则，遵从事物的本质。

庄子曾说过：“人之忘情，万般结合，心如止水，乃见澄明。”如果一个人的心灵与自然相融合，就不会生出暴力，就像一艘船的船头穿过水面，但它留下的尾流却完好无损。这样的人才能成功地处理所有的事情，不受任何外界影响。

有灵性的人，与宇宙保持和谐，按照自然规律行事，是绝对快乐和自由的，因为他们拥有内在的力量和安全感，总能经得起命运的考验，总能克服一切差异，直面事物的本质，不带有任何的自我欺骗和幻想。他们对生活给予自己的任何新的境遇和经历都随遇而安，因为他们知道如何去发现因事物产生的蛛丝马迹，通过这些迹象，新的道路才会逐渐呈现。

知识非经验：生活即老师

然而，如果我们不能将知识应用到我们的生活中，活出真实的自我，这些就仅仅是优雅而美丽的理论。知识并没有和经验一样的价值，语言文字也无法代替它们所试图描述的事物。如果我们想要描述一颗苹果，我们可以去翻阅书本，研究苹果相关的生物学，甚至成为一个苹果方面的专家。但是，如果我们想要了解苹果是什么味道的，我们肯定不能去图书馆，而应该去果园里亲自挑选一颗尝一尝。如果我们不知道果园在哪儿，可以去网上搜寻信息，那里会告诉我们该去哪里找一棵苹果树。只有亲自去品尝，才能描述苹果的滋味，但语言没有滋味。只有咬一口水果，我们才能理解它真正的滋味。

同样的道理适用于我们生活中的每一种体验：学习拉小提琴，修剪或养大一棵树……通过内在自我来理解某件事并不代表会自动将其转化为行动。这就是为什么，能够完整地活出自己的生活极为重要：生活是我们唯一的老师。

我们还应当学会合理地分配时间。我们此生所拥有的时间是有限的，如果我们将它们浪费在完成一些不重要的事情上，花大量的时间去积累和拥有不必要的事物，我们就不能拥有充足的时间来发展我们自己，培育自己的内在力量，成为一个“自由”的更热心、更有同理心、无私且富有智慧的人。合理分配时间至关重要，就如我之前说过的，我坚信发生在我们内心和周围的万事万物的根源，都是从我们内心发出的能量的反射。

我们的灵魂就像是一个磁铁，它的磁力越强大，磁场就越大。这也就是为什么会有“存在即合理”的说法了。

幸福就像栽培一株植物

“幸福”这个词的意义，因人而异，也因时间、文化传统的不同而改变。然而，不管是过去还是现在，买一幢新房子、一条时尚的裙子或是一件奢华的珠宝，又或是谈一场恋爱、享受一顿美餐，都是很多人想到“幸福”这个词的时候首先想到的条件。这些本身并没有什么问题，但我们应当警惕的是，这些愉悦感都是短暂甚至稍纵即逝的。

这种依赖现象，如同对毒品或酒精上瘾一样，从感官体验和获取物质的方式得到的快乐不会永远持续下去，随之而来的是一种不满和不幸的状态。大脑会继续寻求新的愉悦感，这往往就需要更强烈的刺激，但随之而来的又是新一轮的不满足，就这么恶性循环下去。难怪许多富有、漂亮、看上去很快乐的名流，最终的下场却是被送进了昂贵的戒毒、戒酒和抑郁症康复诊所。在一些资本主义国家，那些抗焦虑和抗抑郁的药物的消费大幅增加，抑郁症、焦虑症的广泛甚至已经达到了流行病的程度。

对古希腊哲学家伊壁鸠鲁（前 342—前 270）而言，幸福不过是“身体上没有痛苦，灵魂上没有不安”，他称之为“静心”或“沉着”。

相反，对于德国哲学家弗里德里希·尼采（1844— 1900）来说，幸福和痛苦是密不可分的。在他的著作《快乐的科学》中有一段很著名的文字：“如果快乐和不快乐是如此紧密地联系在一起，那么想要尽可能多地拥有其中一个的人，必然也要尽可能多地拥有另一个——也就是说，想要学会飞向天堂，也必须得准备好堕入地狱吗？你是有选择的：要么尽量少一点不快乐，简单来说就是没有痛苦；要么尽可能多一点不快乐，就当是以此为代价，换取更多的、少有人体验到的、微妙的成长的快乐和喜悦。如果你决定选择前者，只想减少和降低为人所承受的痛苦，你同样也就会丧失一些快乐的能力。”

究竟谁是对的呢？是伊壁鸠鲁（以及亚里斯多德、塞内加、叔本华都站在同一边）还是尼采呢？

我个人觉得，两者都不正确，因为真正的快乐不是由外在力量决定的，既不是主动得到的，也不是被动拥有的，持久的幸福和满足感的源泉，只能来自我们的内心，来源于我们灵魂深处一股永不枯竭的源泉，来源于我们内在最深处的力量。

《易经》中写道：“上六：冥豫成，有渝无咎。”意思是说，沉溺于寻欢作乐之中十分危险。真正的幸福必须来源于内在，但很多人内心空洞，或者将自己的内在全部交付于外部世界，闲散的快乐从外界源源不断地涌来。这是很多人都喜欢的消遣的快乐。只有那些缺乏内在稳定性的人才需要娱乐，才总是寻找机会消遣。他们以本性的空虚来吸引外界的快乐，因此会越来越迷失自我，这必然会招致不好的结果。

我同意 2 500 多年前这位写作了《易经》的智者的想法，我认为，要想获得真正的快乐，并体验一种深刻而持久的满足，我们需要在自己身上努力，在思想和行动上努力。我们的心灵、身体和灵魂之间越和谐、凝聚力越大，我们就越能感觉到越极致的宁静、满足和圆满。

我们无法将自己的幸福只建立于外在因素上，因为年轻、美貌，甚至是最亲密的关系最终都会消失。我们现在可能既年轻又漂亮，但不可能永远如此。我们看着镜子里的自己，突然有一天意识到自己老了，皱纹爬上了沧桑的脸庞。又或是我们终日和父母、孩子吵吵闹闹，有一天突然发现日子陷入了一片寂静，因为父母、孩子都离开了我们的生活。我还能举出很多这样的例子，来证明为什么我们不应该将自己的幸福寄托于外在事物，而应该发展我们的“内在力量”——我们的身体、心理和精神的健康以及恢复力。

“幸福”这个词对法国生物学博士、佛教僧侣马修·理查德而言，意味着：“不需要通过外物，也不仰仗生命的各种状况，无论是有利或不利的。这种喜悦绝对不是暂时的，它会增长、会增强。它不会将一个人带入虚假的天堂中，反而让人更为开放，这是一种可以被传达及传递的平静。”（出自《僧侣与哲学家》）

毫无疑问，一个病态且残缺的身体，需要忍受痛苦、大量服药，在这种状态下大脑很难专注，也很难寻找到和谐和喜悦。但是我们不仅需要保持身体的健康，为了幸福和内心的平静而培养对他人的宽容、善良和同情也是必要的。我们需要对他人敞开心扉，学会慷慨待人。恐惧、嫉妒和不信任的负面情绪会吞噬我们的快乐和幸福。相反，如果我们帮助他人，以善良和耐心对待我们的同胞，我们就能够得到友谊、情谊，健康和幸福。

对待任何事情我们都需要坚持不懈，这样才能获得想要的结果。我们不可能一年只吃一周的营养餐就变得健康，也不可能一个月练习一两次，就能赢得纽约马拉松赛的冠军。我们必须经过长年累月的练习才能弹好钢琴，哪怕是最有天赋的音乐家也是如此。持续的练习可以巩固和加强大脑区域的突触突起的连接网络，而这些大脑区域控制着我们手指的精细动作、对声音的感知、对音符的印象，以及创作过程和对时空的推理。既然这个道理适用于我们所有的身体和心理的活动，那它为什么不能成为我们获取幸福的方法呢?

任何事都需要时间，因为人生并不是处于静止的状态，有时候一切都是那么平静，太阳照耀着大地，而有时候我们的生活又充满了紧张感，犹如飓风袭向地平线。但我们不应该放弃去寻找自由和终极的幸福。就如《易经》中所说：“动静有常，刚柔断矣。”真正的宁静和幸福应当是，该静时当静，该前进时也应当前进。只有动静相宜，我们才能获得生命之光。

增强幸福感的 6 种方法

1. 培养身体、心理和情绪的健康

聪明人永远不会停止对自己的投资。那些指导生活的原则不是为了让我们活得单一，而是为了让我们活得更充实。人只有更健康才会更快乐。因此，摄入均衡营养的膳食，进行规律的体能和认知训练，练习正念，并保持心理健康。

2. 把自己沉浸在大自然中

要想让自己健康和幸福、获得宇宙中无限的能量，就需要我们尽可能多地让自己接近大自然。享受在丛林中和绿色空间里散步的平和与美好。学会吸纳森林

的能量，让自己沐浴在新鲜、纯净的空气里。

合气道的创始人植芝盛平说过：“为了恢复我们与生命之源的连接，我们需要时不时地将自己置身于深山和隐蔽的山谷之中。吸气，让自己飞向宇宙的尽头；呼气，将宇宙带回到你的心中。接下来，把大地的繁殖力和活力都吸纳出来。最后，将天地的呼吸与你自己的呼吸融为一体，成为生命本身的呼吸。”

3. 找时间将自己投入真正吸引你的创意性活动中

在艺术繁荣的地方，文化会更加包容，人人幸福安康，个性得到启蒙。让自己沉浸在视觉、音乐、诗歌或其他艺术形式之中，都有助于通过影响或是聚焦于我们的内在产生变革性的效果。而花时间学习新的艺术形式，也可以使我们的创造力得以表达。

4. 促进平和与同情的艺术的发展

平和与同情能够赋予我们力量，而愤怒、恐惧和不信任则会摧毁我们的宁静。我们这个社会支持自私主义，而一个以自我为中心的社会会助长自我放纵、贪婪、憎恨以及各种嫉妒的情绪。这些消极情绪会摧毁我们的直觉智慧，让我们活得不快乐。

平和与同情的艺术始于我们的内心。我们在家庭、工作和社会生活中与人交往时，应该努力培养善良、和睦、合作和同理心等积极的品质。做一个无私的人，维持好的朋友关系，与人为善，无论这个人是朋友还是陌生人，最好做到不图回报的善良，这些都是有助于我们和谐幸福生活的重要品质。我们还应当学习原谅的艺术，对我们所拥有的表达感激之情。一个没有消极思想的健康的心灵，是拥有一个幸福灵魂的根本。

5. 培养乐观的精神，过有精神能量的生活

尽可能地多微笑。我们应当学会看到每一种境遇中积极的一面，积极参与精神方面的活动，比如阅读哲学和精神导向的书籍，练习冥想、瑜伽和其他需要专注沉思的活动，这些都是丰富我们内在世界的关键途径。只有“善良”的灵魂，才能转化出积极的能量，营造独具魅力和建设性的氛围，施展足够的力量去影响周围的人和事。

6. 建立自信的、有内在力量和有崇高目标的人生

乐观的态度和情绪的稳定和幸福与否有很强烈的关系，尤其是当我们的人生有崇高的志向时。过有意义的人生，为了目标而努力的过程会给我们带来快乐。当我们感觉生活越来越有意义，我们对自己的经历也会越满意。一些研究已经表明，生活充实的一个典型特征，就是创造或贡献一些超越自我的东西，追求一些比我们自己更重要的事情，比如为人类社会做出了巨大的贡献。确实，利他的行为会让人产生积极的情绪，建立社会联系，而这些都有助于增加我们对生活的满足感。

论生命和死亡

我认识的大部分人都害怕死亡，因为他们担心死亡会让自己存在的痕迹彻底消失；而另一些人则害怕自己死后会因在地球上所犯下的罪过而被永久地惩罚。在历史的长河中，许多宗教都是利用人类这种普遍存在的恐惧，从而征服了数十亿人。

但你仔细思考一下，你就会明白，死亡并没有什么可怕的。正如庄子在《庄子·养生主》中对那些为老子的死亡而忧伤的人说的那样："是遁天倍情，忘其所受，古者谓之遁天之刑。适来，夫子时也；适去，夫子顺也。"意思是说，这种忧伤是违背自然规律的，只会徒增人的情感，忘记了我们曾从自然获取的馈赠。古人称这种痛苦为违背自然原则的惩罚。老子来了，是因为他有出生的机会，当老子走了，那也只是遵从了自然的过程而已。

斯宾诺莎，我最喜欢的哲学家之一，他曾写过一篇精彩的文章，很好地总结了我在这方面的想法："在自然的秩序中，我们的生活并没有什么特别重要的。只有我们意识到这一点，才不至于陷入注定悲惨的命运之中。我们必须理解，我们渺小的身体无法实现灵魂终极的圆满和幸福。只有把自己沉浸在大自然之中，在其微不足道的独特性中，大自然永恒且无限的秩序才能够显现出来。因为，无限在有限中表达，而短暂中存有永恒。正是这样的知识令人类得以解脱，它打破了灵魂的有限束缚，使人们得以拥抱无限，拥有永恒。"

一步一步改变自己

通往健康、自我觉醒和精神富足的路是漫长的，一个人可能需要用一生的时间来追求。你们中有些人可能已经感到焦虑和恐慌，毕竟我们需要付出很多，才能减少生病的风险，和我们所爱的朋友和家人一起，过上长寿、愉快、富有创造性的圆满人生。别灰心，我们只需要一些耐心，决心和热情，然后一步一步地去，把我在本书中阐述的概念真正运用到你的生活中。

我们都曾做过一些事，比如学习、阅读、写作和解决复杂的数学难题。一步一步，月复一月，我们逐渐掌握了所有需要的技巧，并将它们熟练地应用于职业和生活中。还记得刚开始学骑自行车或是开车的时候吗，当时看起来真的很难，但现在我们不需要想太多，就能轻易地驾驶着车辆在繁忙的城市街道中穿行，甚至还能一边听音乐，一边和朋友聊天。没什么是不可能的！

我们需要时间去消化新的信息并且转变的发生必定是一步一步来的。但是，重要且有意义的改变是可以扎扎实实地去实现的。从一些小小的改变开始，然后把这些改变变成习惯，再去攻克更大的难题。在这个提升自己的过程中，我们还能改变自己的坏习惯（比如吸烟、酗酒、吃垃圾食品、总是做一些让自己容易愤怒、焦虑或有压力感的行为等），但保留那些“无害”的小习惯（吃一些巧克力、喝一杯红酒）。因为研究表明，对自己过分苛刻，会局限我们改变的能力。

第一步就是接受现实。你必须知道你在哪里，以及你究竟想去哪里，如果你真的打算去那里的。开始往往是最重要的一步，而且你会惊讶地发现，新的健康行为变成了我们自己的好习惯。经验主义学习系统的创始人、美国著名教育家大卫·休谟证明了，人们不能仅仅通过集中专注力来学习，还需要通过不断的重复试验、练习来慢慢将新获得的经验与已有的经验结合起来。

如果我们想要掌握一门新事物，那么在开始的时候，我们可以将这个事物分成多个部分，这对学习是有帮助的。同时，我们也要留出足够的时间用于观察和思考每一次获得的经验，反复测试新的概念，应用新的原则。你可以从改善饮食开始，比如增加每餐中的蔬菜、豆类和全谷物的摄入。如果你刚开始学习烹饪健康食物，你可能会感到不知所措，甚至是害怕，但请记住，学习健康烹饪就像你学习其他任何新东西一样，你练习得愈多，就会掌握得越好。一旦你掌握了一些健康又美味的食谱，你就会进一步改善自己的身材或是不断精进太极拳或瑜伽。

根据大卫·库伯的学习圈理论，要想让学习的体验完整发生，我们需要完成四个学习步骤：

1. 吸收具体的经验或信息。
2. 对经验和信息进行反思性观察或分析。
3. 将概念或分析抽象化，并从经验中创造意义。
4. 主动试验、反复实践。

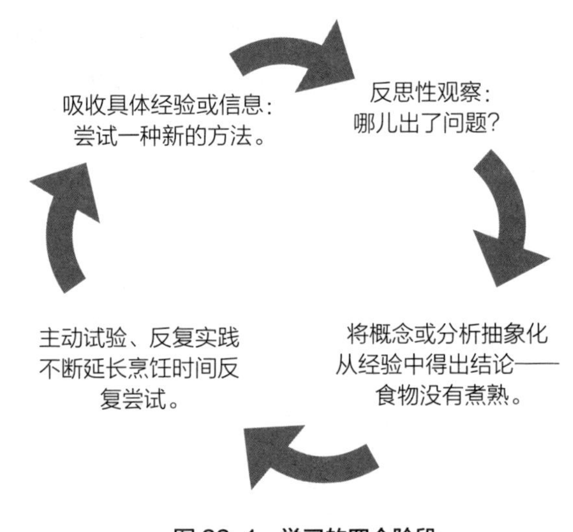

图 22-1 学习的四个阶段

然而，这些还不够，根据美国的商业理论家克里斯·阿基里斯的说法，人们若是想要改变他们的行为，还需要改变他们的思维模式（挑战思维的潜在假设），这就需要理解上的转变，从简单和静态的"单循环"学习方法转变为更全面和动态的"双循环"学习方法。

让我用一个例子来解释。当你还是个孩子的时候，你的父母要你吃肉，喝足够多的牛奶。这是一种积极的价值观，是一种值得奖励的行为，因为如果你吃了这些食物，你就会长得强壮且健康。这是因为我们的父母和同辈对我们说了一样的话，这是他们看待世界的方式，因为一件事导致另一件事的发生，这就变成了饮食的规则。这是一个单循环学习模式的例子。

但如果你吃了大量的肉和牛奶，然后发现自己的血胆固醇指数飙升怎么办？你还会继续吃更多吗？双循环学习就是当你挑战自己惯性的时候，问一问自己，肉类和奶制品的摄入是否与高血胆固醇有关。为了解决你高胆固醇的问题，你开始去搜寻最公正的科学信息，然后依照科学改变了自己的行为。

阿基里斯还认为，当人们需要向他人描述是如何将学习到的知识应用到他们自己的处境时，他们对新知识的吸收效率更高。这是因为，学习知识和教授知识，运用到的是大脑不同的部分。所以，我鼓励你多多和自己的亲朋好友们聊聊你学到了些什么，以及你打算做什么来改善自己的健康和幸福。

要改变你的思维模式和行为模式，有四种状况是你必须面对的：

1. 只有当我们清楚地认识到改变的重要性并赞同改变时，我们大多数人才会重塑自己的行为。然后我们需要设定我们的目标，追求它们，并对成功完成它们有信心。

2. 掌握足够的知识和技能，以改善你的个人健康和幸福，你的孩子的健康，以及你生活的环境，这样你才能将知识付诸于实践。

3. 实现改变的关键在于拥有来自社会和基础设施方面的支持，只有这样改变才能更容易。例如，你需要找到能购买新鲜、健康和有机食品的最佳菜市场；探索合适的公园、小径和设施，以便你能够进行日常体育锻炼；如果你选择有氧运动，那就需要买辆自行车，与支持你的朋友和家人一起运动。

4. 最后，你应当建立自己的朋友圈，帮助你热情地拥抱你的新习惯。如果人们被同龄人的所做的，或同辈的成就所激励，他们就更容易做出自己的改变。当我们给别人提供一个机会，让他们可以拥有更健康的生活方式，并且让他们觉得改变是安全的，那么他们将会去追求这种改变，尤其是当改变的项目是愉悦且有丰富社交性的。

这些状况加在一起，就可以永久改变你行为的模式，通过改变态度来知道自己可以做什么和应该做什么，你就可以改善自己的健康和幸福状态。

第七部分

我们
生活的世界

关于生态和环保

第二十三章　一个健康的可持续的生活环境

要写到对我们这个地球的关爱了，荣获诺贝尔获奖的物理学家阿尔伯特·爱因斯坦曾说过："一个'人'，就是在这个我们称之为'宇宙'的整体中，一个有限时间与空间的结合体。这个人的经历、想法、感觉等，一切都是基于他的意识，看到的一种光学错觉。这个错觉就像是一座监狱，把我们每个人的欲望、喜好和离我们最近的人关联到一起。而我们需要做的，就是尽最大可能地去运用同理心，拥抱万物生灵之美，打破这座监狱。"

如今，并没有多少人生活在山清水秀、空气纯净、阳光明媚、白云朵朵的原始山区里，大多数人都生活在嘈杂混乱、污染度很高的城镇。每一天，当我们离开自己的家，就会浸身于嘈杂、拥挤的交通和雾霾弥漫的空气中。我们吃着生长在贫瘠土壤中、喷洒了各种化学肥料和杀虫剂的食物，这些有害的化学物质会再渗入我们用于收集饮用水的地下水含水层中。

我们用的清洁剂，以及家庭和个人丢弃的垃圾，大多都是不可生物降解的，最终都会被扔进垃圾填埋场，排入用于灌溉的河流和那些为我们提供可食用鱼的海洋。工业中丢弃的有害物质也会在这时"发挥作用"，这些有害物质的危害往往会持续几个月、几年甚至几个世纪之久。

这些有害物质的混合物会极大提高我们患病的风险，当代医学又会用新的药物来治疗我们的疾病，而我们一旦服用了这些药物，它们并不会神奇地消失在稀薄的空气中，而是通过我们的尿液和粪便被排出体外。这些尿液和粪便会渗入地下水，最终进入那些为我们提供食物来源的田野和大海中。事实上，在过去 20 年里，世界各地的河流和湖泊中药物残留的水平增加了 10 ～ 20 倍。

另一个引起全世界科学家广泛担忧的问题是，我们正面临着全球变暖及其造成的灾难性影响。能源系统的碳排放强度是造成全球变暖的罪魁祸首，但人们没有意识到的是，约 30% 的温室气体排放来自集约化的畜牧业。然而，肉类和奶制品的消费不仅在西方国家呈上升趋势，而且在发展中国家也是如此。这一饮食习惯的改变将造成巨大的环境和健康问题，甚至可能地球健康造成不可逆转的后果，例如不可逆转的表层土壤破坏、污染水和空气以及全球变暖。从长远发展的角度来看，这种不断恶劣的趋势将对人类和环境的健康，尤其是对整个地球的社会和经济福利造成可怕的影响。

我们都知道，回到过去是不可能的。试问，我们会放弃开车或坐飞机去巴厘岛、科罗拉多大峡谷或罗马的西斯廷教堂吗？我们会放弃通过互联网与世界各地的人实时交流的便利吗？又或者在发生严重车祸的时候，我们会舍弃使用当代医疗吗？答案显然是“不”。

而事实上，我们并不需要舍弃一切。我们只需要增强自我意识，做出更明智的选择，这样整个社会和工业就会被迫转变，生产一些不会产生破坏，却能增强人与环境健康发展的食物、产品以及服务。

比方说，如果我决定不再买一样产品，例如某种食物，或是会造成重污染的车，大型零售商就会停止向生产它们的工厂发放订单，而这就会迫使他们减产甚至停产，转而去生产一些符合买方需求的产品。这样一来，我们就能为自己和孩子创造一个更好的世界：一个创新的生态友好型农业系统，为地球上的每个人提供大量营养和健康的食物；一个绿色且安静的城市，因为我们的汽车是由混合动力、电动和氢动力引擎驱动的；一个建筑节能的社会，我们完全不需要空调系统供暖或制冷，大部分能源都可以从太阳、风和土地中获取。我们需要一个居民健康、快乐且有觉知的世界，而生产模式也趋向于可持续性发展。

这不是个乌托邦！通过健康的生活方式消除污染和预防大多数慢性病所需的许多科学技术知识已经存在。我们有技术可以建造既不消耗能源又能生产能源的超级隔热的房屋，我们有能力开发由电动或氢发动机驱动的超轻型碳纤维汽车，还有很多其他的创新也已经出现，并且正在被应用到更广泛的领域中。

那么，下一步的重点将是把这些专业知识综合应用于促进人类和环境卫生的系统中，增加而不是破坏我们的自然资源、我们的“自然资本”。我们可以通过合作消除贫困，创建可持续的和平和全球经济与人类发展计划，将这些不可持续的系统从“增长”的个人主义重新定位为“关怀”和可持续性的主义。然而，这些变化只会由那些有觉知且见多识广的人来引领。

第二十四章　污染使我们生病

长期暴露于雾霾中——一种致命性颗粒物和臭氧混合物——已被证明可能会导致 8.6 个月的寿命的减少。如果含有细颗粒物 PM10（直径 < 10 微米）和 PM2.5（直径 ≤ 2.5 微米）的空气被吸入我们的肺部，许多疾病就会因此发生，例如哮喘、慢性支气管炎、心脏病、脑卒中和肺癌。

儿童接触细颗粒物已被证明会对他们肺部的功能和发育造成伤害，可能还会损害他们的大脑。我们呼吸的空气中，每立方米 PM2.5 的含量增加 10 微克，死亡率就会增加 6% ～ 13%。

不存在"正常"浓度的颗粒物

科学数据表明，不存在颗粒物不造成伤害的最低阈值。根据世界卫生组织最近的一份报告，全球 84% 的人口暴露于 PM10 的年平均浓度超过世界卫生组织空气质量指南水平的空气中。这一状况在南亚和中东国家尤为严重。由于 PM2.5 的增高，欧盟成员国和美国 2010 年分别约有 17.3 万人和 5.2 万人早亡。

这些颗粒物是从哪里来的

工业化国家的空气污染主要来源于：

- 海陆空运输用汽油和柴油的燃烧。
- 用于建筑物供暖和生产家用、工业用电而燃烧煤、木材、石油和生物质。
- 车辆交通造成的路面侵蚀和汽车刹车和轮胎的磨损。
- 工业活动，例如焚化炉、钢厂、炼油厂、建筑、采矿、水泥工业的排放。

- 集约化农业和工业化畜牧业。
- 森林火灾产生的烟雾，通常是由开垦土地引起的，有的是气候变化引发的。

迄今为止，科学研究还未能准确判定颗粒物中的哪些成分更有害，其中化石燃料燃烧产生的颗粒物似乎是最危险的，因为它们含有致癌物质，对细胞有毒。另一种空气污染是地面臭氧，这是一种温室气体，在紫外线、氮氧化物和汽车以及工业工厂生产的挥发性有机化合物的相互作用下形成。臭氧污染会使得树叶组织氧化，对所有类型的植物都会造成严重的影响，包括农作物和树木，他们甚至还会通过肺部进入人体从而对人体造成损害。

牲畜与环境污染

牲畜排放的氨，是大气中形成二次无机颗粒的主要前体。氨与阳光和其他环境因素相互作用变成颗粒物，再通过风“运输”出去。据估计，在意大利北部和荷兰，大约 30% 的 PM10 和 PM2.5 是由牲畜排放和工业化农业中使用的氮肥所产生的。类似的数字也适用于世界上的其他地区。

虽然空气污染是一个严重的问题，但淡水和土地资源的枯竭和污染才是最危险的。工业化农业和畜牧业用水占淡水使用量的 70%，耕作土地 70% 的用水都用于饲养牲畜。化学物质、化肥和动物粪便污染并降解了我们的土壤，渗入地下水，冲入湖泊、溪流和河流，最终进入我们的海洋。

世界范围内的数字令人震惊：联合国粮食及农业组织的数据显示，全球每年大约有 560 亿头动物被饲养和屠宰供人类消费，仅 2018 年，全球肉类产量就达到约 3.35 亿吨（以胴体重量计算）。这些庞大的数字甚至还不包括鱼和其他海洋生物。仅在美国，2018 年的商业屠宰量就包括 3 300 万头牛、1.244 亿头猪、约 220 万只绵羊和羊羔、91 亿只鸡、2.36 亿只火鸡、2 760 万只鸭子。据数据显示，2018 年美国商业红肉和家禽总产量为 536 亿千克（1 183 亿磅），创历史新高。

这些生物并不是依靠空气为生，还需要大量的淡水和饲料。为了生产喂养这些动物所需的大量玉米、大豆、谷物和各种植物，我们每年都需要在农田里喷洒大量的氮磷化肥和农药。在第二次世界大战之前，大多数的农业还只是在小型家庭农场中进行的，那时候人们很少使用化学药品，但现在，大型企业的农场都会大量使用化肥（如氮肥、钾肥和磷肥）和杀虫剂。

2016 年，美国约有 2 100 万吨商用化肥被投放到农田使用中，即每公顷耕地约 138 千克。玉米约占该国化肥消耗量的 40%。除了使用商业化肥来增加作物产量，现代集约化农业还会使用各种农药、除草剂、杀虫剂、杀菌剂以及化学药品来杀死鸟类和啮齿动物。

在美国，约 80% 的农药施用于四种常见作物：玉米、大豆、小麦和土豆。在 20 世纪 50 年代之前，只有 5% ～ 10% 的玉米和小麦种植面积使用了除草剂，但从 1980 年开始，90% ～ 99% 的美国玉米和大豆种植面积都使用了除草剂。值得注意的是，目前使用最多的四种活性成分是：草甘膦、阿特拉津、乙草胺和异丙甲草胺。

根据美国环境保护署的数据，仅在 2012 年，就有超过 5 亿千克的农药被用于该国的农作物生产。2012 年，除草剂的使用量占农药总使用量的 60%。

这些物质最终会到哪里去呢？其中一小部分留在了食物中，其余部分渗入土壤、地下水、河流、湖泊中，最后流向海洋。美国国家水质评估项目的数据显示，农药及其降解物在美国各地以及其他国家和地区的地表水、溪流、溪流沉积物、水生生物区系和地下水中都以可检测的浓度存在着。

每年因为种植农作物（包括喂养动物的农作物）而释放到环境中的数吨氮和磷，也会逐渐渗入我们的河流、湖泊和海洋中。氨和其他酸性物质存在于肥料中，再加上过量的硝酸盐和磷酸盐，导致我们的土壤酸化，有毒藻类生长，这反过又会导致水氧的消耗和鱼类的死亡。这些“缺氧地区”的存在在世界各地变得越来越普遍。

湖泊和河流中过量的氮和其他化学营养物质刺激了水生细菌的增殖，也释放出有毒物质，因而会间接影响我们的大脑和肝脏的健康。当这些富含有机垃圾的水与氯（用于水的净化）相互作用时，就会产生一种叫作三卤甲烷的物质，这种物质具有致癌作用，甚至可能会引发流产。

传统农业通过谷物、豆类（以固定氮）和牧草交替种植来保持土壤的肥沃。今天，单一作物的集约化生产（例如，每个季节都种植同一种谷类作物），需要使用化肥和杀虫剂，这导致了土壤的耗竭。与集约化农业相关的土壤耗竭同样也会导致更多的化石燃料的使用和更严重的全球变暖现象产生，因为我们需要更多的能源来生产更多的碳氢化合物肥料和杀虫剂，以便在营养日益枯竭的表层土壤上种植单一作物。值得注意的是，贫瘠的土壤更容易被侵蚀。

全球变暖

通过燃烧化石燃料，我们可以获得每天驾驶交通工具所需的 85% 的能源，用于每天驾驶的汽车、火车或飞机的动力，并为我们居住或工作的建筑供暖、制冷或供电、为工业活动、制造业和许多其他应用提供电力。使用这种混合的不可再生能源造成的温室气体排放占到 70% ～ 80%，其余 20% ～ 30% 是由集约化农业和畜牧业带来的。

事实上，动物粪便的一氧化氮占全球排放量的 65%，甲烷占 37%，甲烷是一种比二氧化碳强 20 倍的温室气体。二氧化碳、甲烷和其他温室气体在地球的周围形成了一道无形的屏障，使地球发出的红外辐射无法分散掉。随之而来的是海水温度和大气热量增加了，最终全球变暖了。

我的一位在美国宇航局帕萨迪纳喷气推进实验室工作的朋友向我解释说，全球变暖不仅会导致气温普遍上升，还会导致更严重的气候变异性和极端天气事件的爆发。这种热量累积造成的另一个影响是极端天气事件，比如更短暂但破坏性更强的飓风和风暴、长期反复发生的严重干旱，以及越来越强烈的火灾和热浪。这些事件往往会导致土地逐渐荒漠化，淡水枯竭以及肥沃表土遭到破坏、作物歉收并增加粮食不安全的风险，不幸的是，粮食不安全正在成为“常态”，数百万人也正在面临这个。另一个问题是热带疾病的传播，如疟疾、黄热病和寨卡病毒等。

第二十五章　保卫未来

一个以环境为中心的经济社会所需要的大多数知识和技术，如今都已经存在，尽管尚且存在改进的空间。现在社会真正缺失的是人们的觉醒意识——要改善人类和环境的健康、社会财富和幸福感，我们每个人必须做些什么。这需要我们通过改变思考方式和生活的方式，才能真正实现改变。我们只有一起努力，才能真正建立一个注重能源效率和恢复力的社会，更好地保护我们的自然资源。

从个人层面上来说，例如，一个能对我们的身体和环境健康产生重要影响的主观选择，就是大幅减少我们对动物类产品的消耗，更多地选择食用那些最低限度加工的有机植物类食物，正如我在这本书里想要探讨的那样。

地球上大约 70% 的耕地，被用来饲养那些供人类食用的动物。如今我们一直在讨论世界各地的饥饿问题，却很少有人意识到，每生产 2 000 千卡的牛肉，就需要 108 平方米的土地，而我们只需要 3.3 平方米的土地种植谷物和豆类，就可以提供拥有等量热量的食物，且不会污染环境，甚至还能极大地改善我们的健康。

生产 1 千卡的羊肉蛋白质大约需要 57 千卡的化石燃料，生产 1 千卡的牛肉蛋白质则需要 40 千卡的燃料，生产 1 千卡的牛奶蛋白质需要 14 千卡的燃料，而由于光合作用生产 1 千卡玉米蛋白质只需要 2.2 千卡的化石燃料。

如此巨大的成本来源于：为了灌溉农作物和喂养动物，从井中泵出大量的水；在土壤中喷洒的化肥、杀虫剂和除草剂；以及运输、屠宰、保存、冷藏和配送肉类等导致能量耗损的环节。而用有机或生物动力法种植的谷物、豆类和蔬菜，生产过程则要短得多，也更节能、更经济。

我们并不是要所有人都成为素食主义者，但彻底改变我们的饮食习惯，肯定对我们和地球都有好处。如果全世界的人都减少对肉类和奶制品的消耗，并以植物性食物为主，那么肥沃土地的开发将减少 60% ～ 70%，森林砍伐也将会减少，土地、水和空气的污染问题也会得到有效改善。

如果人们吃更少的食物，尤其是减少垃圾食品（营养价值低的空热量食物）的摄入，多吃蔬菜、全谷类、豆类、种子、坚果和水果，那么，流行性肥胖症和许多被人们热议的慢性疾病的患病率也会显著降低。相应的，健康护理的费用和全球碳排放量也会降低。据估计，约 4.6% 的二氧化碳排放来源于医疗机构，而这个数值在发达国家还在显著上升。

所有人都可以在我们的计划内，过上一种更可持续性的生活。人们选择使用可生物降解和可回收的产品（不需要填埋，甚至不需要送入焚化炉）。我们可以用隔热的、双层或三层玻璃来安装窗户，可以使用 LED 灯照明和节能电器，这会让我们的家变得更节能。房屋功能所需的基本热量，大多可以由屋顶光伏板或地源热泵产生。太阳能电池板和其他新兴技术还可以帮我们生产热水。

另一项我们都可以付诸行动以保卫地球环境的举措，就是尽可能地步行、骑单车（包括电动车）、乘坐公共交通工具，并支持对环境影响较低的新能源车（比如那些用天然气、电力或电动混合力发动机为燃料的汽车）的发展。

从社会层面来说，我们还可以鼓励政治家和企业家更多地对以下科研项目的发展投注资金，促进发展：

- 突破性材料和技术，以提高建筑和车辆的使用效率。
- 能够更好地从再生能源，如风、太阳、地热能和海洋流中提取热量的创新技术。
- 对环境影响最小的化学产品。
- 利用计算机技术，最大限度地提高绿色能源分销网络的效率和弹性，而这些分销网络由大型风力发电场和大大小小的光伏发电商生产。
- 提高城镇绿化面积，降低能源消耗。

这些科研项目潜在的应用，还能创造出一些新的、尊重环境的商机和就业需求。

另一个至关重要的方面是，我们需要设计和实施提高卫生知识普及水平的公共政策来改善大家对健康的认知，目的是广泛改善大家的生活方式，减少对我们的非可持续医疗系统的依赖。在理想的情况下，我们需要建立一个奖励公民健康行为的制度，并对危害人类健康和环境的产品征收重税。

最后，我们应该取消政府补贴，增加对集约化、破坏性农业、石油和煤炭开采的税收，转而鼓励企业投资可再生能源和可持续性农业。

综上所述，我们必须意识到，幸福和健康不仅依赖于发达的物质和增长的经济，更关乎我们的身体、心理和精神的健康、我们的“社会关系”的财富，以及能维持地球上所有生命的环境，我们的“自然资产”。

第二十六章　写给读者的话

在本书中，我试图讲述的一些知识、观念和想法，都是这些年来我从大量资料中获得的，包括当代医学书籍、古代哲学文献、我的科学研究数据结论、我的患者以及和来自世界各地的同仁们一起学习和工作的结果。我还在学习，也在不懈努力，因为还有很多很多事情需要我去了解。

如今我们已经有了足够的知识，来让我们有更多的机会保持健康、高效、强大和独立性，或者重获健康，以便我们可以充分享受在这个神奇的世界上的生活。通往健康、幸福和自我发现的道路可能很长，但这却是一段迷人的旅程。人这一生，最终能成就些什么，一部分取决于你当前所处的人生位置，但是只要你有足够的热情、付出勤奋的努力，就一切皆有可能。

不要被那些声称“疾病是不可避免的”或者“疾病只是你运气不好或基因不好”的说法吓得退缩。我们都知道，尽管基因遗传确实对某些疾病的发生和过早死亡的风险有一定的影响，但我们对自己的人生做了什么才是更为重要的，且这对塑造我们生命的长度和优质程度有着更为普遍的影响。人的一生，就像一场华丽的拼图游戏，它整合了诸多方面，包括新陈代谢、环境健康，连同我们的情感、智力和精神的旅程，就像是一个个单一的实体最终拼凑在一起，才能发展出一个快乐的、充满创造性的、充实而完整的拼图整体。

世上没有什么灵丹妙药，也没有什么超级食物或是单一运动就能促进我们的长寿、健康和幸福。所以，对那些流行趋势、奇迹治疗油之类的，我们都要警惕。

最重要的还是我们的生活方式，当然，这也必须是根据我们的遗传和代谢情况、年龄和个人倾向以及偏好来定制的。

我们还应该意识到，衰老和分子损伤的累积，会导致我们的身体和精神的衰退，而衰退是从出生，而不是年龄数字开始的。我们可以在任何年龄开始改善自己的状态，但理想的选择是，尽可能在年轻的时候建立健康的生活习惯，并用一生来实践它。无论如何，我们可以从错误中学习，做出积极的改变，这是对生活的肯定。

我们还可以通过日常的选择，以及和那些已经建立这方面意识的人一起合作，将这种对人生积极肯定的知识传播出去。人们的日常决定，最终可以影响政治、经济和金融世界，从而转为促进人类和环境健康的方向发展。

总而言之，我认为人生最重要的目标应该是通过克服身体、心理、道德和精神疾病所造成的痛苦来获得幸福。然而，要想达到一种真正的，持久的幸福，关键在于保持健康：合理饮食，进行各种各样的身体、认知和冥想练习，以增强我们的身体耐力以及情绪力、直觉和创造力。只有这样，我们才能够和亲朋好友们一起享受生活，享受人生所有精彩的体验，享受这美得无与伦比的地球，享受每一天都呈现在我们眼前的太阳、月亮和星星，直至生命的最后一刻。

让我们永远都不要忘记，生命是一个礼物啊！

附录　只要能衡量，就定能达成

雷蒂库斯是奥地利著名的数学家、天文学家和医生，也是哥白尼唯一的学生，他曾说过："如果你能测量它，你就能控制它。"而最近，这句话则被改编成了世界顶尖咨询公司里高管们的座右铭："只要目标可以被衡量，就一定能够达成。"

没错，医学和任何其他工作或生活状态的管理一样，只要能够将一个现象进行量化的，就会为确保我们能实实在在地实现设定的目标提供必要的信息。

对我们很多人来说测量或衡量的简单行为，强化了我们执行和成功的动机，能够激发我们去改善和达到自己目标的内在竞争。如果我们想要提升自己，只有通过看到自己所做事情的改变效果才能让我们更受激励地去完成自己的目标。例如，如果不去测量我们的腰围和体重，我们就很难知道自己的饮食和运动改善项目是否是成功的。而这些具体的数字还将让我们了解，我们的干预已经产生了什么样的影响，以及（如果部分成功的话）我们还需要采取哪些不同的做法。

表 1 列举了我们应该定期对身体进行测量的参数，以便评估我们的代谢健康和跟踪我们生活方式的改变是否成功。

表 1　临床参数评估与规律性

越低越好	指标以内	越高越好
腰围	身体质量指数 BMI	去脂体重
低密度脂蛋白胆固醇水平	血糖水平	胰岛素敏感性
甘油三脂	胰岛素生长因子	高密度脂蛋白胆固醇
糖化血红蛋白	血红蛋白	性激素结合球蛋白

续表 1

越低越好	指标以内	越高越好
胰岛素	促甲状腺激素	胰岛素样生长因子结合蛋白 1
C- 反应蛋白	瘦素水平	胰岛素样生长因子结合蛋白 2
天冬氨酸氨基转移酶 AST; 丙氨酸氨基转移酶 ALT	维生素 D	脂联素
动脉硬度	维生素 B_{12}	—
颈动脉内 - 中膜厚度	血压水平	最大摄氧量

系统健康的测量标志

我用过很多指标来评估我的病人的整体健康状况。我们已经讨论过，侵入性最小的是腰围，腰围是腹部脂肪沉积的一个很好的标志。腰围不像体重和 BMI 有一定的范围而是越小越好。理想情况下，我们腹部的脂肪是无法用手指夹住的。记住，只要你的腰围改善了，你的健康状况也会随之改善，这是一个最简单但非常有效的测量方法。

如果我们想要更精确一些，下一个衡量健康和长寿的全球性指标就是空腹胰岛素水平。除非你患有 1 型糖尿病，否则这个指标越低越好。在我对优秀运动员，以及那些没有营养不良前提下实施热量限制的人的临床研究中，一整夜禁食后，血液中的胰岛素水平大约是 10.4 皮摩尔 / 升，约为普通人的五分之一。低胰岛素水平有多方面的抗衰老和抗癌症作用。

第三通用的健康生物标志物是 C- 反应蛋白，它决定了我们全身的炎症程度。对于这个指标，我们也应该是朝着数值越低越好的目标努力。理想状态下，C- 反应蛋白应该小于 0.7 毫克 / 升（9.5 纳摩尔 / 升）。在那些实行了热量限制，同时享有最佳营养的人们，血液中的 C- 反应蛋白的指数是非常低的（约 0.2 毫克 / 升或 1.9 纳摩尔 / 升），以至于必须对他们采用特殊的高敏度测量方法才能获取准确的数值。记住，慢性炎症与大多数慢性疾病的发生和发展有关。

心血管健康测量指标

有很多指标可以供我们用来测量和评估患心脏代谢疾病的风险，其中最重要的是总胆固醇、低密度脂蛋白胆固醇、高密度脂蛋白胆固醇、甘油三酯、血压、空腹血糖和糖化血红蛋白。这些指标和包括吸烟在内的其他风险因素相互作用，导致我们患心血管疾病的风险成倍增加（图 1）。

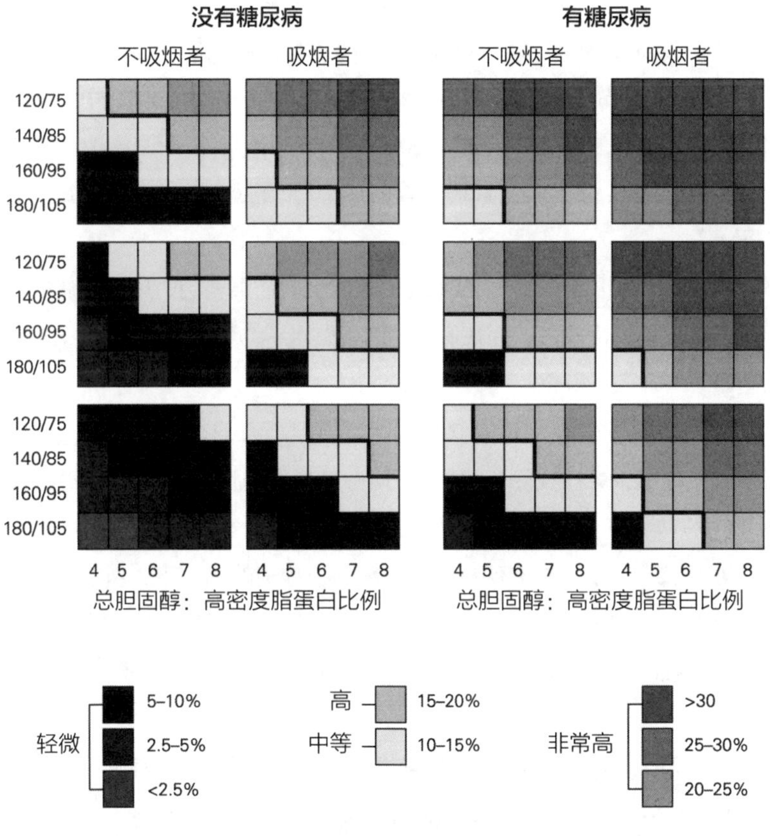

图 1 弗雷明汉风险计算器

“坏”胆固醇

毫无疑问，异常高的低密度脂蛋白胆固醇水平是导致我们罹患冠心病、脑卒中、心力衰竭、血管性痴呆和肾动脉狭窄等疾病的主要风险因素之一，这些疾病还可导致慢性肾脏疾病。过量的低密度脂蛋白胆固醇会导致脂肪堆积和动脉粥样硬化，因为它们会渗入血管壁，在那里刺激炎症，并导致细胞功能障碍。这也是为什么，我们每个人都应该关注维持身体的保持低血胆固醇水平，越早越好。

根据 2018 年美国心脏协会的指南，对于其他方面健康的人来说，最佳的低密度脂蛋白胆固醇水平是少于 100 毫克 / 分升（2.6 毫摩尔 / 升）。然而，越来越多的证据表明，至于低密度脂蛋白胆固醇的水平我们还应该保持得更低，越低越好。因胆固醇生物学方面的研究而获得 1985 年诺贝尔生理学 - 医学奖的戈尔茨坦和布朗教授提出，我们人类应该将低密度脂蛋白胆固醇水平维持在 25 毫克 / 分升。猴子和人类的新生儿的低密度脂蛋白胆固醇水平通常低于 50 毫克 / 分升。但是在西方社会，人们普遍有着高达 100 毫克 / 分升的低密度脂蛋白胆固醇水平。

事实上，许多用染色剂进行的初级预防试验的结果表明，患心脏病的可能性与血胆固醇浓度呈线性相关，而在低密度脂蛋白水平约 57 毫克 / 分升的时候，风险值接近零。

由于终身暴露于较高水平的低密度脂蛋白胆固醇的有害影响中，我们应尽快开始筛查，即使你目前还没有产生任何心脏代谢危险因素。目前最推荐的是从 9 ～ 11 岁开始进行测试筛查，然后是在 17 ～ 21 岁的时候重新筛查，再就是每 4 ～ 6 年筛查一次。在有明确早期心脏病家族史的情况下，新的指南建议儿童从 2 岁就开始测量低密度脂蛋白胆固醇。重要的是，即使年纪尚轻，人们也要遵循有益于心脏健康的生活方式，并了解保持健康胆固醇水平的重要性。

表 2　美国心脏协会 2018 年发布的人类正常和异常血脂值

项目	理想	较理想	接近临界值	较高
总胆固醇	<180 毫克 / 分升 < 4.6 毫摩尔 / 升	180 ～ 200 毫克 / 分升 4.6 ～ 5.2 毫摩尔 / 升	200 ～ 239 毫克 / 分升 5.2 ～ 6.2 毫摩尔 / 升	>240 毫克 / 分升 >6.2 毫摩尔 / 升
低密度脂蛋白胆固醇	<100 毫克 / 分升 <2.6 毫摩尔 / 升	100 ～ 129 毫克 / 分升 2.6 ～ 3.3 毫摩尔 / 升	130 ～ 159 毫克 / 分升 3.3 ～ 4.1 毫摩尔 / 升	>160 毫克 / 分升 >4.1 毫摩尔 / 升

续表 2

食物	多酚类			抗氧化剂
甘油三酯	<150 毫克 / 分升 <0.17 毫摩尔 / 升	/	150 ~ 199 毫克 / 分升 0.17 ~ 2.25 毫摩尔 / 升	>200 毫克 / 分升 >2.25 毫摩尔 / 升

我们应该记住，如果我们一生中血胆固醇的数值都能保持在较低水平，那么我们就能够从一开始就阻止动脉粥样硬化斑块的发展，这对心血管的健康有很大的益处。的确，那些生来就因突变而导致 PCSK9 基因失活的人（这种基因能帮助制造蛋白质，有助于调节血胆固醇水平），他们血浆的低密度脂蛋白胆固醇水平比平均值大约要低 30%（与他汀类降胆固醇的药物的疗效类似）。在不考虑吸烟、高血压和糖尿病因素影响的情况下，心脏病发病率降低了 90%。相较于同样能降低 30% 的血清低密度脂蛋白胆固醇的他汀类降胆固醇药物，对冠状动脉疾病的发生的降低率仅有 30%。

数据表明，终生维持较低水平的血浆低密度脂蛋白胆固醇，会比在晚年，为了预防或治疗冠心病而利用他汀类药物诱导降低低密度脂蛋白胆固醇更有效。此外，20 世纪 50 年代，安塞尔·凯斯教授发现，在意大利南部的克里特岛，和日本冲绳岛上的地方有着极低的冠心病发病率，这可能或多或少和这些岛上的人，一生中血浆中的低密度脂蛋白胆固醇水平都维持在较低水平有关。

“好”胆固醇

和低密度脂蛋白胆固醇不同，在那些饮食健康，规律运动的人中，他们的高密度脂蛋白胆固醇水平往往都会尽可能的高。高密度脂蛋白胆固醇又称为“好的”胆固醇，因为它对清除我们动脉中的胆固醇很重要。在流行病学研究中发现，较高的高密度脂蛋白胆固醇水平与较低的心脏病和缺血性脑卒中的风险密切相关，而无关于低密度脂蛋白胆固醇水平（图 2）。

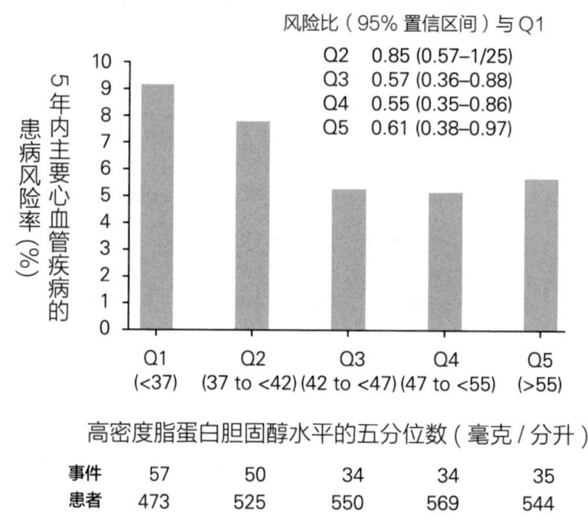

图 2　主要心血管问题与高密度脂蛋白胆固醇水平的关系

理想状况下，男性的高密度脂蛋白胆固醇水平应高于 60 毫克 / 分升（1.5 毫摩尔 / 升），女性应超过 70 毫克 / 分升（1.8 毫摩尔 / 升）。但是，要提醒大家的是，由于某些代谢问题会使高密度脂蛋白胆固醇颗粒的功能失调。

高密度脂蛋白胆固醇颗粒的功能是清除我们动脉里的胆固醇，它会受一些因素的影响，其中最主要的是炎症。我们可以把高密度脂蛋白胆固醇颗粒想象成飞机，它们将数百名胆固醇乘客从我们的动脉（小机场）运送到肝脏（中心枢纽），然后多余的胆固醇会在我们的肠道中，以胆汁酸的形式被排放出去。虽然说高密度脂蛋白胆固醇越高，意味着飞机可以运输更多的胆固醇乘客，但也不总是如此。试验性研究显示，严重的炎症会大幅降低高密度脂蛋白胆固醇飞机搭载多余胆固醇乘客到肝脏中心排泄的能力。这样一来，胆固醇乘客就会被困在高密度脂蛋白胆固醇飞机里，甚至会降落在我们的动脉中。这也就解释了为什么一些人的高密度脂蛋白胆固醇水平很高，却很容易罹患心血管疾病。还有就是，药物会增加高密度脂蛋白胆固醇水平（在没有调整生活方式因素情况下），但并不会减少我们患心脏病的风险。这个例子也体现了健康和预防疾病的整体机制的重要性。

胆固醇水平

有比低密度脂蛋白胆固醇或高密度脂蛋白胆固醇更复杂的方法来预测我们患心血管疾病的风险。例如，你可以计算你的总胆固醇数除以你的高密度脂蛋白胆固醇值来得出胆固醇与高密度脂蛋白的比值。比方说，如果你的总胆固醇是 180 毫克 / 分升（4.6 毫摩尔 / 升），而你的高密度脂蛋白胆固醇是 60 毫克 / 分升（1.5 毫摩尔 / 升），得出的比率值就是 3。这就很好，因为比率小于 4 就被认为是健康胆固醇水平的信号，而大于 6 则显示有较高的罹患心血管疾病的风险了。总的来说，比率越低，你的胆固醇水平就越健康。

另一个你可以让医生评估的参数是非高密度脂蛋白胆固醇浓度，有些研究者认为，这是一个更精确的致动脉粥样硬化的胆固醇指标，也是更好的心血管风险预测指标。可以通过从你的总胆固醇中提取出高密度脂蛋白胆固醇的数值计算出来，它里面不仅含有低密度脂蛋白胆固醇，还含有所有富含甘油三酯的脂蛋白，以及极低密度脂蛋白（VLDL）颗粒。来自临床试验和孟德尔研究的数据表明，在那些有着较高心血管疾病风险的患者身上，非高密度脂蛋白胆固醇的最佳水平应该是低于 100 毫克 / 分升（2.6 毫摩尔 / 升）。

最后，一项新的测试可以判断出你的高密度胆固醇颗粒清理动脉中胆固醇的有效性，它就是"胆固醇吸收能力法"。这项试验可以增加对心血管风险分层的重要信息提示，即使是在具有最佳的低密度脂蛋白胆固醇水平的患者身上，也可以独立于包括高密度脂蛋白胆固醇在内的传统危险因素，而做出精准的判断。

血糖以及其他葡萄糖代谢指标

除了传统的心脏代谢危险因素，如肥胖或高血压，糖尿病也是冠心病和缺血性脑卒中的一个巨大的危险因素。空腹血糖是一个很好的预测指标，它与患心血管疾病和 2 型糖尿病的风险直接相关，包括低于糖尿病阈值 126 毫克 / 分升（7 毫摩尔 / 升）的情况。

糖尿病前期，是指血糖值高于正常水平（>100 毫克 / 分升 或 5.5 毫摩尔 / 升），但还未达到 2 型糖尿病（126 毫克 / 分升或 7 毫摩尔 / 升）的诊断标准。糖尿病前期一般没有任何的症状和表现，但如果不及早改善生活方式，三分之一的人都会发展成 2 型糖尿病，而 2 型糖尿病不仅是我们罹患心血管疾病的重大风险因素，而且是导致糖尿病肾病、视网膜病变、神经病变、尿失禁和微血管疾病等并发症的罪魁祸首。

糖尿病前期的诊断，可以通过测量一夜禁食后或摄入 75 克葡萄糖后 2 小时的血糖水平来完成。如果空腹血糖值在 100 ～ 125 毫克 / 分升（5.5 ～ 7 毫摩尔 / 升），诊断为空腹血糖受损，而服用葡萄糖 2 小时后的血糖值在 140 ～ 200 毫克 / 分升（7.7 ～ 11.1 毫摩尔 / 升），即是糖耐量受损。两种状况都会伴有心血管疾病风险的增加。

有趣的现象是，就像其他心脏代谢的危险因素一样，没有一个最低阈值，没办法确保低于这个值后发生并发症的风险就会消失。例如，图 4 所示，那些有发展成为 2 型糖尿病风险的年轻男子在一开始的时候，他们的空腹血糖水平都远低于正常血糖范围，特别是伴有甘油三酯水平超过正常值（150 毫克 / 分升）的时候，风险更甚。与此同时，正常的血糖值范围内空腹血糖的上升，也可以作为预测 45 岁之后患心脑血管疾病风险的指标。

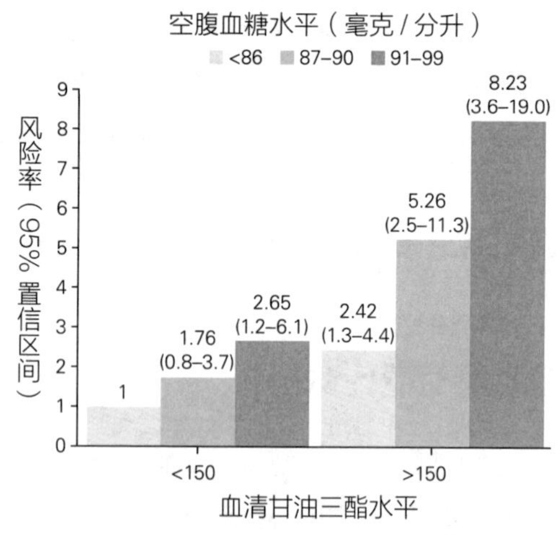

图 3　空腹血糖、甘油三酯水平与糖尿病发病风险的关系

我们可以用来评估葡萄糖代谢的另一个指标是糖化血红蛋白（HbA1c），它反映的是我们过去 3 ～ 4 个月里的平均血糖水平。HbA1c 也被誉为是评估血糖控制的金标准，因为它测量的是在我们的红细胞内葡萄糖与血红蛋白的某些蛋白质成分发生化学反应的量。正常的糖化血红蛋白的值在 4% ～ 5.6%。如果人们的 HbA1c 指标在 5.7% ～ 6.4%，就属于糖尿病前期了，而那些高于 6.5% 的人，就确诊为糖尿病了。

血压

血压异常是缺血性和出血性脑卒中、冠心病、心力衰竭、主动脉夹层、外周动脉疾病、房颤、终末期肾病和血管性痴呆的一个重要的危险因素。一项包括 100 万人的流行病学研究数据表明，高血压与老年人的心脏病和脑卒中死亡率有着密切的关联，没有证据表明阈值为血压至少降至 115/75 毫米汞柱。

根据 2017 年美国心脏病学会 (ACC) 联合美国心脏协会 (AHA) 发布的高血压指南，低于 120/80 毫米汞柱被认为是正常血压，而每增加 20/10 毫米汞柱，患有冠心病的风险就会翻倍。如果你的血压值高于 130/80 毫米汞柱，你就有高血压，而收缩压在 120 ～ 129 毫米汞柱的，被认为是高血压前期。

表 3　成年人血压分类

血压类别	定义
正常	收缩压 <120 毫米汞柱，舒张压 <80 毫米汞柱
正常高值	收缩压在 120 ～ 129 毫米汞柱，舒张压 <80 毫米汞柱
高血压第 1 阶段	收缩压在 130 ～ 139 毫米汞柱，舒张压在 80 ～ 89 毫米汞柱
高血压第 2 阶段	收缩压 > 140 毫米汞柱，舒张压 > 90 毫米汞柱

最大摄氧量和健身

最大摄氧量是衡量我们身体健康状况和长时间维持工作能力的金标准。它可以用来帮助我们创建自己的有氧耐力训练的计划，在计划之前和计划过程中都能提供有效指导。我们在运动锻炼时消耗氧气的能力，最终决定了我们在超过一分钟的时间内的最大工作输出能力。最大摄氧量越高，即意味着我们身体的性能越好。有氧健身与身体健康有关，而健身的人往往比那些不健身的人更健康。

最大摄氧量即我们身体每分钟的摄氧量，而肌肉质量较高、块头较大的人，最大摄氧量也比较高。这就是为什么建议我们最好用体重数来修正最大摄氧量，并以每千克、每分钟的含氧量来表示。我们在华盛顿大学的研究中，那些耐力型运动员，比如骑单车和跑步的选手，他们的体重很少超过 80 千克，而每分钟最大摄氧量则超过了 70 毫升 / 千克。有一次，我们甚至检测到了每分钟 90 毫升 / 千克的最大摄氧量。这是普通 40 岁左右未经训练的男性的最大摄氧量（通常在每分钟 35 ～ 40 毫升 / 千克）的 2 倍之高。

我们的最大摄氧量会随着年龄的增长而下降，即便是最优秀的运动员也不例外，但有氧训练可以显著地让这个下降的过程变得更缓慢。这些图表可以用来确定你的健康水平是高于还是低于你的年龄中位数，并督促你遵循我在第 13 章中所描述的标准，进行定期锻炼计划以提高身体耐力水平的进展。

其他监测指标

还有许多其他的指标，可以用来监测你的健康进度，包括胰岛素样生长因子结合蛋白 1、胰岛素样生长因子结合蛋白 2 和性激素结合球蛋白，这些指标都会随着你的生活方式的改善而增加。你血液中的 IGF-1、瘦素、脂联素、TSH（促甲状腺激素）、维生素 D、维生素 B_{12}、唾液皮质醇和血液睾酮、雌二醇也都是重要的健康参数。然后，有一些氧化应激的标记物，血浆代谢物和仪器测试（例如通过双能 X 线骨密度仪、脉搏波血压计测定瘦肉和脂肪质量、脉搏波速度、动脉反射波增强指数、左室舒张功能、心率变异性、颈动脉内膜中层厚度、24 小时核心体温、多导睡眠描记等），我们可以用更先进的技术来评估它们，但它们超出了本书的范围，需要高度专业化的医生来监测和解释它们。

扫码看本书参考文献